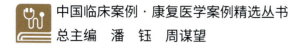

中国临床案例·康复医学案例精选丛书

总主编 潘 钰 周谋望

肿瘤康复案例精选

杨珊莉 贾 杰 赵启成 **主 编**

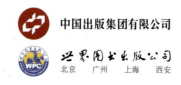

中国出版集团有限公司

世界图书出版公司

北京 广州 上海 西安

图书在版编目（CIP）数据

肿瘤康复案例精选 / 杨珊莉 , 贾杰 , 赵启成主编 .
北京 : 世界图书出版有限公司北京分公司 , 2025. 3.
ISBN 978-7-5232-2011-5

Ⅰ. R730.9

中国国家版本馆 CIP 数据核字第 20257SS052 号

书　　名	肿瘤康复案例精选
	ZHONGLIU KANGFU ANLI JINGXUAN

主　　编	杨珊莉　贾　杰　赵启成
总 策 划	吴　迪
责任编辑	刘梦娜
特约编辑	张玲玲

出版发行	世界图书出版有限公司北京分公司
地　　址	北京市东城区朝内大街 137 号
邮　　编	100010
电　　话	010-64033507（总编室）　0431-80787855　13894825720（售后）
网　　址	http://www.wpcbj.com.cn
邮　　箱	wpcbjst@vip.163.com
销　　售	新华书店及各大平台
印　　刷	长春市印尚印务有限公司
开　　本	787 mm×1092 mm　1/16
印　　张	17.75
字　　数	312 千字
版　　次	2025 年 3 月第 1 版
印　　次	2025 年 3 月第 1 次印刷
国际书号	ISBN 978-7-5232-2011-5
定　　价	228.00 元

《肿瘤康复案例精选》
编委会

总主编

潘　钰　　北京清华长庚医院

周谋望　　北京大学第三医院

主　编

杨珊莉　　福建中医药大学附属康复医院

贾　杰　　复旦大学附属华山医院

赵启成　　同济大学附属养志康复医院

副主编

陈　颢　　复旦大学附属肿瘤医院

刘　杰　　中国中医科学院广安门医院

龚亚斌　　上海中医药大学附属岳阳中西医结合医院

刘庭波　　福建医科大学附属协和医院

编 委

（按姓氏笔画排序）

罗秀佳　　复旦大学附属华山医院

郑国爽　　同济大学附属养志康复医院

单子涵　　新乡医学院第三附属医院

赵启荣　　同济大学附属养志康复医院

姚嘉麟　　上海中医药大学附属岳阳中西医结合医院

钱佳煜　　复旦大学附属华山医院

翁依妹　　福建医科大学附属协和医院

郭江睿　　福建医科大学附属协和医院

黄卓群　　同济大学附属养志康复医院

黄倩文　　同济大学附属养志康复医院

程　昊　　福建中医药大学附属康复医院

程　瑶　　同济大学附属养志康复医院

蓝扬帆　　福建医科大学附属第一医院

潘　婷　　同济大学附属养志康复医院

秘　书

程　昊　　福建中医药大学附属康复医院

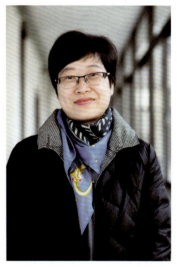

杨珊莉，主任医师，教授，博士生导师，博士后联合导师，福建中医药大学附属康复医院党委副书记、院长。美国杰弗逊大学、美国纽约大学 RUSK 康复医学中心、美国华盛顿大学医学院访问学者。兼任国际康复医疗标准认证委员会（CARF）考察官，中国中西医结合学会康复医学专业委员会副主任委员，福建省康复学会副会长、福建省中医药学会副会长，福建省医师协会康复医学科医师分会副主任委员，福建省残疾人康复协会会长。

长期从事中西医结合康复的临床与科学研究工作，入选"福建省百千万人才工程"，先后获得国家中医药管理局"青年岐黄学者""福建省卫生健康中青年领军人才""福建省卫生健康突出贡献中青年专家""福建省优秀科技工作者"等荣誉称号。先后主持国家自然科学基金项目 4 项、省部级课题 5 项，出版专著 5 部，以第一作者或通讯作者身份发表论文 60 余篇，相关成果先后获国家科技进步二等奖、福建省科学技术进步奖、中国康复医学会科学技术二等奖等。

第二主编简介

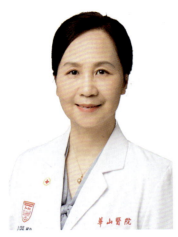

贾杰，主任医师，教授，博士生导师，复旦大学附属华山医院康复医学科副主任，上海市静安区中心医院康复医学科主任，科技部"十三五"国家重点研发计划"老年全周期康复技术体系与信息化管理研究"项目首席科学家，澳大利亚悉尼大学客座教授。兼任中国康复医学会常务理事，中国康复医学会手功能康复专业委员会主任委员，中国康复医学会循证康复专业委员会副主任委员，中国康复医学会医养结合康复专业委员会及中西医结合专业委员会常务理事，上海市康复医学会理事及手功能康复专业委员会主任委员，中国抗癌协会乳腺癌康复学组委员，上海电生理与康复技术创新战略联盟手功能/乳腺癌康复专业委员会主任委员。

先后获得科技部"十三五"国家重点研发计划、国家自然科学基金重大研究计划集成项目与面上项目、上海市卫健委、上海市科委等基金项目资助。荣获中华医学科技二等奖、中国康复医学科技一等奖、上海医学科技三等奖、上海康复医学科技二等奖及"长三角康复医学发展领军人物"等称号。在国内外核心期刊中以第一作者或通讯作者身份发表论文 134 篇，其中 SCI 论文 46 篇。

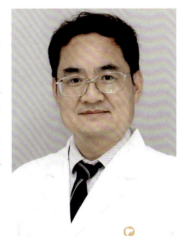

赵启成，医学博士，副主任医师，同济大学附属养志康复医院肿瘤康复科副主任。白求恩医科大学七年制专业硕士毕业后，在北京大学临床肿瘤学院北京肿瘤医院工作近十年。2006年国家公派访问学者赴英国利物浦大学医学院，因发现促进循环肿瘤细胞转移的新机制，获得英国癌症研究中心（Cancer Research UK）和美国癌症研究所（American Institute for Cancer Research, AICR）基金资助，在英国利物浦大学医学院附属皇家利物浦医院学习工作。获利物浦大学博士学位，后多次出国工作学习。回国后人才引进到同济大学附属养志康复医院肿瘤康复中心。

擅长各种肿瘤术后或放化疗后的康复治疗，头颈部肿瘤引起的吞咽困难、语言障碍、运动平衡障碍等治疗。以第一作者身份发表学术论文7篇，（其中行业高质量杂志 cancer research 上一篇，影响因子8分），参与发表论文被引用40次。国际会议成果展出4次，应邀大会发言2次。既往参编肿瘤专业书刊2本，获得过省部级奖项1次、国家自然科学基金项目1次、上海市自然科学基金2次。

前　言

随着肿瘤医学的发展和进步，肿瘤患者的生存时间正在逐渐延长。如何让患者获得更好的生活质量，尽早回归家庭、回归岗位、回归社会，已成为全社会向肿瘤医务工作者提出的新要求。近 30 年来，人们对肿瘤治疗的期望和需求发生了变化，已由最初的保命，逐渐提升到活得久、活得好的新高度。2006 年世界卫生组织（WHO）正式把肿瘤定义为慢性可控制的疾病，将肿瘤纳入到了慢病的管理体系，提高肿瘤患者的生活质量成为衡量肿瘤治疗效果越来越重要的指标。

本书由全国多家肿瘤学各领域的知名专家共同编写，共 28 篇，这些案例均为临床的真实案例，虽不尽完美，但内容丰富多彩，生动地展现了在多学科肿瘤康复理论与实践中的探索。基于循证医学和各种诊治指南的基本原则，我们梳理了常见恶性肿瘤围术期的康复治疗方式，特别是对康复评估、康复治疗进行了详细而又简洁的介绍，也分享了病例讨论和点评，方便临床康复医师查阅和掌握。本书从临床实践出发，总结了各个地区及医院肿瘤康复基地近几年来在多学科肿瘤康复方面进行的探索、获得的经验和取得的成果。此书的出版，是我国肿瘤康复研究领域的又一突破，将为建立具有中国特色的临床肿瘤康复学科奠定坚实基础。

目前疾病相关康复理论学习的相关书籍多集中在疾病的评估、诊断、专科治疗，疾病本身缺乏具象化，该书以病例介绍形式直观展示疾病的情况介绍，分析目标，康复概述，疾病介绍，检查、评估和诊断，治疗计划、病例讨论和点评。囊括了多学科合作对肿瘤疾病康复的诊疗，也列举了专科对专病治疗的优势，为肿瘤疾病的诊治与康复提供参考。临床上大部分的康复手段已十分常见，且被大众所接受。事实上，许多肿瘤性疾病及术后并发症等复杂且对患者日常生活质量影响明显，其发病机制复杂、涉及科室众多、治疗效果差异性明显，仍然有待于未来更加有效的诊断、评估和治疗方法的研究，以探索其发病机制与治疗机制，预示着未来多学科合作与深度融合是肿瘤性疾病诊治和康复的必然发展模式。

因此，根据国内医疗环境及相关诊治流程、诊治技术水平等特征，构建一个多学科合作的典型范式，以致于后续可规模化复制应用于各种不同规模的综合性医院，是未来可进行研究的一个重大创新点。

编　者

2024 年 6 月

目 录

病例1　脑胶质瘤术后：左侧肢体运动功能障碍并认知功能障碍的康复治疗

一、患者情况介绍

患者男性，40岁，右利手，6个月前突发摔倒，意识不清，呼之不应，颅脑磁共振成像（（magnetic resonance imaging, MRI））显示"右额叶及基底节病变区肿瘤可能"。5个月前患者行"开颅肿瘤切除术"，术后诊断"弥漫性胶质瘤"，术后多次进行放化疗。目前患者左侧肢体无力、平衡及步行功能障碍。

患者入院后发现其左肩疼痛，左侧肢体力量减弱，左肩无法上抬，左手无法握拳，左踝无法背屈，左侧肢体关节活动度下降。患者描述，由于左侧肢体运动功能障碍，需拄拐步行，且步行距离有限。患者家属诉患者记忆力、计算力、认知均较术前有所下降，已无法独立完成日常生活，虽情绪保持乐观，但生病后无法独立完成日常生活对其造成了很大困扰，希望通过康复治疗改善左侧肢体的运动功能，完成生活自理，回归家庭和社会；缓解疼痛，改善睡眠质量，提高生活质量。

二、病例分析目标

1. 了解脑胶质瘤常见的功能障碍。
2. 如何为脑胶质瘤患者选择相应的评估方法。
3. 如何将肿瘤传统治疗与康复治疗相结合，达到临床疗效最大化。

三、康复概述

1. 一般康复治疗计划的目标　提高左侧肢体肌力，增加左侧肢体活动和参与度，增加左侧肢体各关节的活动范围，改善疼痛，纠正步态，改善步态稳定性。

2. 康复治疗干预　运动疗法、关节松动术、本体感觉神经肌肉促进术（proprioceptive neuromuscular facilitation, PNF）、感觉统合训练、反应性平衡训练、步态稳定性及步态纠正训练、功能性活动训练、宣教、高压氧治疗、针灸、日常生活能力练习，以解决参与受限。

3. 康复治疗注意事项　低强度多重复的治疗模式，避免过度劳累；注意患者情绪，多加以安慰；预防癫痫、跌倒、走失，左侧肢体关节的保护。

4. 影响康复治疗的因素　肿瘤进展、复发及转移。

四、疾病介绍

脑胶质瘤是指起源于脑神经胶质细胞的肿瘤，是最常见的原发性颅内肿瘤。2021 年版世界卫生组织（World Health Organization，WHO）中枢神经系统肿瘤分类将脑胶质瘤分为 1～4 级，1、2 级为低级别脑胶质瘤，3、4 级为高级别脑胶质瘤。我国脑胶质瘤年发病率为 5～8/10 万，5 年病死率在全身肿瘤中仅次于胰腺癌和肺癌。

发病机制：目前尚不明了，目前确定的两个危险因素是暴露于高剂量电离辐射和与罕见综合征相关的高外显率基因遗传突变。此外，亚硝酸盐食品、病毒或细菌感染等致癌因素也可能参与脑胶质瘤的发生。

临床表现：主要包括颅内压增高、神经功能障碍和癫痫发作三大类。

临床治疗：以手术切除为主，结合放疗、化疗等综合治疗方法。①手术切除：可以缓解临床症状，延长生存期，并获得足够肿瘤标本用以明确病理学诊断和进行分子遗传学检测；②放疗：可杀灭或抑制肿瘤细胞，延长患者生存期，目前尚无成熟的放疗方案；③化疗：是通过使用化学药物杀灭肿瘤细胞的治疗方法，化疗可以延长脑胶质瘤患者的无进展生存期及总生存期。高级别胶质瘤生长及复发迅速，进行积极有效的个体化化疗更有价值。目前尚无成熟的化疗方案；④系统性康复治疗：脑胶质瘤患者术后大多存在不同程度的生理功能和社会心理方面的障碍，限制了患者的日常活动和社会参与度，降低了患者的生活质量。合理适度的康复治疗能够有效降低脑胶质瘤相关致残率，同时可有效减轻脑胶质瘤患者的症状负担，提高患者及看护人员的生活质量。

五、检查、评估和诊断

现病史：患者为 40 岁右利手男性，于 6 个月前被家人发现在卧室内摔倒，意识不清，呼之不应，当地医院行颅脑电子计算机断层扫描（CT）发现异常，查颅脑 MRI 显示"右额叶及基底节病变区肿瘤可能"。5 个月前患者在全麻下行"开颅肿瘤切除术"，术后病理提示"弥漫性胶质瘤，星形细胞瘤表型，WHO 2 级"。术后予以脱水降颅压、预防感染、预防癫痫治疗。4 个月前排除放化疗禁忌，针对瘤床、术区质子 54 Gy/27 F，肿瘤高危区域及瘤周水肿质子 48.6 Gy/27 F，放疗期间配合同期替莫唑胺化疗治疗。目前患者左侧肢体无力、疼痛、平衡及步行功能障碍。为求进一步改善至我院肿瘤康复科。

既往史：既往体健，无特殊。

体格检查：体温 36.5℃，脉搏 72 次/分，呼吸 19 次/分，血压 126/87 mmHg。

轮椅推入病房，颅顶见一长约 10 cm 陈旧性手术瘢痕。神志清楚，对答切题，反应一般，粗测记忆力、定向力和计算力下降，主动体位。左侧鼻唇沟变浅，伸舌不配合，双侧咽反射正常。左侧上下肢肌力下降，右侧上下肢肌力正常。左侧肌张力升高，右侧肌张力正常。主动关节活动度（active range of motion, AROM）：左髋屈曲 0°～105°，左膝屈曲 0°～130°，左踝背屈 10°，跖屈 30°，左上肢关节活动度无法配合，右侧肢体关节活动度在正常范围。坐位达他动态平衡，站位达自动态平衡；深浅感觉均有轻微减退。

诊断：①脑胶质瘤（WHO Ⅱ级）；②恶性肿瘤手术后化学治疗；③左侧肢体运动功能障碍；④左侧肢体感觉功能障碍；⑤平衡功能障碍；⑥步行功能障碍；⑦日常生活能力障碍。

康复治疗评估：患者右额叶胶质瘤术后 5 个月，至今入我院仍存在运动、感觉、认知、日常生活能力等功能障碍。

为全面了解患者的功能状态，首先对患者受影响的左侧肢体结构情况进行了基础评估，其中运动方面分别对各关节活动度（ROM）包括大关节活动度、手指关节活动度、肌力（徒手肌力评估表）、肌张力（改良 Ashworth 肌张力评定量表）、平衡功能进行了评估。结果表明，患者左侧肢体各关节 AROM 均存在不同程度的下降；左侧肌力有不同程度的下降，其中主要肌群肌力改变如下：肩前屈肌群为Ⅱ⁻级，外展肌群为Ⅱ级，肱二头肌为Ⅱ⁻级，肱三头肌为Ⅱ级，伸腕肌群为Ⅱ⁻级，手指肌群基本为Ⅰ级，左侧髂腰肌为Ⅳ级，臀中肌为Ⅳ⁻级，腘绳肌为Ⅲ⁻级，股四头肌为Ⅳ级，胫前肌为Ⅱ⁻级，小腿三头肌为Ⅰ级；左侧肢体肌张力均升高。患者坐位平衡Ⅱ级，立位平衡Ⅰ级，徒手平衡功能检查（Berg 平衡量表）评分为 21 分，存在平衡功能障碍，有跌倒风险。患者左侧肢体麻木及感觉功能减退，肢体无明显肿胀及脱位，躯体静态及动态活动时无明显疼痛。对患者感觉功能进行评估，显示左侧上肢针刺觉、轻触觉、位置觉及运动觉较右侧均有不同程度下降。

对其功能情况进行分析结果表示患者可独立完成床上平移、翻身坐起，可在一人监护下完成床椅转移，可在一人辅助下完成坐站转移，挂四角拐可在一人监护下完成室内步行 100 米，步速约为 0.2 m/s，室内步行 100 米后 Borg 呼吸困难评分为 4 分。同时为更好地制订治疗方案，治疗师对其进行了步态分析，综合分析发现患者存在左侧小腿后部肌群痉挛、左侧踝关节内翻；受试者存在左侧髋屈曲肌群、膝伸展肌群、足跖屈肌群、踝背屈肌群肌力下降，存在足下垂、膝过伸以及髋关节过度外展的足廓清代偿模式。目前无法完成独立室内步行，无法参与社交活动。

在与患者交谈过程中，患者存在注意力下降、思维混乱（如无法准确回答医院所在省份），偶尔出现答非所问的情况，言语治疗师对其进行蒙特利尔认知评估（Montreal cognitive assessment，MoCA），结果得分为 11 + 1/30（学历：小学文化），患者目前存在认知功能障碍，其中执行功能、视空间、注意力、瞬时、短时、长时记忆、时间、地点的定向能力、逻辑思维均存在不同程度的损害。

患者现存的各方面功能障碍对其基础性和工具性日常生活活动的作业表现相应地造成了不同程度的影响。对此，作业治疗师分别使用偏瘫上肢功能测试（functional testforthe hemiplegic upper extremity，FTHUE）、日常生活活动能力改良 Barthel 指数（MBI）、工具性日常生活活动能力量表（Lawton - IADLs）对患者进行评估，发现以下功能表现方面的问题：①患者偏瘫上肢功能为Ⅲ级，患侧肩肘关节存在小范围的主动运动，但辅助完成拧瓶盖及拧干湿毛巾的活动均受限，日常生活参与受影响；②患者 MBI 得分 71/100 分，日常生活活动轻度依赖，其中穿衣及平地行走需要最小帮助，洗澡需要中等帮助，床椅转移需要最大帮助，上下楼梯无法完成；③在工具性日常生活活动即 IADL 方面，患者目前由于一直住院康复，在工作上通过手机与工作人员沟通，其他活动包括上街购物、食物烹饪、家务维持、洗衣服、外出活动、服用药物及处理财务等均无法参与。

根据上述基础评估，在治疗前期，作业治疗师通过加拿大作业表现量表（COPM）与患者及家属进行日常生活活动的需求评估比较得出，现阶段最重要且最需要改善的作业活动是穿衣。

六、治疗计划

（一）治疗目标

1. 2 周内的预期目标　①降低左上肢肌张力，促进上肢分离运动，改善肌力，坐位完成左上臂自然下垂位屈肘 90°；②诱发患者左侧上肢肘关节的自主屈伸活动，改善屈曲痉挛模式，教会患者利用穿衣技巧，能够坐位下独立控制左侧手肘的屈伸以配合健侧上肢完成开衫的穿脱；③改善患者的注意力和瞬时记忆，可以完成 5 张图片的顺序记忆，正确率达 75%。

2. 6 周内的预期结果　①改善上肢肌力，改善步态，提高步速达 0.4 m/s，监护下完成室内独立步行，提高整体心肺耐力，六分钟步行试验后 Borg 在 4 分以下；②提高左侧上肢的主观能动性，患者能够在坐位下独立将左侧手放至健侧肩，辅助健侧手完成如穿衣及擦洗身体等日常生活活动，改善患者的生活自理能力；③改善患者认知功能，提高记忆力和注意力，在备忘录和便利贴的辅助下可以处理个人日常生活琐事。

（二）治疗方法

1. 针对运动功能障碍改善的治疗

（1）关节活动度。促通技术：治疗师以徒手治疗采用关节挤压等关节松动术及PNF技术，予以关节本体感觉刺激，促使其上下肢主动运动能力的恢复。每次10～20分钟，每日2次，一周7天，持续2周。

（2）牵伸技术：治疗师针对肌张力较高肌群，采取持续牵伸方法针对性进行牵伸以降低患者肌张力。根据患者情况及耐受，持续时间以15秒、30秒、1分钟、2分钟不等，每组牵伸5次，每日2次，一周7天，持续4周。

（3）肌力训练：根据患者各肌群肌力下降的不同程度，针对患者功能需求，有选择性地采取抗重力、治疗师徒手加阻、哑铃、沙带、弹力带的方式循序渐进改善患者左侧肌力。每次10～20分钟，每日2次，一周7天，持续4周。同时也可采用器械，如上肢MOTOmed、下肢MOTOmed和气压蹬踏帮助患者循序渐进地增强肌耐力。遵循低强度和多重复次数的治疗原则，提升力量的同时避免患者过于疲劳从而导致病情变化。

（4）平衡训练：患者坐位平衡为Ⅱ级，根据患者情况采用坐位平衡训练仪辅助训练，每天20分钟，每日1次，一周7天，持续2周。患者立位平衡为Ⅰ级，Berg评分为21分，有摔倒风险，让患者单脚站立于平地、增加软垫、站立同时增加上肢任务型活动及辅助器械（如椭圆仪、平衡大师）等方式训练患者对干扰的适应性。观察患者能否在即将打破平衡稳定性时及时运用髋策略或踝策略去调整，大大地提高患者的平衡能力与稳定极限。每次10分钟，每日1次，一周7天，持续4周。

（5）步态纠正：采用镜子，通过治疗师的指导及患者本人的视觉反馈改善划圈步态，促进步行时屈髋屈膝动作，采用勾脚背、碾毛巾等方式改善胫前肌、腓肠肌等肌肉活动，同时通过提高整体平衡和协调以提高患者步速，去除对助行器的依赖。也可增强任务难度或环境复杂度帮助患者更好地适应日常生活中的复杂路况，如步行过程中进行抛接球，地面上摆放一定数量的障碍物，减少患者对于步行本身的关注度，让步行动作成为一种肌肉记忆，不通过大脑思考就能做出反应。每次10～20分钟，每日1次，一周7天，持续4周。

（6）心肺耐力训练：根据患者病情及耐受，采用功率自行车以5～10W的负荷进行转速为60转左右的有氧训练。每次20分钟，每日1次，一周5天，持续4周。

2. 针对认知障碍改善的治疗

（1）能力性训练：每次20分钟，每日2次，一周7天，持续4周。

方法一：治疗师摆放 4～6 张图片，让患者记住图片的内容，将图片全部翻面后治疗师随意指一张图片，让患者说出图片的内容，训练患者的注意力和瞬时记忆训练。

方法二：逻辑思维训练。让患者选择不同场景的系列图片，如水果店选品、顾客购买水果、菜市场买菜、去医院看病等，将图片的顺序打乱，患者对图片进行重新排序并对整个场景进行描述，完成情景性图片排序。

（2）功能性训练：每次 20 分钟，每日 2 次，一周 7 天，持续 4 周。

方法一：询问家属和患者本人，罗列当天或最近需要完成的事情。按时间顺序，帮助患者将内容记录在患者手机的备忘录里。在治疗师的辅助下，患者选择关键事件定闹钟，辅助其记住要完成的事情。

方法二：模拟患者日常生活事件。如院内活动：按规定时间服用药物，按约定在对的时间内独自到达对应的诊室，记住自己每天的治疗路线等。

方法三：回归家庭。如患者为水果店店主，治疗师与患者进行角色模拟，完成患者进货、摆放、销售等事情。

（3）计算机辅助训练：使用计算机软件进行注意力、记忆力和逻辑思维训练，每次 10 分钟，每日 2 次，一周 7 天，持续 4 周。

3. 针对日常生活能力改善的治疗

（1）功能性训练：提高患侧肩前屈主动活动度，并诱发患侧肘的自主屈伸功能。①坐位下，佩戴肘部扎带固定肘关节于伸直位，辅助患肩从身侧自然下垂位开始前屈，将患手所握的杯子置于患侧旁桌面；②坐位下，将患侧上肢置于高垫上使得患侧肩屈曲 90°，辅助患侧肘于抗重力位下完成自主屈伸训练，此时若遇困难可以使用 Rood 刮擦刺激相应肌腱利用腱反射提供驱动力。每次 20 分钟，每日 1 次，一周 6 天。

（2）日常生活活动能力（activities of daily Living，ADL）训练：加强患侧上肢多关节活动控制能力，改善患侧上肢主动参与度，提高日常生活自理能力，利用辅助工具或特殊技巧训练患者完成日常生活活动，如穿衣及擦洗身体等。每次 20 分钟，每日 1 次，一周 6 天。

（3）器械训练：功能性电刺激（functional electrical stimulation，FES）每次 20 分钟，每日 2 次，一周 6 天。

注意事项：岛叶胶质瘤术后可能存在癫痫并发症，时刻关注患者的身体状态，控制训练量，避免疲劳，预防癫痫。

4. 中医治疗

（1）中药治疗：患者主要的证候表现是正气亏虚、阴液不足，药用生黄芪、北沙参、天冬、麦冬、玉竹、鳖甲等。以缓解肿瘤术后因放疗导致的口干、口腔黏膜炎和唾液减少；本方扶正与祛邪并举，使得补正不恋邪，祛邪不伤正，共奏正复邪祛之功。

（2）针灸治疗：针灸是中医非药物治疗的重要组成部分，本次针灸所选穴位为足三里、三阴交、血海，以奏扶正培元、健脾益肾、通经活络之效；辅以肩髃、肩髎、臂臑、悬钟疏经通络，改善肢体活动不利症状。

5. 做好病房康复延续及病情护理

（1）密切观察患者的病情变化，饮食指导，心理护理，改善患者睡眠障碍。

（2）针对常见并发症做好相应护理

1）恶心、呕吐：若患者出现恶心、呕吐时，将患者头偏向一侧，及时清除呕吐物，遵医嘱予患者止吐药物，观察用药后反应，如呕吐严重者，要遵医嘱予以补充电解质。

2）癫痫发作：如患者出现癫痫发作，需专人守护，将头偏向一侧，迅速解开衣物，以软物垫塞在上下齿之间，防止舌咬伤，床栏保护，防止坠床，保持呼吸道通畅，遵医嘱用药，肢体抽搐时保护大关节，防止脱臼或骨折，不可强行按压肢体；减少刺激，密切观察抽搐发作时的情况，并予以详细记录。

（3）健康教育：功能障碍的肢体护理、休息和活动、病房延续。

（三）再评估

患者进行6周住院治疗后出院。

1. 运动功能障碍 通过治疗师的徒手治疗和运动训练，出院时患者左侧上下肢肌力有明显提高，关节活动度较前提高；可独立完成左手碰右肩的动作，左上肢能简单辅助右上肢完成部分日常生活活动，能完成室内独立步行50米，拄四脚拐完成室内独立步行，步行速度为0.3 m/s，可耐受连续步行6分钟，Borg呼吸困难评分为3分。同时Berg平衡评分为37分，降低了跌倒的风险。平衡能力的提升意味着患者能参与到更复杂的环境中，更好地回归社会，提升生活质量。

2. 日常生活障碍 患者左侧肩关节、掌指关节及指间关节活动度有所改善；左侧肢体运动功能障碍较前提高，可以辅助健手稳定瓶身完成拧瓶盖的活动；在日常生活活动中，患者MBI得分提升至83/100分，能在最小帮助下完成穿脱上衣、洗澡、床椅转移及平地行走等活动，最大帮助下完成上下楼梯的活动。

3. 认知功能障碍　患者注意力改善，反应速度提高，长时记忆改善，在记事本和闹钟的辅助下可以隔天记住与治疗师约定的一件事情，MoCA 评分：23 分。

七、病例讨论

（一）患肢活动受限和功能障碍

胶质瘤根据其发病部分及瘤体大小，对中枢神经系统造成的影响不同。从康复治疗角度出发，我们着眼于患者的肢体功能障碍，通过运动疗法，包括体位摆放、肌力耐力训练、平衡和协调训练、步态训练及心肺耐力训练等帮助患者尽可能提高生活质量，可以尝试多种疗法，比如镜像疗法、虚拟现实训练及机器人训练等，以探索患者功能提升的潜力。但由于恶性肿瘤患者往往存在癌因性疲乏等特性，故治疗过程中应着重考虑患者的状态和疲乏程度，结合患者临床抗肿瘤治疗及时调整治疗措施，以尽最大可能帮助患者康复治疗的同时，避免过度劳累。同时对患者及家属加强安全宣教，避免摔倒也是康复治疗的重要部分。

（二）神经功能及认知功能障碍

1. 患者在训练时选择了同时需要认知功能参与的双重任务活动。尽管相比于目前研究较热门的认知平衡双重任务，关于认知与上肢训练结合的双重任务训练疗效还不明确，但认知与运动的活动共同体仍然具有让各项功能相辅相成的潜力。

2. 针对该类型的认知功能障碍患者，需要功能性和能力性的训练同时进行，即在提高患者认知方面的记忆力、注意力和逻辑思维等能力的同时，尽早地加入功能性训练。患者在便利贴、闹钟、备忘录等辅助下，生活质量在实际中得到了尽早的改善。

3. 该案例采用了训练方案因人而异进行个性化的设计　即结合患者的年龄、职业、期望目标、家庭支持等各方面进行训练方案的设计与实施。训练过程中，治疗师与患者进行情景模拟，角色扮演，及时发现患者的问题，并予以分析和辅助。帮助患者缩短住院时间，更早地回归家庭及社会。

八、病例点评

1. 脑胶质瘤发病率在恶性肿瘤中并不算高，但对患者肢体功能影响、心理影响较大。临床治疗方式的选择主要是按照 WHO 分级进行。该患者为 WHO Ⅱ级，年龄为 40 岁，脑胶质瘤为弥漫性星型细胞瘤，考虑存在高风险，术后使用放疗及替莫唑胺治疗，是一种标准治疗。抗肿瘤辅助化疗的同时，经序贯系统性康复训练后，患者术后几周内功能改善明显。同时对患者的心理治疗，也显著提高患者的生活质量。

2. 通过包含康复治疗在内的多学科诊疗模式（multi disciplinary team, MDT）团队会诊，予以中医治疗、疼痛控制、康复治疗和心理调控等，帮助患者解决了诸多临床问题。通过临床及康复一体化治疗，促进脑胶质瘤术后引起的功能障碍改善，是一个良好的探索。

3. 在院期间，对患者做好健康宣教及病房延续工作；出院后，对患者进行密切随访和全程管理，定期影像学复查，兼顾考虑患者的日常生活、社会和家庭活动，以及社工部门的支持，都是康复治疗的必要环节。

4. 总体评估，患者疗效有明显改善，特别是在肢体功能、平衡能力、记忆力方面。但是距离回归普通人的生活能力水平，特别是工作能力，还是存在差距。目前临床可供选择的治疗方法疗效仍然有限，未来生物电场治疗、干细胞治疗、生物 - 靶向治疗可能会为脑胶质瘤的治疗带来更好的疗效。

（病例提供：吴　恩　朱　柯　王曼娜　黄倩文　李学义　郑国爽

同济大学附属养志康复医院）

（病例点评：李桂圆　同济大学附属同济医院）

参考文献

[1] 中国医师协会脑胶质瘤专业委员会，中国抗癌协会脑胶质瘤专业委员会，中国脑胶质瘤协作组. 岛叶胶质瘤手术技术中国专家共识 [J]. 国际神经病学神经外科学杂志，2023，50（4）：1 - 8.

[2] Rudd KD, Lawler K, Callisaya ML, et al. Investigating the associations between upper limb motor function and cognitive impairment：a scoping review[J]. Geroscience, 2023, 45（6）：3449 - 3473.

[3] Bachar Kirshenboim Y, Weitzer T, Rand D. Assessing upper extremity - cognitive dual - task ability in neurological populations：A systematic review[J]. Neuro Rehabilitation, 2023, 53（4）：459 - 471.

[4] Louis DN, Perry A, Wesseling P, et al. The 2021 WHO classification of tumors of the central nervous system：a summary[J]. Neuro Oncol, 2021, 23（8）：1231 - 1251.

[5] 中国医师协会神经外科医师分会脑胶质瘤专业委员会. 胶质瘤多学科诊治（MDT）中国专家共识 [J]. 中华神经外科杂志，2018，34（02）：113 - 118.

[6] 国家卫生健康委员会医政医管局，中国抗癌协会脑胶质瘤专业委员会，中国医师协会脑胶质瘤专业委员会. 脑胶质瘤诊疗指南（2022 版）[J]. 中华神经外科杂志，2022，38（08）：757 - 777.

病例 2 鼻咽癌放疗期间颅底脑脊液漏的康复治疗

一、患者情况介绍

患者男性，58 岁。因鼻咽癌行"内镜下鼻咽病损切除术＋组织活检"，病理提示低分化鳞状细胞癌，确诊为鼻咽癌。术后放疗过程中出现颅底脑脊液漏，故中断放疗，行"内镜下颅底病损切除术＋脑室镜下脑脊液漏修补术"。术后出现颅底感染，吞咽困难，听力障碍，饮食呛咳，贫血，营养严重不良，体重严重下降，肌力差。合并糖尿病，新型冠状病毒感染。入院行抗感染治疗，营养支持及吞咽、运动、语言及听力功能康复。

二、病例分析目标

1. 了解鼻咽癌放疗后出现脑脊液漏的常见康复问题。

2. 鼻咽癌引起功能障碍相应的评估方法及康复治疗精细分工。

3. 恶性肿瘤的特殊性：康复治疗如何更好地与抗肿瘤治疗相结合以达到更好疗效。

三、康复概述

1. 康复治疗计划的目标 在稳定身体状态基础上提高身体功能，提升心肺耐力，增加四肢的肌耐力，能够独立完成坐、站与步行，日常生活基本自理。增加患者吞咽功能及肢体功能，为后续放疗做准备。条件适合时，完成放疗，解决吞咽障碍。最终回归社会。

2. 康复治疗注意事项 预防体位性低血压、暴力手法、注意训练强度。护理上加强导管的维护，防止康复治疗过程中导管脱落。监控营养、缓解口腔不适、防压疮及跌倒。

3. 影响康复治疗的因素 口腔及颅底感染，恶病质，局部肿瘤的进展。

四、疾病介绍

鼻咽癌（nasopharyngeal carcinoma，NPC）是一种不常见的癌症，占 2018 年全球癌症的 0.7%。全球发病率在东南亚（尤其是中国南部）、密克罗尼西亚／波利尼西亚、东亚和北非最高。男性发病率是女性的 2 ～ 3 倍。经放疗后局部区域复发并不常见，除了严重的局部晚期患者外，复发率不到 10%。对于鼻咽癌检查与分期，确定肿瘤的完整范围，设计以适当剂量涵盖所有病变的放射治疗量非常重要。鼓励进行多学科诊疗。也可考虑使用 EB 病毒（EBV）DNA 检测，不建议对鼻咽癌中的人乳头瘤病毒（HPV）进行常规检测。

关于鼻咽癌治疗的临床试验数据仅限于 EBV 相关疾病，包括 EBV 阴性疾病患者在内的研究在很大程度上是缺失的。目前的研究数据显示，对于早期和局部区域晚期疾病的治疗，辅助化疗并未显著改善放化疗后的生存率。建议选用先进的放射技术对鼻咽癌进行适当的治疗，并尽量减少在幸存者中常见的长期不良反应。由于适形调强放疗（intensity‐modulated radiation therapy，IMRT）能够覆盖癌症扩散的所有区域，可以靠近脑干、耳蜗和视神经，因此 IMRT 是首选。局部晚期鼻咽癌治疗中，与单独 IMRT 相比，IMRT 加化疗并未改善 II 期疾病生存期，并且增加了白细胞减少症的发生率。一份美国临床肿瘤学会／中国临床肿瘤学会（ASCO/CSCO）的共识声明建议局部晚期疾病（III～IV A 期的 T_3、N_0 除外）患者在接受诱导化疗后进行全身性治疗／放射治疗；未接受诱导化疗者应考虑进行辅助治疗。程序性细胞死亡蛋白 1（PD‐1）抗体帕博利珠单抗和纳武单抗已在非随机试验中针对既往经治复发性或转移性 NPC 进行了独立评估。专家组建议帕博利珠单抗用于既往经治程序性细胞死亡蛋白 1 配体（PD‐L1）阳性复发性或转移性 NPC 患者，但这是基于专家组共识的 2B 类选择。对于接受过先前治疗、复发性或转移性非角化 NPC 的患者，纳武单抗是 2B 类治疗选择。

五、检查、评估和诊断

现病史：患者 2022 年 4 月 1 日出现吞咽困难，饮水呛咳，左眼无法外展，头痛，未及时就医。同年 10 月 12 日，因癫痫发作行"内镜下鼻咽病损切除术＋组织活检"，病理提示低分化鳞状细胞癌，确诊为鼻咽癌。术后放疗 3 天后，出现颅底脑脊液漏，故中断放疗。12 月 6 日颅脑 CT 提示中线结构右移约 6 mm，鼻咽左侧见巨大软组织肿块，压迫脑桥左侧，蔓延侵犯周围组织结构，颅骨内出现左侧广泛颅骨破坏和缺损。12 月 9 日行"内镜下颅底病损切除术＋脑室镜下脑脊液漏修补术"。术后出现鼻咽部细菌及真菌感染，吞咽困难，饮食呛咳，贫血，营养严重不良，体重严重下降。合并糖尿病（药物治疗下血糖稳定），新型冠状病毒感染。治疗过程中出现突发性耳聋。2023 年 1 月 3 日来我院就诊。

既往史：2 型糖尿病，乙肝大三阳。

体格检查：体力状态评分（ECOG）4 级（卧床，生活不能自理），带鼻饲管，意识清醒。全身消瘦，恶病质状态，体重指数（body mass index，BMI）15.6。口腔黏膜溃疡，无唾液。双耳听力消失。肺部呼吸音粗糙。腹部凹陷。四肢肌力差。颈椎主动活动度减少，被动活动度正常，双侧肩、髋、膝被动活动度减少，颈椎及肩、髋关节不能完成抗阻力全范围活动。

主要阳性检查结果：血常规（2024 - 01 - 03）：血红蛋白 100.0 g/L ↓，C - 反应蛋白 40.59 mg/L ↑；血生化：白蛋白 28.5 mg/L ↓，总蛋白 59.8 g/L ↓。

主要诊断：①鼻咽恶性肿瘤放疗后（$T_4N_xM_0$）；②颅底脑脊液漏修补术后；③细菌、真菌感染；④新型冠状病毒感染；⑤2 型糖尿病；⑥吞咽功能障碍；⑦言语功能障碍；⑧四肢运动功能障碍；⑨日常生活功能受限。

导管评估：鼻胃肠管、右上臂经外周静脉穿刺中心静脉置管（peripherally Inserted central catheter，PICC）、导尿管，日常生活活动能力完全依赖，跌倒及压疮均为中度风险，营养筛查及 BMI 提示营养缺乏。

康复治疗评估：留置胃管、PICC 管、尿管 7 分，ADL 评分 28 分，完全依赖，跌倒及压疮评分 14 分，均为中度风险，营养筛查及 BMI 提示营养缺乏，联合营养科制订肠内营养计划，可给予静脉及肠内营养支持（鼻饲），抗感染治疗，口腔黏膜溃疡治疗，预防癫痫治疗，营养神经，肿瘤免疫治疗（PD-1），中药，针灸及物理康复治疗。

患者鼻咽部恶性肿瘤切除术后，四肢力量明显减退，心肺耐力下降，无法独立完成坐位，转移需要大量辅助。治疗师视诊后发现，四肢肌肉萎缩明显，无压疮。由于患者存在听力障碍，指令的配合程度有一定问题，故进行徒手肌力评定分级（manual muscle Test，MMT）及关节活动度（ROM）的简单评估，发现整体肌力在 III 级左右，四肢关节活动没有明显受限。

患者长时间卧床，导致无法长时间耐受坐位及站立位，功能性步行分级（FAC）为 0 级（无功能：患者不能行走，需要轮椅或 2 人协助才能行走）。物理治疗师使用徒手平衡功能检查（Berg 平衡量表）评估其平衡能力，得分为 1 分（无靠背坐位，但双脚着地或放在一个凳子上能坐 10 秒），坐轮椅出行都十分困难。

根据《中国吞咽障碍康复评估与治疗专家共识》建议，我们通过反复唾液吞咽试验、改良饮水试验、进食评估调查工具进行吞咽问题筛查，结果显示患者喉上抬幅度减少，存在吞咽困难，饮水呛咳且恐惧（病例 2 图 1）。

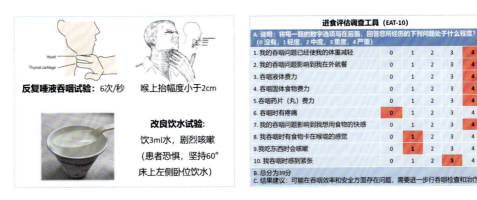

病例 2 图 1　吞咽问题筛查显示存在吞咽困难

使用容积 – 黏度吞咽测试（volume – viscosity swallow test，V – VST）进行吞咽风险评估，结果表明患者吞咽安全性和有效性显著下降（病例 2 表 1）。由于患者主观感觉不适，拒绝增稠剂类黏稠性食物，未完成布丁稠度部分测试。

病例 2 表 1　V – VST 吞咽风险评估

不同稠度	临床征象	糖浆稠度液体			液体 – 水			布丁稠度		
	不同容积	5 mL	10 mL	20 mL	5 mL	10 mL	20 mL	5 mL	10 mL	20 mL
安全性	咳嗽	–	–	+	/	/	/	–	NT	NT
	音质改变	–	–	+	/	/	/	–	NT	NT
	血氧饱和度	–	–	–	/	/	/	–	NT	NT
	唇部闭合	–	–	–	/	/	/	–	NT	NT
有效性	口腔残留	–	+	+	/	/	/	+	NT	NT
	分次吞咽	–	–	+	/	/	/	–	NT	NT
	咽部残留	–	+	+	/	/	/	–	NT	NT

通过全面病史、口颜面功能和喉功能等方面进行临床吞咽障碍评估。由于患者先后出现复视和听力受损，提示沟通存在困难。同时，MMT 评定四肢肌力Ⅳ级、颈部肌力Ⅱ级，颈部肌肉萎缩明显，肌力、肌耐力较差。MBI 得分为 20 分，为极度严重功能障碍。此外，还存在张口幅度受限、左侧舌肌萎缩、唇舌运动范围减少、口腔感觉异常（左侧舌部感觉明显下降）、咳嗽及咽反射减弱等问题。功能性经口摄食量表（functional oral intake scal，FOIS）、吞咽障碍结局和严重度量表

(dysphagia outcome severity scale，DOSS）评定为Ⅱ级。喉功能评估显示患者最大发声时长为2.5秒，表现为明显气息、粗糙音，喉上抬（前移）幅度减少。

此时，患者因身体较为虚弱，暂缓仪器评估计划。待患者身体状态好转后补充吞咽造影检查，结果显示进食黏稠性食物咽部残留较多，5 mL稀流质存在隐性误吸；补充硬性喉镜检查，显示患者存在咽部黏膜充血、咽挫伤和左侧声带麻痹等问题，为调整食物硬度，着重增加喉前移及咽部力量，增加声带闭合能力等提供了证据支持（病例2图2）。

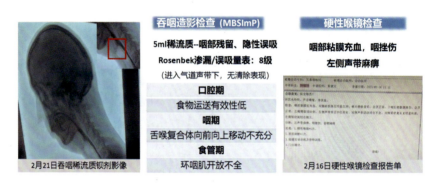

病例2图2 吞咽造影及喉镜检查结果

综上，由于鼻咽癌术后及放疗不良反应，导致解剖结构改变，神经损伤，唾液分泌不足和肌肉纤维化，造成食物性状受限、食团推送能力不足、咽部清除能力下降等问题，影响进食效率和安全性，患者信仰佛教吃素食、爱喝茶，这些功能障碍使得患者无法完成往日的活动（病例2图3）。

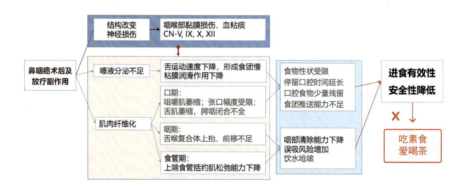

病例2图3 吞咽功能障碍初步分析

根据患者整体情况,进行国际功能、残疾和健康分类（ICF）分析（病例2图4）。

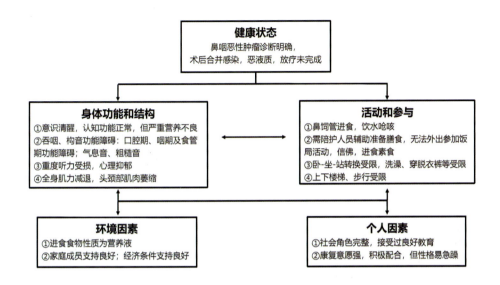

病例2图4　ICF分析

六、治疗计划

（一）总体目标

消除恶病质、感染状态,完成中断的放疗,改善吞咽、言语功能,回归家庭。

（二）治疗目标

1. 近期目标　8周内为后续放疗做准备。

（1）医生方面：避免卧床综合征,提高营养及免疫能力,维持内环境稳态。

（2）康复治疗方面：预防体位性低血压,3周内可以床头摇高70°并保持坐位20分钟；6周内监护下床边坐位维持20分钟。增加四肢肌耐力、平衡能力,少量辅助上下2层楼梯；增加张口幅度达28 mm,FOIS提高至Ⅲ级,DOSS提高至Ⅳ级。

（3）护理方面：维护导管、监控营养、缓解口腔不适、防压疮及跌倒。

2. 远期目标　6个月内回归家庭。增加四肢肌耐力,2个月内监护下维持站立10分钟；4个月内独立完成坐站转移及监护下室内步行20米；提高平衡能力,6个月内达到立位平衡Ⅲ级,独立完成步行。拔除导管,代偿下经口进食多种性状食物（FOIS提高至Ⅴ级）,提高日常生活能力。

（三）治疗方法

第一阶段

1. 治疗目标　临床治疗与物理康复治疗相结合，消除恶病质及感染，为进一步放疗做准备。

2. 治疗方案

（1）一般支持治疗：化痰、抗感染、补充能量。

（2）营养支持：肠内营养和肠外营养相结合，尽快改善恶病质状态。治疗实际使用了肠内营养乳清白蛋白、瑞代、蛋白粉。静脉输注人血白蛋白、氨基酸、脂肪乳等。

（3）心理支持：患者突发耳聋，状态差，心理负担重，由心理治疗师介入评估治疗。

（4）抗肿瘤治疗：考虑患者未完成放疗，体内仍可能带瘤，模拟局部复发情况进行个体化治疗，给予抗肿瘤治疗，在不能放疗的情况下，拟一般状态好转后，使用 PD-1 免疫治疗。

（5）康复治疗

1）针对肌肉纤维化、舌咽肌肉力量、气道保护功能、喉上抬前移幅度方面进行训练，同时牵伸及张口训练作为病房延续，确保足量牵伸缓解肌肉纤维化，具体方法见病例 2 图 5。

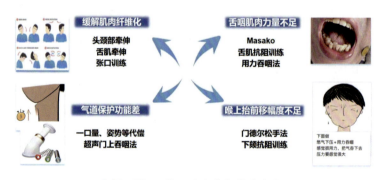

病例 2 图 5　第一阶段康复治疗内容

2）同时选择柔软湿润的食物（如短面条、豆腐等）进行治疗性摄食训练，采用扩大与替代沟通（augmentative and alternative communication，AAC）提高沟通效率。

3）物理康复治疗：针对患者心肺能力和肌力较差情况，临床医师及康复医师每日查房评估患者情况，动态调节患者训练情况，开展针对性训练，避免长时间卧床。

训练：患者经历了较长的卧床期，如突然从卧位站起，很容易发生体位性低血压，轻者出现头晕、恶心、血压下降、面色苍白、出冷汗、心动过速、脉搏变弱等，严重者导致休克。为预防突然体位变化造成的反应，要先进行适应性训练。开始先将床头摇起30°，进行靠坐训练，维持15～30分钟，观察患者的反应，2～3天没有不适就可以增加角度，每次增加15°，逐渐将床头摇至90°，直至能完全抗重力练习坐位。

肌力的减少也是患者日常功能受限的主要原因。为了提高患者的肌力、肌肉维度和肌耐力，治疗师采用轻微抗阻的肌力训练方式，让患者的力量得到提升。在开始阻力运动前，先以轻的、重复性、动态、特定部位的动作，不施以阻力的方式热身。肌肉激活之后，让患者拿0.5 kg的沙袋进行肩关节前屈、内收及外展的动作，通过变换肌肉收缩的方式，等长、离心或向心的选择来进阶。每组10个，每日3组。下肢主要让患者抗重力去做重复的单关节动作，如屈伸髋、髋外展和屈伸膝。每组10个，每日3组。再根据患者的体力选择下肢主被动活动训练器或是功率自行车等器械，帮助患者提升肌耐力。每日40分钟。选择考虑到患者心肺耐力不足，要在运动前、中、后监测生命体征，提醒不要憋气，避免加重心肺负担。

肌力恢复一点之后就可以进行平衡以及步行的训练。为了提高患者的配合程度，治疗师在练习平衡的同时与患者抛接球，增加训练的趣味性。每次10分钟，每日1次，一周7次，进行4周。

徒手治疗：由于患者长期没有运动，训练后很容易出现肌肉酸痛的情况。治疗师在每次训练之后都会对患者疲劳的肌肉进行牵拉，每次15～30秒，每日5次。也可以用筋膜枪去放松大块的肌肉组织，用手去按压较小的肌群。劳逸结合，更有利于患者肌力的恢复。

宣教：患者情绪不佳，在治疗过程中要多鼓励患者，在患者有进步的时候及时给予表扬和肯定，提升患者的自信和对康复的积极性。

（6）护理方案：该患者的重点在于口腔护理（浓替硝唑含漱液＋人工唾液喷雾）及呼吸道护理（雾化吸入＋背部叩击＋指导有效咳痰＋密切监测血氧饱和度），肠内营养护理（配合营养科给予肠内及静脉营养支持）。同时加强心理护理措施，密切关注患者的情绪变化，给予疏导。注意防跌倒及皮肤护理，按照住院患者护理常规进行。

3. 第一阶段治疗进展

（1）经过第一阶段的治疗方案执行，患者情况改善明显（病例2图6）。

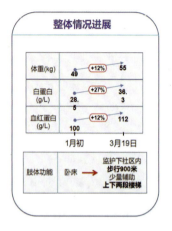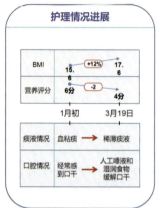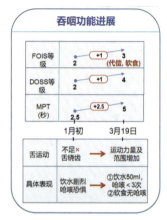

病例2图6　第一阶段治疗进展

（2）经包含放疗科医生在内的MDT团队再次评估，考虑患者可以耐受放疗。鉴于前期放疗过程中突发脑脊液漏情况，故不排除再发风险，经家属及本人的充分理解和许可后，决定继续完成放疗。

第二阶段

1. 治疗目标　综合支持治疗，顺利完成放疗，减少放疗不良反应。

2. 治疗方案

（1）一般支持治疗：预防放疗后不良反应，如放疗性黏膜炎。

（2）营养支持：停辅食，增加营养液总量，静脉予以氨基酸、脂肪乳。

（3）抗肿瘤药物治疗：放疗期间（3月19日至4月6日）停靶向治疗，4月7日起每两周使用纳武单抗靶向治疗。

（4）综合康复治疗：吞咽、言语功能训练，暂停四肢肌力耐力训练、平衡训练、日常生活功能训练。

（5）药物治疗：以减少水肿、促修复、营养支持为主（具体内容见病例2表2）。

病例 2 表 2　第二阶段抗肿瘤治疗药物

治疗目的	药品名称	给药剂量
靶向治疗	纳武单抗	$140 \sim 160$ mg
减少黏膜水肿	迈之灵片	0.2 g
生肌治疗	康复新液	0.15 μg
促进创面愈合	扶济复（外用重组人碱性成纤维细胞生长因子）	40 mg
静脉营养	脂肪乳＋氨基酸	20 g

（6）放疗期间，考虑患者易发生头颈部皮肤易敏及口腔黏膜溃疡，言语治疗方面停止摄食训练，其他训练以耐受度为限。给予头颈部牵伸、张口训练，预防、缓解肌肉纤维化；用力吞咽法、朗读诵经，维持咽部力量及舌肌运动。

（7）护理治疗方案的重点是头颈部皮肤损害及口腔黏膜溃疡：①口腔护理：生长因子喷雾；②皮肤护理：嘱其修剪指甲避免抓伤＋润肤露使用；③心理护理：查询成功案例、文献，给予患者及家属战胜疾病的信心。

3. 第二阶段进展　患者顺利完成放疗，未发生脑脊液漏和严重的皮肤黏膜不良反应，仅出现体重减轻、活动耐力小、范围下降及轻度黏膜炎，顺利进入下一阶段康复治疗。

第三阶段

1. 治疗目标　在康复治疗下，减少药物治疗，FOIS 提高至 V 级，拔除鼻饲管，提高日常生活能力，最终回归家庭。

2. 治疗方案

（1）一般支持治疗：逐渐减少扶济复、氨基酸、脂肪乳、康复新液和迈之灵的使用；期间加用中医药调理。

（2）营养支持：停止静脉营养支持，给予肠内营养，减少营养液总量同时增加辅食量。

（3）肿瘤药物治疗：考虑患者为局部晚期，继续完成 PD-1 抗肿瘤治疗疗程。

（4）综合康复训练：吞咽、言语功能训练，恢复四肢肌力耐力训练、平衡训练、日常生活能力训练。康复训练循序渐进，从恢复性力量训练过渡到进阶训练（病例 2 图 7）。

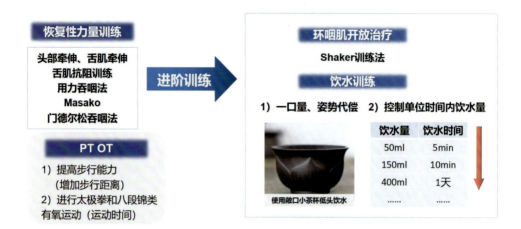

病例 2 图 7　第三阶段综合康复训练内容

（5）护理方面：以拔管护理为主，遵医嘱拔除鼻饲管后观察导管完整性，行饮水试验筛查吞咽问题。同时观察三餐进食情况，督促病房延续性训练。

3．第三阶段治疗进展　经过 6 个月的治疗，患者成功完成了所有制订的目标。

（1）四肢肌力上升，右侧肢体Ⅲ$^+$级左右，左侧肢体Ⅳ级左右。患者能够监护下完成坐站转移和室内步行，功能性步行分级（FAC）为 3 级（需要监护或语言指导：能行走，但不正常或不够安全，需 1 人监护或语言指导，但不接触身体）。立位平衡达到Ⅲ级，Berg 量表评分也提升到了 41 分（具体项目见病例 2 表 3），与入院相比，有很大的进步。

病例 2 表 3　Berg 量表评分（部分）

检查项目	完成情况	得分
1．从坐位站起	用手扶着能够独立站起	3 分
2．无支持站立	在监护下能够站立 2 分钟	3 分
3．无靠背坐位，但双脚着地或放在一个凳子上	能够安全保持坐位 2 分钟	4 分
4．从站立位坐下	借助双手能够控制身体的下降	3 分
5．转移	绝对需要用手扶着才能够安全转移	3 分
6．无支持闭目站立	监护下能够安全站立 10 秒	3 分
7．双脚并拢无支持站立	能够独立地将双脚并拢并在监视下站立 1 分钟	3 分

续表

检查项目	完成情况	得分
8. 站立位时上肢向前伸展并向前移动	能够安全地向前伸出 > 12 cm	3分
9. 站立位时从地面捡起物品	能够将地面物品捡起，但需要监护	3分
10. 站立位转身向后看	仅从一侧向后看，另一侧身体转移较差	3分
11. 转身360°	在 4 秒的时间内仅能从一个方向安全地转身 360°	3分
12. 无支持站立时将一只脚放在台阶或凳子上	能够独立站立，完成 8 次 > 20 秒	3分
13. 一脚在前的无支持站立	能够独立地将一只脚放在另一只脚的前方（有距离）并保持 30 秒	3分
14. 单腿站立	试图抬腿，不能保持 3 秒，但可维持独立站立	1分

（2）吞咽功能障碍改善：与第一阶段相比，吞咽造影结果显示稀流质、花蜜状、蜂蜜状等钡剂均无误吸；吞咽启动速度增加，咽缩肌力量增加，喉上抬、前移幅度增加；环咽肌开放幅度增加（病例2图8）。但仍存在不足之处，如与健侧相比舌运动范围不足、舌根后缩力量不足、咽部存在残留等，考虑与肿瘤术后及放疗后后遗症有关。

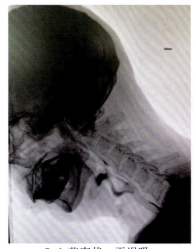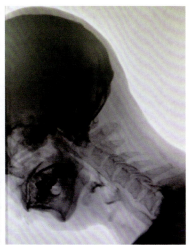

5 mL 花蜜状：无误吸　　　　　5 mL 稀流质：无误吸

病例2图8　第三阶段吞咽造影检查展示图

（3）经过第三阶段治疗方案的实施，患者整体情况、护理情况和吞咽情况改善明显，身体状态明显好转、日常生活活动能力提高、拔除所有导管、FOIS 和 DOSS 提高至 V 级（病例 2 图 9）。

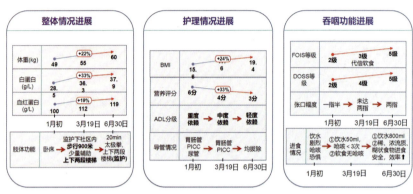

病例 2 图 9　第三阶段治疗进展

出院指导：经过以上三个阶段的团队治疗后，患者实现回归家庭的目标，但仍存在一些需要留心的问题，我们给予以下出院指导：①容易发生上呼吸道（鼻咽部）感染，出现问题及时就医；②保持头颈部、舌部牵伸，改善肌肉纤维化；③居家进行 Shaker 训练、朗读训练；④经口进食 5 级食物、1～2 级饮品，0 级饮品需姿势代偿、小口多次吞咽 [国际吞咽障碍食物标准（IDDSI）定义安全饮食 / 饮品分级框架详见病例 2 图 10]；⑤合理膳食，营养支持，增加体重；⑥保持积极良好心态。

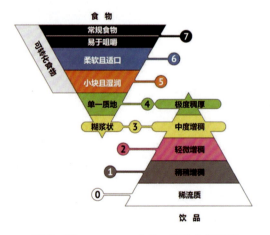

病例 2 图 10　IDDSI 食物 / 饮品分级框架

七、病例讨论

（一）全周期康复治疗设定

患者病情复杂，一般状态差，要经过一个多方面、长时间的治疗才能逐渐实现。分阶段、有侧重点的实现治疗目的非常重要。考虑到放疗是该患者的一项重要抗肿瘤治疗，我们的康复治疗就围绕放疗设定分阶段目标：①缓解曾经放疗的不良反应，改善吞咽障碍，增加肢体肌耐力、平衡能力和日常生活活动能力，为后续放疗做准备；②以预防和缓解放疗不良反应为主，辅以维持性训练，临床与康复结合促进放疗顺利完成；③代偿下完全经口进食多种特殊准备食物，拔除鼻饲管，提高日常生活能力，回归家庭。从患者的整个康复过程看设定这样的目标切合实际，患者最终获益明显。可为类似鼻咽癌脑脊液漏患者康复治疗提供有价值的全周期康复治疗管理经验。

（二）吞咽功能改善

患者的影响因素很多，合并恶病质、脑脊液漏，佩戴鼻饲管，多重感染（细菌、真菌、病毒等），肌力差，口腔内黏膜溃疡。如何安排治疗面临的挑战？根据专家共识建议对患者进行系统化筛查和评估，分析出患者由于鼻咽癌术后及放疗不良反应导致结构改变、神经损伤、唾液分泌不足和肌肉纤维化，造成吞咽各个时期存在功能障碍，影响其进食安全和效率。有开展吞咽功能训练的适应证，但患者的状况不能很好的配合。通过制订阶段性目标和针对性的治疗方案，先针对恶病质、感染、口腔黏膜溃疡进行对症处理，渐进性加强对其舌咽肌力、气道保护功能、舌喉复合体运动和安全摄食方面进行训练，提高吞咽安全性和有效性，是一个可行的选择。各种治疗间的统筹安排和配合时机，都会对康复治疗的效果产生直接的影响，在标准临床路径出台前，还是需要个体化处理。

（三）抗肿瘤治疗与康复治疗的结合

在康复治疗中，与良性疾病的康复治疗不同，恶性肿瘤因存在复发转移的进展风险，还需要特殊抗肿瘤治疗，而且与康复治疗达到的功能纠正和辅助支持疗效密切相关。如何与康复治疗相结合很关键。

八、病例点评

该患者为鼻咽癌临床治疗与康复治疗结合的典型案例，并取得了预期的效果。在放疗出现脑脊液漏后，通过结合康复治疗让患者迅速摆脱贫血、营养差、感染等症状，一般状态快速改善，为后期的继续放疗创造了条件。得益于 MDT 团队的讨论，很好地掌握了放疗时机，患者得到了有效的治疗，继续放疗后也未再出现脑脊液漏。鼻咽癌患者经常伴随吞咽功能障碍，除了常规的口腔溃疡治疗，物理康复治疗、吞咽训练必不可少，缩短了治疗时间，顺利拔除了鼻饲管，患者的吞咽功能达到了日常生活的要求。但也要注意言语治疗方面还有改善的空间，比如评估手段，尽管吞咽造影检查被公认为诊断吞咽功能的"金标准"，但对于本病例可采取电子鼻咽喉镜吞咽功能检查、超声可视化测量检查和食管测压检查等方法全面分析患者的吞咽功能，以制订更为全面的康复方案。放疗不良反应累及环咽肌，导致环咽肌开放不完全，虽然球囊扩张术可增加环咽肌开放，提高吞咽有效性，但治疗过程考虑患者黏膜较为脆弱，未试行该技术。吞咽障碍最终得到解决，对于该技术的应用能否加速吞咽障碍的康复，可以做更多的探讨。患者的听力障碍仍未得到解决，涉及颅底骨和听神经的损害，耳鼻喉科会诊也没有更好的解决方案，是本次治疗中的一个遗憾。总之，该患者病情复杂，存在较多的风险，单纯传统的抗肿瘤治疗方法难以解决。经过临床与康复治疗的结合，特别是精确的康复评估和目标制订，达到了预期的综合治疗效果。

（病例提供：马楚怡　黄倩文　黄卓群　江文静

同济大学附属养志康复医院）

（病例点评：赵启成　同济大学附属养志康复医院）

参考文献

[1] 胡雁，陆箴琦. 实用肿瘤护理 [M]. 上海：上海科学技术出版社，2007.

[2] 张玉丽，李红卫. 鼻癌放疗反应与并发症的护理学 [J]. 现代肿瘤医学，2004，12（4）：381.

[3] 邹冬丽. 鼻咽癌放疗后的护理 [C]. 中华护理学会全国内科护理学术交流暨专题讲座会议论文汇编，2009.

[4] 中国吞咽障碍康复评估与治疗专家共识组. 中国吞咽障碍评估与治疗专家共识（2017 年版）第一部分 评估篇 [J]. 中华物理医学与康复杂志，2017，39（12）：881 - 892.

[5] 中国吞咽障碍康复评估与治疗专家共识组. 中国吞咽障碍评估与治疗专家共识（2017 年版）第二部分 治疗与康复管理篇 [J]. 中华物理医学与康复杂志，2018，40（1）：1 - 10.

[6] 中国临床肿瘤学会指南工作委员会. 头颈部肿瘤诊疗指南 2020[M]. 北京：人民卫生出版社，2020：105.

[7] 刘国钧，陈绍业. 图书目录 [M]. 北京：高等教育出版社，1957：15 - 18.

病例 3　食管癌吞咽困难、疼痛的康复治疗

一、患者情况介绍

患者中年男性，1年余前开始出现咽喉疼痛，未引起重视。2024年2月咽喉疼痛未改善且伴有咳嗽、黄痰、吞咽困难及饮水呛咳。当地医院行胃镜检查发现食管入口处有异常，并伴有慢性浅表性胃炎及十二指肠息肉。病理检查提示可能有恶性变，建议进一步免疫组化诊断。颈部CT显示食管和颈部淋巴结异常。胸部CT显示食管和肺部异常。免疫组化结果提示鳞癌。现患者入院寻求进一步治疗。

对患者进行详细评估后，目前主要诊断考虑食管上段鳞癌，伴有吞咽剧烈疼痛［疼痛数字评分（numerical rating scale，NRS）6分］、吞咽困难（洼田饮水试验3级）。电子鼻喉镜提示左梨状窝肿瘤，活检结果显示鳞状上皮高级别上皮内瘤变。经过与耳鼻喉科、胸外科多科讨论后，鉴于患者肿瘤位置较高，暂不采取手术治疗，选择化疗方案，并对食管及下咽部位进行局部放疗评估，实施同步放化疗方案，化疗剂量将根据情况适当调整。随病程进展而加重的吞咽障碍是食管癌中后期患者最常见的临床表现之一。值得注意的是，患者在摄取固态食物时遇到困难，可能需要依靠液体帮助吞咽。随着病情发展，即使是半流质食物也难以吞咽，直至流质食物亦难以下咽。吞咽困难不仅会导致患者营养不良和体重减轻，还会加剧患者的身体虚弱状态。与此同时，患者常出现吞咽或静息时胸骨后不适或背部疼痛，这种疼痛通常表现为钝痛、隐痛、烧灼感或刺痛，可能伴有沉重感。胸背部疼痛通常由癌症的外侵导致食管周围炎症、纵隔炎，甚至影响到邻近器官、神经及脊旁组织。在溃疡型和髓质型食管癌患者中，如果伴有溃疡，疼痛的发生率更高。

二、病例分析目标

1. 了解食管癌放化疗后常见康复问题。
2. 如何进行食管癌放化疗后康复的评定与诊断。
3. 如何改善患者放化疗后的吞咽困难和疼痛，提高生活质量。

三、康复概述

1. 一般康复治疗计划的目标　改善吞咽困难、疼痛症状，减轻放化疗后不良反应，预防粘连、恶心、呕吐等并发症，纠正潜在营养不良与恶病质可能、做好心理功能建设。

2. 康复治疗干预 动态完善吞咽功能、疼痛评定，给予放化疗可能出现并发症的宣教，开展吞咽功能训练、物理因子治疗等康复干预，同时给予护胃、补液、镇痛、抗感染等对症治疗。

3. 康复治疗注意事项 如何应对放化疗及可能出现的并发症，吞咽功能训练、疼痛康复管理在对抗放化疗后吞咽功能、疼痛中的积极作用等。

4. 影响康复治疗的因素 放化疗后疼痛、恶心、呕吐等其他并发症。

四、疾病介绍

食管癌在全球癌症死亡原因中位列第六，据 2012 年数据显示，全球新诊断食管癌病例约 45.6 万例，死亡病例约 40 万例，其中发展中国家的食管癌发病及死亡率超过全球总数的 80%。中国是食管癌发病率和死亡率极高的国家，全球因食管癌而死亡的人数每年约有 30 万，中国约占 15 万，占发展中国家总数的 60%。食管癌的发病率具有显著的地理差异，高发地区与低发地区的发病率可相差数十倍。在亚洲的高发区，如中国、伊朗和哈萨克斯坦等，鳞状细胞癌是主要的类型；而在北美和西欧等低发地区，则以腺癌为主。食管癌的发病率在不同地区和人群中存在显著差异，一般男性发病率高于女性，农村高于城市。中国河南省是食管癌发病率最高的地区，江苏省、山西省、河北省、福建省、陕西省及四川省北部等地区也是食管癌的高发区。

食管癌的综合治疗策略涵盖手术、围术期化疗、根治性放化疗、化疗及免疫治疗等多种方法。其中，药物治疗在食管癌治疗中占据了重要位置。尽管已开展了许多研究探索药物治疗策略及其与其他治疗手段的合理组合，但关于最优治疗模式和用药策略的争议依旧存在。放疗作为食管癌综合治疗中不可或缺的一环，涉及新辅助、术后辅助、根治性及姑息性等多种形式。根据最新的指南推荐，可行手术的患者应接受术前新辅助放化疗；对于不可手术或拒绝手术的患者，则推荐根治性同步放化疗。非手术患者中，同步放化疗相较单纯放疗能显著提高生存期和五年生存率。近年研究表明，同步放化疗对于改善局部晚期食管癌的局部控制率和生存率具有积极作用。然而，同步放化疗增加了急性毒性反应的风险，因此在选择放疗剂量和技术时，需充分考虑化疗药物的药理特性，合理规划治疗方案和剂量，减少不良反应。

五、检查、评估和诊断

现病史：患者 1 年余前无明显诱因开始出现咽喉部疼痛，无咳嗽、咳痰，无胸闷、气紧等不适，未重视。2024 年 2 月咽喉部疼痛未见明显好转，并伴咳嗽，咳黄色黏痰、饮水呛咳及吞咽困难，无便血、呕血等不适。患者遂就诊于当地医院，无痛胃镜显示"食管入口处大弯黏膜增厚占据管腔 1/2，充血水肿，表面粗糙不平，有接触性出血，取材 3 块送检，质硬。食管上段黏膜增厚性质待定。慢性浅表性胃炎（胃窦）伴糜烂。"行十二指肠球部息肉＋钳夹治疗。病理诊断提示"①（食管上段黏膜）慢性炎伴微灶急性炎改变（炎细胞 ++），上皮非典型增生，恶性病变待排，建议会诊及做免疫组化明确诊断；②（胃窦黏膜）腺体肠化（++），糜烂请结合内镜所见；③（十二指肠球部黏膜）符合增生性息肉；④特殊染色：HP 染色（-）"。颈部 CT 提示"①食管入口处管壁稍增厚强化伴周围增大淋巴结，考虑偏恶性病变；②颈部及颌下多发淋巴结显示，部分稍增大。"胸部 CT 示"①食管入口处管壁稍增厚强化伴周围增大淋巴结，恶性不除外；②右肺中叶内侧段及左肺上叶下舌段纤维灶。"活检提示：免疫组化：癌细胞：PCK（+），P40（+），CK5/6（+），Ki-67（+，80% 热点区），P63（+），P53（-）（重复两次，表达均不理想）。（食管上段黏膜）活检显示：结合 HE 形态及免疫组化结果，符合鳞癌。病理会诊：食管上段查见异形细胞，倾向鳞状细胞癌。现患者为求进一步治疗入院。患者自患病以来，精神、食欲、睡眠可，大小便未见异常。近期体重未见明显变化。ECOG 评分 1 分，NRS 评分 6 分。

既往史：一般情况良好，否认肝炎、结核或其他传染病史；预防接种史不详；无药物、食物过敏史；12 岁时曾行"扁桃体手术"，5 年前外伤后行"鼻外伤手术"；无输血史，无其他特殊病史。

体格检查：体温 36.8 ℃，心率（脉搏）85 次 / 分，呼吸 19 次 / 分，血压 123/87 mmHg。神志清楚，精神尚可，面色欠华，无特殊面容，形体正常，营养中等，发育正常，对答切题，言语清晰，语声正常，气息平顺，查体合作，自动体位，步行入院。颈软无抵抗，颈动脉搏动正常，颈静脉正常，甲状腺未见肿大，无压痛，未闻及血管杂音。胸廓未见异常，双侧呼吸运动均匀对称，无增强或减弱，双侧乳房对称，未见异常，双肺触觉语颤对称无异常，未触及胸膜摩擦感，双肺叩诊呈清音，双肺呼吸音清，未闻及干湿性啰音，心界正常，心律齐，各瓣膜听诊区未闻及病理性杂音。

临床诊断：①食管上段鳞癌，伴颈部淋巴结转移；②扁桃体摘除术后。

鉴别诊断：胃 - 食管反流病、食管良性狭窄，由于食管下端括约肌功能失常导致胃及十二指肠内容物反流至食管，进而引发食管黏膜的慢性炎症。长期的反流性食管炎、食管因腐蚀伤害后的瘢痕形成、食管外伤及食管胃部手术可引起狭窄。临床主要表现为胸骨下端的疼痛、烧灼感、食物反流及轻度吞咽困难。一般病程较长，反复发作，对患者的营养状况影响较小。内镜检查可能显示黏膜出现充血、水肿、糜烂或溃疡现象，但不显示肿瘤的存在。通过 X 线吞钡造影检查，可以观察到食管管腔狭窄，但边缘整洁，无充盈缺损。内镜检查则有助于排除食管癌的可能性。

康复评定：

1. 功能评定

（1）呼吸功能：无呼吸困难表现。

（2）运动功能

1）肌力评定：四肢肌力Ⅳ$^+$级。

2）关节活动度评定：无异常。

3）吞咽功能：3/5 级（能 1 次咽下，但有呛咳）；进食评估问卷调查（EAT - 10）：12/40 分。

（3）感觉功能：咽喉痛评分 6～7 分。

（4）心理功能：抑郁症状筛查量表（PHQ - 9）6/27 分，轻微焦虑抑郁。

2. 结构评定

（1）颈部 CT 增强扫描（病例 3 图 1）提示：管上端显示欠清，见大小约 1.9 cm×1.1 cm 弱强化结节影，边缘明显强化。双侧颈根部、颈动脉鞘旁、锁骨上窝、颈后三角及颌下、颏下间隙见多个淋巴结显示，较大者位于左侧颈动脉鞘旁，短径约 1.0 cm，不均匀强化。鼻咽顶后壁增厚，见囊状稍低密度小结节影。口咽未见明显异常。甲状腺及双侧颌下腺、腮腺未见明确异常密度影。扫及鼻窦黏膜增厚。

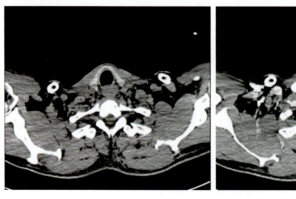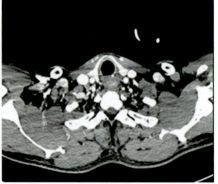

病例 3 图 1　颈部 CT 增强扫描

（2）颈部 MRI 增强扫描（病例 3 图 2）提示：管上端显示欠清，局部见稍长 T$_1$ 长 T$_2$ 信号软组织影，大小约 1.5 cm×1.2 cm×1.3 cm，边界欠清，增强扫描不均匀明显强化，局部管腔狭窄。双侧颈根部、颈动脉鞘旁、锁骨上窝、颈后三角及颌下、颏下间隙淋巴结增多，部分增大，最大者位于左侧颈动脉鞘旁，短径约 1.0 cm，强化稍欠均。口咽、鼻咽未见明显异常。甲状腺及双侧颌下腺、腮腺未见异常信号影。

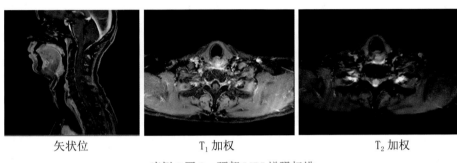

矢状位　　　　　　　　T_1 加权　　　　　　　　T_2 加权

病例 3 图 2　颈部 MRI 增强扫描

（3）电子鼻咽喉镜检查：左侧梨状窝外侧壁欠光滑，表面见白色假膜附着，窄带成像（narrow band imaging，NBI）下见异常血管影，于该处取检，右侧梨状窝及其他部位黏膜光滑。

（4）病理活检诊断：病变部位：左梨状窝肿物。样本类型：活检。病理诊断：鳞状上皮高级别上皮内瘤变。

3. 活动评定

（1）日常生活活动评定：Barthel 指数得分 100 分（未见明显受限）。6 分钟步行实验未见心力衰竭。

（2）工具性日常生活活动评定：Lawton-IADLs 评分 24 分（未见明显受限）。

4. 参与评定　未见职业、娱乐等参与受限。

康复诊断：

1. 结构异常　食管上段鳞癌，伴颈部淋巴结转移。

2. 功能障碍　吞咽困难，咽喉疼痛评分 6 分。

3. 活动受限　生活自理，未见明显异常。

4. 参与受限　职业、工作、娱乐等参与未受限。

六、治疗计划

（一）治疗目标

1. 近期目标　改善吞咽困难、疼痛症状，减轻放化疗后不良反应，预防粘连、恶心、呕吐等并发症，纠正潜在营养不良与恶病质可能、做好心理功能建设。

2. 远期目标　减少肿瘤的复发率、死亡率，提高生存率，维持参与能力，提高生活质量。

（二）治疗方法

1. 根治性同步放化疗　白蛋白结合型紫杉醇＋卡铂方案化疗（白蛋白结合型紫杉醇 300 mg　d1 ＋卡铂 600 mg　d1，1 次 /3 周），同时予抑酸、补液、止吐等对症支持治疗。在执行同步放化疗过程中，患者至少应接受 2 个周期的标准化疗方案，或选择每周进行低剂量化疗方案。拟采用三维适形放疗或调强放疗技术，目标体积（PTV）95% 区域的单次放疗剂量设置为 1.8 ～ 2.0 Gy，总剂量为 50 ～ 60 Gy，分布在 30 ～ 35 次治疗中，持续时间为 6 ～ 7 周。

2. 并发症动态评估　采用安德森症状评估量表（MDASI）动态评估。MDASI 是一种多症状自评工具。该量表分为两部分，第一部分涵盖疼痛、疲劳、恶心等 13 个核心症状，每个症状从 0 分（无症状）至 10 分（极其严重）进行评分。第二部分评估这些症状对日常活动、工作、情绪、行走、人际关系和生活乐趣的影响，采用 0 ～ 10 分的评分方法。MDASI 被应用于多种癌症类型和治疗阶段的患者，基于不同癌症类型的特点，开发了若干特定癌症模块如 MDASI - BT（脑肿瘤）、MDASI - GI（胃肠癌）、MDASI - LC（肺癌）及 MDASI - Thy（甲状腺癌）等，以适应不同癌症患者的需求。目前，MDASI 的基础量表在临床上应用最为广泛。

3. 康复治疗

（1）吞咽功能训练:致力于通过增强生理功能来提升吞咽过程的安全性与效率，重点在于增进吞咽肌群的收缩力、速度及协调性，以实现安全、高效的吞咽功能。指南推荐的训练及治疗策略涵盖口腔感知训练、口腔运动训练、呼吸道保护技术、低频电治疗、表面肌电反馈训练、球囊扩张技术、穴位刺激治疗、通气吞咽辅助装置等。对于遭遇吞咽困难的食管癌患者，主要通过口部动作练习、呼吸道保护措施等进行改善。

口腔运动训练包含使用手法或简易工具进行唇、舌练习，目的是增强唇、舌、颌部的运动控制、稳定性、协调与力量，从而提升咀嚼与吞咽功能。主要包括口腔器官运动体操、舌压抗阻反馈训练、舌肌的康复训练、Masako 训练法、Shaker 锻炼等。呼吸道保护技术旨在扩大患者口、咽、舌骨喉结构的运动范围，提升运动力度，增强患者的感知与运动协调能力，避免误吸。运用适当的手法可提升吞咽的安全性与效率。呼吸道保护技术主要涉及 Mendelsohn 吞咽法、声门上吞咽法、超声门上吞咽法及用力吞咽法等，延长吞咽时间，保护气管，增加吞咽通道压力。

（2）进食代偿性策略：策略意在通过特定手段补偿口咽功能，优化食物摄入过程，而不直接改变吞咽生理功能的治疗方法。建议以下补偿技巧应优先采用：①食物调整：食物的性状影响吞咽的过程，通过调节食物的性状，可以让部分吞咽患者安全有效地进食。例如根据评估来选择食物质地，如软食、切碎的食物、爽滑的浓流质、稀流质。调整每口进入口腔的食物量，旨在利于口腔期食团形成、食团向咽腔推送，以及顺利进入食管，推荐的进食一口量以 5 ～ 20 mL 为宜；②吞咽姿势的调整：在吞咽过程中，通过调整头部和颈部等部位的姿势，可以改变吞咽通道的方向、调节腔体的尺寸及吞咽相关器官（如喉部、舌头、杓状软骨）的位置，从而有效预防误吸和食物残留，减少呛咳等不适症状。该方法有助于维持患者正常的生理吞咽功能，且在吞咽时无须患者特别用力；③进食工具选择及环境改造等。

（3）物理因子镇痛治疗：体表低频电刺激作为吞咽障碍治疗的辅助方法，并没有获得循证医学的明确支持，因此不建议普遍应用。目前，较为常用的治疗技术包括神经肌肉电刺激（neuromuscular electrical stimulation，NMES）、经皮神经电刺激（transcutaneous electrical nerve stimulation，TENS）和电针灸。针对食管癌患者，可综合考虑利弊后使用，主要同时针对咽喉疼痛及吞咽困难进行治疗。必要时可联合药物进行镇痛治疗。

（4）健康教育：对于食管癌的放射治疗，应详细解释其过程、可能出现的不良反应和并发症。例如，食管的不适反应通常在放疗开始 1 ～ 2 周后出现，表现为食管黏膜的充血、水肿和疼痛；而气管和肺部的反应一般在 3 ～ 4 周后出现，可能导致干咳。应向患者明确这些反应是正常的放疗后组织反应，并不意味着病情恶化，以此减少患者的焦虑。对于接受同步放化疗的患者，由于不良反应可能加重，影响睡眠和营养状况，在放化疗期间联合使用对症药物能显著改善睡眠质量，减轻疼痛、恶心和呕吐症状，从而提高患者的治疗顺应性和疗效。

（5）长期随访与动态评估：定期跟踪检查，提供戒烟指导、健康生活方式教育，减少肿瘤复发和死亡率的风险。

七、病例讨论

（一）吞咽困难管理在食管癌康复中的重要性

食管癌自身、放化疗及术后常见的吞咽困难问题，需要选用简便、有效且安全的方法进行吞咽功能的筛查与评估，评估可以采用多种方法组合，如饮水试验、吞唾液试验和标准吞咽功能评定等，这些方法操作简单，并建立吞咽困难的风险预测模型，以便早期识别高风险患者并进行干预。目前，食管癌患者吞咽功能的干预手段主要包括口腔运动、气管保护技术训练和姿势调整等。高龄、低 BMI 和肌少症是吞咽困难的风险因素。高风险人群进行早期的康复训练或营养干预，吞咽功能的康复是一个长期过程，需持续至功能恢复，有助于改善患者的长期生存质量。

（二）疼痛管理在食管癌康复中的作用

疼痛不仅对患者的睡眠质量造成负面影响，还可能引发患者的焦虑和抑郁情绪，进而降低其整体生活质量。相关研究表明，采用多模式的镇痛策略能有效缓解患者术后的疼痛感，从而改善睡眠质量和提升生活质量。综合运用物理治疗和药物治疗的镇痛管理方法能有效减少放化疗后的应激反应和疼痛程度，提高患者的睡眠质量，减轻因疼痛引起的吞咽困难和进食不适，从而进一步提升患者的生活质量。

八、病例点评

中国在全球范围内食管癌的发病率和死亡率均居高位，其发病与多种因素相关，包括不良饮食习惯（如偏爱高温食物和饮料）、吸烟和酗酒、口腔卫生状况不佳等，而在西方国家，食管癌的发病则主要与胃 - 食管反流和肥胖相关。食管癌的典型临床表现包括吞咽困难、食物反流、吞咽时疼痛等。近年来，随着国内外社会经济及生活水平的提高和卫生条件的改善，食管癌的发病率呈现下降趋势。同时，医学领域的持续进步也使得许多食管癌患者的生活质量和预期寿命得到显著提升。虽然在食管癌的流行病学研究、预防、早期诊断和综合治疗等方面已取得显著成就，但食管癌患者的临床康复工作仍面临诸多挑战。

（病例提供：朱思忆　四川大学华西医院）

（病例点评：何红晨　四川大学华西医院）

参考文献

[1]Chen J，Liu S，Pan J，et al.The pattern and prevalence of lymphatic spread in thoracic oesophageal squamous cell carcinoma[J].European journal of cardio - thoracic surgery，2009，36（3）：480 - 486.

[2]Lin SH，Wang L，Myles B，et al.Propensity score - based comparison of long -

term outcomes with 3 - dimensional conformal radiotherapy vs intensity - modulated radiotherapy for esophageal cancer[J]. International Journal of Radiation Oncology Biology Physics, 2012, 84 (5): 1078 - 1085.

[3] Van Hagen P, Hulshof M, Van Lanschot J, et al. Preoperative chemoradiotherapy for esophageal or junctional cancer[J]. New England Journal of Medicine, 2012, 366 (22): 2074 - 2084.

[4] Zeng H, Zheng R, Zhang S, et al. Analysis and prediction of esophageal cancer incidence trend in China[J]. Zhonghua yu fang yi xue za zhi, 2012, 46 (7): 593 - 597.

[5] 屠霖, 赵恩昊. 美国国立综合癌症网络食管与食管胃结合部癌临床实践指南（2022. V1 - V4）更新解读 [J]. 临床外科杂志, 2023, 31 (1): 18 - 20.

[6] 李国仁, 戴建华. 我国食管癌治疗理念与模式的沿革和进展 [J]. 中华胸部外科电子杂志, 2023, 10 (2): 117 - 125.

病例4 下颌下腺癌放疗致颈椎活动功能障碍合并吞咽障碍的康复治疗

一、患者情况介绍

患者1年半前诊断为"下颌下腺癌",先后多次行局部放射治疗后逐渐出现吞咽困难,近2周感饮水呛咳较前加重,为求康复治疗入院。患者神志清楚,颈椎活动受限,声音嘶哑,构音障碍,双侧咽反射消失。行吞咽功能筛查提示吞咽功能障碍。通过药物对患者进行为期14天的康复治疗(康复宣教、颈部活动度训练、吞咽功能训练),患者可进食小笼包、浸汤汁的馒头;洼田饮水试验达到2级,吞咽造影提示食团经过食管上括约肌较前顺利,无隐性误吸。

二、病例分析目标

1. 了解下颌下腺癌放疗后常见康复问题,如颈部皮肤纤维化、颈椎活动受限、吞咽障碍、唾液分泌障碍。

2. 了解下颌下腺肿瘤放疗所致功能障碍的综合康复治疗方法。

3. 了解吞咽困难的多维度评估手段。

三、康复概述

1. 一般康复治疗计划的目标 患者吞咽呛咳症状改善、营养状态改善。

2. 康复治疗干预 颈椎活动度改善、下颌关节松动、咽部肌群训练、食管上括约肌松弛训练。

3. 康复治疗注意事项 综合多维度康复治疗、心理情绪疏导。

4. 影响康复治疗的因素 放疗计量对皮肤组织及头面部器官的损伤程度。

四、疾病介绍

头颈部恶性肿瘤(head and neck cancer,HNC)是我国高发恶性肿瘤之一,临床上以喉癌、鼻咽癌多见。放射治疗在HNC治疗中起着重要作用,大约80%的HNC患者接受过放射治疗,但放疗后出现的并发症不容忽视,吞咽困难是HNC放疗后常见的并发症,30%~80%的HNC患者放疗后可出现不同程度的吞咽困难。由于大部分HNC对放疗有较高的敏感性,因此目前放射治疗是HNC的首选治疗方案。射线可造成肿瘤细胞DNA损伤,干扰细胞的分裂和增长,诱发肿瘤细胞死亡,但射线同样会造成周围正常组织、肌肉、细胞、腺体等不同程度的损伤，造成神经损伤、肌肉纤维化、唾液腺分泌下降等，最终引起吞咽困难。HNC 患者放疗后出现吞咽困难的机制尚未完全阐明，常见因素包括放射性口腔干燥症、张口受限、颅神经损伤及肌肉组织纤维化等。吞咽困难是 HNC 患者放疗后的常见并发症，吞咽困难可导致患者出现焦虑和抑郁情绪，也会导致患者饮食结构出现改变，甚至拒绝饮食，从而出现营养不良、低蛋白血症、体重下降等症状，严重影响患者的生活质量。此外，吞咽困难也可能导致吸入性肺炎甚至窒息，危及患者生命。

五、检查、评估和诊断

现病史：患者 1 年半前因发现左侧颈部肿块行穿刺活检病理检查，确诊"左下颌下腺鳞癌"，行左颈部放疗共 30 疗程，期间出现经照射皮肤破溃，穿刺处有白色豆腐渣样渗出物流出，并感吞咽困难，固体食物难以咽下，伴饮水呛咳、声音嘶哑，无恶心、呕吐，无呼吸困难等，因难以进食，予患者肠外营养治疗 2 周余，放疗结束后，皮肤破溃逐渐瘢痕愈合，吞咽困难有所好转，可进食流食，饮水仍偶有呛咳，仍不能进食固体食物。近 2 周，患者感饮水呛咳较前加重，呛咳频率较前增加。现患者每日进食 3 次，每次进食流食 400～500 mL，日常生活活动大部分可自理，今为进一步康复治疗收入院。

既往史：发现前列腺增生 2 年，行膀胱镜前列腺剜除术，目前小便自排无异常。发现左甲状腺肿物 1 年，未特殊治疗。

体格检查：面部痛、触觉对称正常，双侧咬肌、颞肌对称有力，张口下颌无偏斜，下颌反射正常。双侧额纹对称，闭目有力，左鼻唇沟变浅，示齿口角无偏斜，双侧鼓腮有力。饮水偶有呛咳，洼田饮水试验 3 级，声音嘶哑，舌后 1/3 味觉正常，悬雍垂居中，双侧软腭上抬有力对称，咽、腭反射灵敏。颈椎活动受限，旋转 0°～45°，前屈 0°～60°，后伸 0°～40°。四肢肌力、关节活动度大致正常。双侧肱二、三头肌反射，桡骨膜反射，膝腱反射，跟腱反射对称存在，四肢深、浅感觉正常。双侧指鼻试验、轮替试验（－），双侧跟膝胫试验（－），闭目难立征（－）。

诊断：①下颌下腺恶性肿瘤放疗后康复：吞咽障碍，日常生活活动能力受限，社会参与能力下降；②颈部瘢痕；③左甲状腺肿物；④前列腺增生术后。

康复治疗评估：

（1）吞咽功能筛查：洼田饮水试验 3 级，吞咽筛查量表（EAT－10）20 分，NRS－2002 营养风险评估 3 分。

（2）口颜面功能：口腔内部：完整、干燥；下颌运动：张口幅度 1.5 cm；舌功能：萎缩、震颤，各方向活动均受限。

（3）喉功能：最长发音时间：4 秒，音质：声音嘶哑、漏气，自主咳嗽能力差，自主清嗓能力差。

（4）呼吸功能：呼吸方式：胸式呼吸，呼吸次数为 20 次 / 分，最长呼气时间为 3 秒。

（5）关节活动：颈部各方向活动度受限。

（6）反射：咽反射、咳嗽反射、呕吐反射减弱。

（7）吞咽造影：隐性误吸，咳嗽反射消失，舌运动受限，运送能力欠佳，吞咽启动明显延迟，梨状窦大量残留，多次吞咽无法清除，并有反流，环咽肌完全不开放。

（8）纤维频闪喉镜检查：喉咽腔明显肿胀，以左侧披裂及梨状窝为著。鼻腔黏膜苍白、肿胀。

（9）食管括约肌压力测定：远端收缩积分比（DCI-R）在多口快速吞咽过程中降低。液体食团传输异常。食管上括约肌静息压正常，松弛时间缩短。

六、治疗计划

（一）治疗目标

1. 根据患者目前康复评定结果，制订 2 周内实现的短期治疗目标　①改善上食管括约肌舒张功能；②改善颈部皮肤弹性，提高颈椎各项活动度；③改善患者营养状况。

2. 6 周内达到的远期治疗目标　①可小口进食软糯固体食物、可正常饮水；②日常生活完全自理，回归家庭。

（二）治疗方法

1. 康复宣教　包括心理护理、口腔护理、放疗局部皮肤护理、饮食指导，观察饮食有无呛咳或进食梗阻，进行预防误吸和吸入性肺炎知识宣教。

2. 颈椎活动度训练　用手协助患者做低头、后仰、左屈、右屈、左旋及右旋和提肩、沉肩运动，动作应缓慢进行，每天重复 20～30 次。

3. 下颌关节训练　指导患者尽量张口与闭合，上、下牙关有节奏的叩击，刺激唾液腺分泌；指导患者嘴巴微张，下颌向前、后、左、右运动至极限位置，再缓慢恢复至原位。2 次 / 日，20 分 / 次。

4. 吞咽功能训练

（1）口腔周围肌肉活动训练：①咀嚼肌运动：张口、闭合、上下牙齿互叩及咀嚼运动咬肌；咬肌紧张给予冷刺激按摩，嘱患者咬紧白齿或咬木质压舌板；②口唇运动训练：嘱患者张口发 "a" "si" "wu" 音或嘱患者缩唇吹口哨、缩腮与吹气交替锻炼口唇肌肉。

（2）舌部运动：将舌部向上、下、左、右、前、后各方向做水平、后缩、侧方、抬高和弹响舌等主动运动。

（3）空吞咽动作训练：交替在抬头和低头时做空吞咽动作，出现呛咳停止练习。以上每项运动每天训练 3 次，每次 10 ～ 15 次。

（4）饮食指导训练：患者取坐位；食物种类从糊状食物、糜烂食物、剁碎食物、软食和固体食物渐过渡；量从少到多，从 3 ～ 4 mL 渐增加至 10 ～ 15 mL；速度缓慢并确认食物完全咽下再给予第二口食物，嘱患者进食过程精神要集中，避免打扰患者分散其注意力；进食结束给予温开水漱口，保持口腔清洁。

（5）球囊扩张技术：选择 14 F 乳胶球囊导尿管。按插鼻饲管操作常规将备用的 14 F 导尿管经鼻孔插入食管中，确定进入食管并完全穿过环咽肌后将导尿管原位保持。将抽满 10 mL 水的注射器与导管相连接向导管内注水 6 mL，使球囊扩张。后将导尿管缓慢向外拉出，标记参考点。通过治疗师牵拉导管时的拉力判断球囊通过环咽肌或狭窄处的阻力，确定注水基值（1.5 mL）。尽量控制球囊置于食管狭窄处并持续保持 1 ～ 2 分钟，重复操作 4 ～ 5 遍，自下而上的缓慢移动球囊，充分牵拉环咽肌，降低肌张力。

（三）再评估

1. 吞咽功能筛查　洼田饮水试验 2 级，EAT - 10：12 分，NRS - 2002 营养风险评估 2 分。

2. 口颜面功能　下颌运动：张口幅度 3 cm；舌功能：无明显萎缩、震颤，舌体前伸轻度受限。

3. 喉功能　最长发音时间：5 秒，音质：声音仍有嘶哑，自主咳嗽能力可，自主清嗓能力改善。

4. 呼吸功能　呼吸方式：胸式呼吸，呼吸次数为 18 ～ 20 次 / 分，最长呼气时间为 5 秒。

5. 关节活动　颈椎活动度改善：旋转 0° ～ 60°，前屈 0° ～ 70°，后伸 0° ～ 45°。

6. 反射　咽反射、咳嗽反射、呕吐反射消失。

7. 吞咽造影　隐性误吸减少，梨状窦残留减少。

8. 纤维频闪喉镜检查　喉咽腔肿胀改善。

9. 食管括约肌压力测定　食管上括约肌松弛时间较前延长。

七、病例讨论

头颈部放疗起初造成放疗区域如颈部的皮肤疼痛，接着引起肌腱收缩，最后导致关节纤维化引起活动受限。康复治疗的主要手段是皮肤的精心护理、软组织活化和运动训练等。使用己酮可可碱有助于改善软组织的微循环，从而保护软组织和帮助活动。放射性皮肤损伤的患者应使用温水和少量肥皂轻微洗拭受损伤的皮肤，应避免日光照射，避免用力摩擦（如使用背带、皮带、穿着高领衣物）或化学刺激等。轻度皮肤损伤的患者，可使用婴儿油或无酒精局部制剂改善皮肤代谢，重度损伤的患者可能需要局部使用糖皮质激素或特定创伤制剂。在放疗持续期间，需向患者反复强调皮肤护理。

此外，部分头颈部手术破坏咽部结构及放疗导致咽部纤维化，都可引起吞咽困难。手术所致的吞咽困难可能是终生的，需要长期胃肠营养。全喉切除术后患者不会出现误吸，是由于手术使气道和食管完全分开。然而，行半喉切除或喉上神经损伤后则可能出现误吸，尽管85%的声门上喉切除患者仍保留正常吞咽功能，许多患者术后仍会出现短暂的吞咽困难。对上部和中咽缩肌的放疗可以导致咽部和喉部异常抬升，而失去对气道的保护作用。通过吞钡检测可以发现吞咽功能紊乱及误吸。吞咽困难的主要治疗手段是气道保护措施，例如，吞咽时屏住呼吸、收紧下颌和食物处理等。放疗也可影响吞咽的食管功能。放疗引起食管纤维化，导致食管缩窄，从而引起吞咽困难。其治疗措施主要是食管的机械扩张。对于重度吞咽障碍患者，治疗目标在于找出可逆转的负面因素，如咽喉痛造成吞咽困难、忧郁症状造成食欲不佳、不当的饮食调制技巧、不佳的喂食技巧、错误的吞咽代偿方式、肌力不足但仍有机会强化的相关吞咽肌肉等。若这些负面因素都已排除，并且经过适当的训练吞咽能力依然不佳的，应考虑长期性管饲饮食。虽然一般认为胃造瘘在长期使用过程中优于鼻胃管，但胃造瘘也有其相关并发症，如造口附近的伤口感染率5%～10%，灌食渗液约10%，肠胃不适约10%，其他还有出血、胃管移位、胃管堵塞、胃穿孔、疼痛等，整体而言有20%～39%的并发症发生率。

此外头颈部肿瘤患者还存在言语功能障碍，包括构音障碍、发音障碍和失声。基本治疗原则是良好的眼神交流及口腔练习。构音障碍的病因主要是由于手术切除或放疗纤维化引起舌功能障碍所致。主要的治疗手段是尽早开始舌部运动或使用假体装置。发音障碍与声带功能障碍有关，主要与放疗、肿瘤侵犯、手术或神经损伤累及声带有关，治疗方法主要是通过言语治疗师的训练。

八、病例点评

头颈部放疗后所致吞咽功能障碍是肿瘤康复治疗中常见的病例，有研究认为放射治疗前即开始吞咽功能训练可改善患者放疗后吞咽困难状况，但观点不一，患者接受放疗后，经口摄食能力下降，吞咽功能训练可有效改善头颈部肿瘤放疗后吞咽困难患者经口摄食能力。

在本例的康复治疗过程中，可发现患者进行综合吞咽功能训练可减少头颈部肿瘤放疗后肌肉组织纤维化程度，提高参与吞咽的肌肉活动能力，同时也可加强非纤维化肌肉组织的活动能力，同时可明显改善患者相关生活质量。

（病例提供：冯雨桐　北京清华长庚医院）

（病例点评：潘　钰　北京清华长庚医院）

参考文献

[1]Jiang L, Huang CH, Gan YX, et al. Radiation-induced late dysphagia after intensity-modulated radiotherapy in nasopharyngeal carcinoma patients: a dose-volume effect analysis[J].Sci Rep, 2018, 8 (1): 16396.

[2]Li HH, Li LT, Huang XL, et al. Radiotherapy-induced dysphagia and its impact on quality of life in patients with nasopharyngeal carcinoma[J].Strahlenther Onkol, 2019, 195 (6): 457-467.

[3]Borras JM, Barton M, Grau C, et al. The impact of cancer incidence and stage on optimal utilization of radiotherapy: methodology of a population based analysis by the ESTRO-HERO project[J].Radiother Oncol, 2015, 116 (1): 45-50.

[4]King SN, Dunlap NE, Tennant PA, et al. Pathophysiology of radiation-induced dysphagia in head and neck cancer[J].Dysphagia, 2016, 31 (3): 339-351.

[5]Caudell JJ, Schaner PE, Meredith RF, et al.Factors associated with long-term dysphagia after definitive radiotherapy for locally advanced head-and-neck cancer[J].Int J Radiat Oncol Biol Phys, 2009, 73 (2): 410-415.

[6]Eslick GD, Talley NJ.Dysphagia: epidemiology, risk factors and impact on quality of life-a population-based study[J].Aliment Pharmacol Ther, 2008, 27 (10): 971-979.

[7]Chu CN, Muo CH, Chen SW, et al.Incidence of pneumonia and risk factors among

patients with head and neck cancer undergoing radiotherapy[J].BMC Cancer, 2013, 13：370.

[8]Kawai S, Yokota T, Onozawa Y, et al.Risk factors for aspiration pneumonia after definitive chemoradiotherapy or bio‐radiotherapy for locally advanced head and neck cancer：a monocentric case control study[J].BMC Cancer, 2017, 17 (1)：59.

[9]Madan R, Kairo AK, Sharma A, et al.Aspiration pneumonia related deaths in head and neck cancer patients：a retrospective analysis of risk factors from a tertiary care centre in North India[J].J Laryngol Otol, 2015, 129 (7)：710-714.

[10]Nguyen NP, Moltz CC, Frank C, et al.Evolution of chronic dysphagia following treatment for head and neck cancer[J].Oral Oncol, 2006, 42 (4)：374-380.

[11]Tuan JK, Ha TC, Ong WS, et al.Late toxicities after conventional radiation therapy alone for nasopharyngeal carcinoma[J].Radiother Oncol, 2012, 104 (3)：305-311.

[12]Schindler A, Denaro N, Russi EG, et al.Dysphagia in head and neck cancer patients treated with radiotherapy and systemic therapies：Literature review and consensus[J].Crit Rev Oncol Hematol, 2015, 96 (2)：372-384.

病例 5　颈髓弥漫性中线胶质瘤伴 H3K27M 突变的康复治疗

一、患者情况介绍

患者男性，22 岁，发现颈髓内占位 1 年，行 "$C_1 \sim T_1$ 显微镜下髓内及硬脊膜下肿物切除术"，术后病理回报 "弥漫中线胶质瘤，H3K27M 突变型，WHO Ⅳ级"，术后行放疗、靶向和免疫等治疗，双上肢无力较前改善，但四肢仍不能抬离床面。查体提示双侧最低正常感觉平面 L/R：C_3/C_3；徒手肌力检查：肱二头肌 L/R：Ⅱ级／Ⅰ级；余关键肌肌力 0 级，坐位平衡 0 级。予患者开展运动训练、呼吸训练、心理治疗等康复治疗后坐位平衡改善至Ⅰ级，双侧肱二头肌肌力Ⅱ级。

二、病例分析目标

1. 了解颈髓恶性肿瘤术后患者的特殊康复问题。
2. 了解颈髓恶性肿瘤术后患者康复治疗原则及康复训练模式。

三、康复概述

1. 一般康复治疗计划的目标　患者坐位平衡及残余肌力改善。
2. 康复治疗干预　神经病理性疼痛治疗、体位摆放、关节活动度维持及肌肉牵伸训练、残余肌力训练、呼吸训练、站立训练、翻身及坐起训练等。
3. 康复治疗注意事项　心理治疗、耐力训练。
4. 影响康复治疗的因素　康复治疗期间的原发病治疗，如放射治疗。

四、疾病介绍

脊髓弥漫性中线胶质瘤伴 H3K27M 突变（H3K27 mmutant diffuse midline glioma，HM‐DMG）是一种罕见的脊柱恶性肿瘤，预后极差。弥漫性中线胶质瘤伴 H3K27M 突变型是 2016 版 WHO 中枢神经系统肿瘤分类中提出的一种新的胶质瘤亚型。2021 版 WHO 中枢神经系统肿瘤分类中，将其分类名称修订为弥漫性中线胶质瘤伴 H3K27M 突变。既往研究表明，伴 H3K27M 突变的弥漫性中线胶质瘤发病部位绝大多数集中在丘脑、脑桥或脊髓等中线结构，少数可发生于第三脑室、下丘脑、松果体区和小脑。患者多为儿童，少见于成人，而成人肿瘤往往发生于脊髓，既往国内报道病例多位于胸腰段，患者多为成年人，未见明显性别差异。不同部位的肿瘤常有不同的临床症状：幕下病变多表现为肢体运动、感觉障碍、脑神经病变、共济失调等；幕上病变常表现为颅内压增高、偏瘫、视物模糊等。该肿瘤的诊断有赖于病理学检查是否存在 H3K27 的突变，而弥漫性中线胶质瘤伴 H3K27M 突变较特异性为 H3K27M 的三甲基化减少。与其他高级别胶质瘤一样，在条件允许的情况下最大限度地安全切除肿瘤，是 HM - DMG 有效的治疗方法。但在某些中线位置，在考虑安全的情况下，会选择部分切除术。除婴儿外，术后实施标准剂量辅助放疗（约 57 Gy）。但目前，化疗对 HM - DMG 预后的影响尚不清楚。HM - DMG 对替莫唑胺并不敏感。该病通常预后差，尤其是儿童人群，HM - DMG 的中位生存期仅为 1.04 年，而颈髓肿瘤患者的预后明显较胸脊髓肿瘤患者差。近年来，针对其特定生物学标志物的靶向治疗受到越来越多的关注和研究，其基本原理是针对 H3K27M 突变导致的整体甲基化水平改变，部分靶向治疗药物已被用于临床试验。

五、检查、评估和诊断

现病史：患者 22 岁男性，1 年半前无明显诱因突发左手无力，随后出现左下肢无力，伴左颈肩部疼痛，当地医院 MRI 检查提示"脊髓病变"，性质不明，按"脊髓炎"对症处理后病情稍缓解。1 年前病情进一步加重，出现双下肢无力，不能行走。9 个月前出现双上肢无力，后四肢无力逐渐加重，伴四肢麻木，偶有胸腹束带感和呼吸困难。5 个月余前至我院神经外科就诊。4 个月余前行"$C_1 \sim T_1$ 显微镜下髓内及硬脊膜下肿物切除术"，术后病理回报"弥漫中线胶质瘤，H3K27M 突变型，WHO Ⅳ级"，术后患者四肢无力较前加重，予患者脱水减轻脊髓水肿、营养神经、止痛、放疗、靶向和免疫等治疗，双上肢无力较前改善，但四肢仍不能抬离床面，进食、穿衣、转移、如厕、沐浴等日常生活动作完全依赖。现为求进一步治疗，门诊以"脊髓损伤"为诊断收住入院。患者自发病以来，无发热等不适。现神志清、精神弱，食欲缺乏，睡眠可，小便留置尿管导尿，大便可自解，便秘。体重无明显变化。

既往史：既往体健。

体格检查：脊柱外观正常、生理曲度存在，四肢外观无畸形、肿胀。最低正常感觉平面 L/R：C_3/C_3。神经痛：双上肢麻痛，视觉模拟评分（visual analogue scale，VAS）3 ～ 4 分。徒手肌力检查：肱二头肌：L/R：Ⅱ级 / Ⅰ级；桡侧腕伸长短肌：L/R：0 级 /0 级；肱三头肌：L/R：0 级 /0 级；中指指屈深肌：L/R：0 级 /0 级；小指外展肌：L/R：0 级 /0 级；髂腰肌：L/R：0 级 /0 级；股四头肌：L/R：0 级 /0 级；胫前肌：L/R：0 级 /0 级；踇长伸肌：L/R：0 级 /0 级；腓肠肌：L/R：0 级 /0 级。肛门周围感觉减退，肛门深压觉正常，肛门无自主收缩。双下肢伸肌肌张力 Ashworth Ⅱ 级。坐位平衡 0 级，站位平衡 0 级。腹壁反射（+），双侧膝反射、跟腱反射（+），鞍区感觉、深压觉存在，球 - 海绵体反射（+），双侧 Babinski 征（+）。ADL 评分 0 分。

辅助检查：①病理：（脊髓占位）胶质细胞肿瘤，肿瘤细胞弥漫排列，中度异型，核分裂象易见，可见微血管增生。免疫组化：GFAP（+）、Vimentin（+）、IDH1（-）、ATRX（+）、H3K27M（+）、H3K27Me3（-）、P16（+）、P53（+）、S100（+）、Olig - 2（+）、NF（-）、Syn（+）、EMA（-）、EGFR（+）、Ki - 67（70% +）。综上：弥漫中线胶质瘤，H3K27M 突变型，WHO Ⅳ 级；②颈椎增强 MRI：颈髓内占位性改变（病例 5 图 1）。

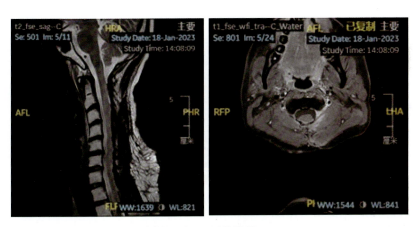

病例 5 图 1　颈椎增强 MRI

诊断：① C_2 脊髓损伤康复（AIS B 级，肿瘤性）：四肢运动功能障碍，四肢感觉功能障碍；②双下肢痉挛；③病理性神经痛：日常生活活动能力下降，社会参与能力受限。弥漫性中线胶质瘤（$C_1 \sim T_1$）术后。

主要功能障碍：四肢感觉减退，四肢肌力减退，呼吸功能障碍，双下肢痉挛，神经源性膀胱，神经源性直肠，日常生活活动受限（床上无法完成翻身、起坐，无法独站、独行，无法转移、如厕等）。

六、治疗计划

（一）治疗目标

1. 根据患者目前康复评定结果，制订 2 周内实现的短期治疗目标　①建立腹式呼吸；②少量辅助下完成床上翻身、床上起坐；③坐位平衡达到 Ⅰ 级。

2. 在 6 周内达到的远期康复目标　包括：①轮椅上活动；②日常生活小部分自理。

（二）治疗方法

1. 心理治疗　患者性格内向，对自身病情并不完全知情，由母亲照护，康复治疗配合度差，入院后进行简单病情告知和注意事项的康复宣教，医师、治疗师一起带领患者熟悉治疗环境，克服其心理恐惧。在家属支持配合下，鼓励患者与医护人员多交流，参与病房中组织的患者集体康复科普活动。

2. 神经病理性疼痛治疗　患者诉胸部束带感，双上肢麻木、疼痛逐渐加重，VAS 评分 3～5 分，偶影响睡眠，考虑为损伤平面异常感觉及病理性神经疼痛，予加巴喷丁胶囊 0.3 g、1 次 /8 小时口服。

3. 体位摆放　予气垫床应用，护士辅助家属每 2 小时进行翻身、拍背，仰卧及双侧卧位变换，预防压疮及坠积性肺炎。仰卧位时双侧髋关节外侧用楔形垫防止髋关节外旋，双踝足予穿戴踝关节支具预防跟腱短缩。

4. 关节活动度维持及肌肉牵伸训练　入院次日，由康复治疗师到床边进行四肢各关节全关节活动度被动训练，1 次 / 日。在双下肢主被动训练系统（MOTOmed - Letto2）辅助下进行关节活动度训练，主被动模式相结合，15 分 / 次，2 次 / 日。指导家属对患者在其他时间进行四肢关节被动训练，并强调被动关节活动时，动作应轻柔、缓慢，保证在各关节生理活动范围内进行，避免软组织拉伤及异位骨化。给予双下肢肌群牵伸训练，2 次 / 日，每次 10 分钟。

5. 残余肌力训练　应用神经肌肉电刺激仪对竖脊肌、双上肢三角肌、肱二头肌、肱三头肌、腕伸肌、双下肢胫骨前肌进行骨骼肌锻炼刺激模式，每次 10 分钟，频率 20 Hz，强度 5 mA，1 次 / 日。对患者进行肌力训练，重点训练双上肢屈 / 伸肘肌群、双肩关节周围肌群及斜方肌肌力训练，每次 20 分钟，2 次 / 日。

6. 呼吸训练

（1）腹式联合缩唇呼吸训练：患者取半卧位或坐位，全身放松、经鼻深吸气至不能再吸气时经嘴缓慢呼出，吸气时腹部尽量鼓起，膈肌收缩、胸廓下移，呼气时腹部凹陷、胸廓上移。

（2）渐进抗阻吸气肌训练：使用呼吸训练仪，将咬嘴放入口中，采用快吸慢呼、尽力吸气的呼吸模式，一次吸气持续 2～3 秒，平静呼出 3～4 秒。两种呼吸训练均 20 分 / 次，1 次 / 日。

7. 耐力训练　以辅助下站立训练为主，在电动起立床辅助下进行站立训练，起始角度 35°，以无头晕、心悸、胸闷等不适症状为度，并严密监测血压，每日增加角度 2°，20 分 / 次，2 次 / 日。

8. 翻身及坐起训练　①翻身训练：予辅助轴向翻身，双肩关节周肌力增强后，一人辅助屈曲一侧下肢及翻转骨盆，进行辅助下翻身训练；②坐起训练：仰卧位坐起训练，予斜垫辅助从半卧位开始，辅助双侧肱三头肌发力完成卧坐转移。

9. 膀胱功能训练　患者留置导尿，予定时开放导尿管，从 2 小时 1 次，逐渐延长至 4 小时开放 1 次，以每次能放尿 400 ～ 500 mL 为宜。注意尿意的预兆或信号，并指导患者有意识做排尿动作，训练逼尿肌收缩。

（三）再评估

最低正常感觉平面 L/R：C_3/C_3。

神经痛：双上肢麻痛，VAS 评分 1 ～ 2 分。

徒手肌力检查：肱二头肌：L/R：Ⅱ级 / Ⅱ级；桡侧腕伸长短肌：L/R：0 级 /0 级；肱三头肌：L/R：Ⅰ级 / Ⅰ级；中指指屈深肌：L/R：0 级 /0 级；小指外展肌：L/R：0 级 /0 级；髂腰肌：L/R：0 级 /0 级；股四头肌：L/R：0 级 /0 级；胫前肌：L/R：0 级 /0 级；踇长伸肌：L/R：0 级 /0 级；腓肠肌：L/R：0 级 /0 级。

肛门周围感觉减退，肛门深压觉正常，肛门无自主收缩。

双下肢伸肌肌张力 Ashworth Ⅰ$^+$级。

坐位平衡Ⅰ级，站位平衡 0 级。

ADL 评分 5 分。

七、病例讨论

手术切除肿瘤是当今治疗脊髓弥漫性中线胶质瘤伴 H3K27M 突变的方法之一，以期在尽量不加重术前神经功能损伤的前提下争取手术全切除，解除脊髓受压和改善脊髓功能，获得良好的神经功能改善。该患者因椎管内肿瘤导致 C_3 脊髓损伤，损伤位置较高，极易引起患者四肢瘫痪、呼吸肌麻痹，甚至死亡。虽然手术治疗能有效遏制疾病的进一步发展，但术前美国脊髓损伤协会（American Spinal Injury Association，ASIA）分级 C 级及以下、肿瘤较长、髓内肿瘤、术后出现并发症等因素可能提示术后早期神经功能恢复较差。

脊髓恶性肿瘤患者，尤其接受肿瘤相关治疗，如放化疗的患者，常常疾病进程中都会出现肿瘤相关性乏力。肿瘤相关性乏力发生率高，对患者生活质量及功能影响大，也会造成沉重的护理负担，所以对其评估和治疗几乎是每个肿瘤患者康复治疗的中心目标。发现肿瘤相关性乏力的原因并对其自然发展过程和治疗进行教育，有利于早期干预，并减轻乏力程度。乏力治疗的一般策略主要在于通过逆转一些可逆性诱因，最大限度减轻肿瘤相关性乏力的影响和严重程度。心肺功能障碍患者，适用保留身体能量的疗法，对缓解肿瘤相关性乏力有效。有效的干预方法包括耐力训练、心理干预、营养、良好的睡眠支持治疗。

对于伴有恶病质发展倾向的患者，康复训练应注重于能量的储备，而不是恢复功能的力量性训练。

对各种问题导致需要康复训练的患者来说，主动参与康复训练是预后良好的必要条件和保证，但该患者为青年男性，由于残余功能较差，尚处于心理懊悔和对抗期，早期无法主动参与运动治疗。针对该康复问题，予其进行心理辅导，并积极稳定家属情绪，保证对患者的生活护理适当并可给予患者极大的心理支持，积极的心理干预也对患者预防并发症及功能改善至关重要。该患者在接受规范医疗康复和充分护理的基础上，没有发生肺部感染、深静脉血栓、压疮等并发症，为运动训练创造了重要条件。

脊髓恶性肿瘤患者，其预计生存期虽然较短，仍应贯彻个体化、循序渐进、主动参与及全面康复的康复治疗原则，积极对残余肌力进行力量训练，对无主动运动的肢体进行关节被动活动度维持训练，循序渐进训练患者的独立翻身、坐起、坐位平衡功能，做到全面康复，增强独立运动及日常生活自理能力，减少对他人的依赖程度。康复训练以运动疗法为主，在被动维持关节活动度的基础上，主动训练残余肌群的肌力及在肌力基础上的转移训练尤其重要。肌力训练，尤其是失神经性肌肉的肌力训练进步缓慢，且容易退步，仍应遵守被动 - 助力 - 主动 - 抗阻的原则对患者头颈部及双上肢残余肌力进行训练，患者也因此获得了部分坐位平衡及转移功能。

八、病例点评

本例患者的康复训练过程中，较为准确地进行了对于脊髓恶性肿瘤，尤其是预期生存期较短患者的康复治疗。首先是针对该类患者的康复教育，针对该类患者应增强患者战胜疾患的信心，经常鼓励患者，增强患者的自信心。此外，强化自主训练的意识也是十分重要的，在训练中采用劳逸结合的肌力训练和耐力训练，主动活动和被动活动训练，不仅对维持患者心肺功能和运动能力有重要意义，也能起到心理治疗的作用，增加患者与疾病做斗争的信心和自尊。该患者经康复治疗后坐位平衡及残余肌力有小部分的改善和进步，说明康复治疗过程是有效的，但过程较为漫长，因此针对恶性脊髓肿瘤患者，建议在原发病治疗过程中，坚持康复治疗，避免中断而引发的功能进一步减退。

（病例提供：冯雨桐　北京清华长庚医院）

（病例点评：潘　钰　北京清华长庚医院）

参考文献

[1]Louis DN, Perry A, Reifenberger G, et al.The 2016 world health organization classification of tumors of the central nervous system：a summary[J].Acta Neuropathol，2016，131（6）：803－820.

[2]Solomon DA, Wood MD, Tihan T, et al.Diffuse midline gliomas with histone H3K27M mutation：a series of 47 cases assessing the spectrum of morphologic variation and associated genetic alterations[J].Brain Pathol，2016，26（5）：569－580.

[3]Sturm D.Hotspot mutations in H3F3A and IDH1 define distinct epigenetic and biological subgroups of glioblastoma[J].Cancer Cell，2012，22（4）：425－437.

[4]Bombardier CH, Azuero CB, Fann JR, et al.Management of mental health disorders, substance use disorders, and suicide in adults with spinal cord injury[J].Spinal Cord Medicine，2021，27（2）：152－224.

[5]Loh E, Mirkowski M, Agudelo AR, et al.The CanPain SCI clinical practice guidelines for rehabilitation management of neuropathic pain after spinal cord injury：2021 update[J].Spinal Cord，2022，60（6）：548－566.

[6]AK H, Ulu MO, Sar M, et al.Adult intramedullary mature teratoma of the spinal cord：review of the literature illustrated with an unusual example[J].Acta Neurochir（Wien），2006，148（6）：663－669.

[7]Wang YB, Zhu J, Liu F, et al.Selection of spinal stability reconstruction modalities during intraspinal tumor resection：a 5－year single－center experience[J].Journal of Third Military Medical University，2014，36（6）：537－540.

[8]Chamberlain MC, Tredway TL.Adult primary intradural spinal cord tumors：a review[J].Curr Neurol Neurosci Rep，2011，11（3）：320－328.

病例 6 脊髓胶质母细胞瘤：T_{10} 脊髓完全性损伤的康复治疗

一、患者情况介绍

患者女性，66 岁，4 个月余前因反复腰背痛伴双下肢无力，于当地医院检查后诊断为"$T_{10} \sim T_{11}$ 脊髓内占位性病变"，全麻下行"$T_{10} \sim T_{11}$ 脊髓内肿瘤切除术"，术后病理报告显示"胶质母细胞瘤"。术后双下肢无自主活动，二便不自知，脐部平面以下无感知觉。曾于当地其他医院进行康复治疗，症状基本同前。今为求进一步康复治疗求诊我院，入院后发现患者下肢张力下降，肌肉稍萎缩，可用手支撑保持坐位。双上肢力量有减退，可能是因为术后日常生活完全依赖家属，患者已经能够适应保持坐位出行，但是体力不佳，只能维持 1 小时以内的外出。患者对生病后无法生活自理感到非常难过，因为家庭和睦，生病后家庭也给了充分的支持，但患者自觉自己无法自理给家人增添了麻烦，故希望能早日回家，与家人共同生活，尤其是陪伴孙子成长。家属非常关心患者疲劳的状态，也希望学习到能够帮助患者的康复方法。

二、病例分析目标

1. 了解脊髓胶质母细胞瘤术后常见的康复问题。
2. 改善多发转移患者的生活质量。
3. 如何为脊髓胶质母细胞瘤患者选择相应的评估方法。

三、康复概述

1. 一般康复治疗计划的目标 学会并发症的预防、提高坐位平衡、改善上肢力量、日常生活训练、提高耐力、提高生活参与度。

2. 康复治疗干预 宣教、核心稳定训练坐位平衡训练、任务导向平衡训练、力量训练、日常生活能力训练、小组训练。

3. 康复治疗注意事项 肿瘤术后部位的保护、感觉减退的教育。

4. 影响康复治疗的因素 肿瘤恶性程度高、易转移。

四、疾病介绍

原发性脊髓胶质母细胞瘤（spinal cord glioblastoma，GBsc）为少见肿瘤，

GBsc 好发于颈、胸髓，患者年龄多小于 30 岁，临床表现与脊髓受累区域有关，早期无特异性，可短时间内进展为神经功能缺陷。GBsc 恶性程度高，预后极差。肿瘤发生后可出现患侧肢体肌力减退、感觉丧失，导致平衡及位置感觉功能障碍，进而出现指鼻、轮替试验阳性等共济失调体征。

恶性脑及其他中枢神经系统肿瘤诊断后的 5 年相对生存率为 35.7%。最常见的恶性脑和其他中枢神经系统肿瘤组织病理学即 GBsc（占所有肿瘤的 14.2% 和所有恶性肿瘤的 50.1%）。GBsc 的发病率随着年龄的增长而增加，在 75 ～ 84 岁的人群中发病率最高。占所有胶质母细胞瘤的 1% ～ 5%、脊髓肿瘤的 15%。

MRI 检查在显示脊髓病变方面具有明显优势，是评估 GBsc 的首选影像学方法。原发性 GBsc 的 MRI 表现为髓内浸润性、膨胀性生长肿块，边界不清，呈等或稍长 T_1 稍长 T_2 信号，其内多见坏死、囊变；增强后病变明显不均匀强化，囊变无强化。术后 GBsc 肿瘤细胞可随脑脊液流动，由脊髓蛛网膜下腔播散至颅内蛛网膜下腔或脑实质而发生颅内种植转移，故有必要对脑脊液进行细胞学检查，以尽早发现转移。

关于肿瘤所致脊髓功能障碍的患者康复后生存的研究很少，文献报道转移性肿瘤患者的中位生存期为 3 ～ 30 个月，原发肿瘤患者的中位生存期为 14 个月。一项研究报告说，患者在诊断后花了超过 1/3 的生存时间在康复中。

Ruff 等人的研究中，两组患者年龄、肿瘤水平和肿瘤类型相似，但预后因素无其他比较。作者报告说，康复队列的中位生存期更长，并发症死亡更少，疼痛更少，抑郁评分更低，生活满意度更高。因肿瘤引起的脊髓功能障碍患者的功能结局，一致发现他们在入院和出院期间有显著的功能改善。此外，他们更有可能在回家后变得独立。一项后续研究发现，接受康复治疗的患者疼痛更少，抑郁更少，对生活的满意度更高，而且这些益处一直持续到患者死亡。邓悦等人研究发现，脊髓肿瘤患者术后康复锻炼让患者能感受到改善身体功能，预防术后并发症，改善疼痛与恐动症及负性情绪，体会到社会支持与鼓励以及居家延续性支持。

肿瘤的状况决定预后，决定了患者应该接受脊髓损伤的治疗还是姑息治疗。不同类型肿瘤的预后差异很大，同一类型肿瘤的预后也有很大差异。

五、检查、评估和诊断

主诉：双下肢无力 4 个月余。

现病史：患者入院前 4 个月余因反复腰背痛伴双下肢无力就诊福建省某医院，完善相关检查提示"T₁₀ ～ T₁₁ 脊髓内占位性病变"，无手术禁忌证，在全麻下行"T₁₀ ～ T₁₁ 脊髓内肿瘤切除术"，病理报告显示"胶质母细胞瘤"，术后予补液、营养神经等治疗（具体不详）。术后双下肢无自主活动，二便不自知，脐部平面以下无感知觉。曾于当地医院进行康复治疗，效果不佳，症状基本同前。今为求进一步康复治疗求诊于我院肿瘤康复科，门诊拟"脊髓内胶质母细胞瘤切除术后"收住入院。患者自发病以来精神尚可，体重改变不详。现主症：双下肢痿废无力，无自主活动，伴腹部束带感、麻刺感，脐部平面以下无感知觉，可以独坐，纳可，寐安，二便不自知，大便需开塞露辅助通便。

既往史：高血压病史 10 余年，最高达 180/100 mmHg，目前服用"美托洛尔缓释片 23.75 mg、1 次 / 日"降压，血压控制稳定。发现"乙肝病毒携带"病史 4 个月，目前无不适。否认心脏病、肾病等病史。否认疟疾、结核等传染病史，否认输血、外伤、中毒史，否认地方病、职业病病史。预防接种史不详。

体格检查：体温 36.0℃，呼吸 66 次 / 分，血压 122/74 mmHg。颅神经正常，轮椅入院，被动体位，检查合作。双上肢肌张力正常，双下肢肌张力降低。双下肢肌肉萎缩。神志清楚，发育正常，营养中等，形体适中，面色欠华，言语清晰，语声正常，气息平顺。背后可见一长约 15 cm 手术瘢痕，愈合良好。闭目难立征无法完成。双侧 T_{10} 以下感觉消失。

辅助检查：脊柱 MRI：T_{10}～T_{11} 脊髓内胶质母细胞瘤术后，考虑术区肿瘤残留，见 T_{12} 层面硬脊膜前缘播散可能。腹部彩超：①脂肪肝；②胆囊结石。

诊断：①T_{10}～T_{11} 脊髓内胶质母细胞瘤；②高血压 3 级；③乙肝病毒携带者；④脂肪肝；⑤胆囊结石；⑥低蛋白血症。

康复治疗评估：患者双下肢出现感觉与运动能力减退 4 个月，缺乏日常主动活动，对其进行压疮评估（病例 6 表 1）示皮肤无异常，嘱其继续保护皮肤。患者症状表现为脊髓损伤，物理治疗师对其进行 ASIA 脊髓损伤评估（病例 6 表 2）示脊髓损伤为 T_{10} ASIA - A。平衡能力因力量和感觉受到了影响，使用 Bobath 法评定平衡功能，长坐位平衡为 I 级，端坐位与站立平衡无法维持。在关键肌评估中发现上肢体力量有所下降。患者神经受到肿瘤的损伤，导致其需适应截瘫的生活方式，目前生活依赖他人帮助，作业治疗师使用脊髓损伤独立性量表（病例 6 表 3）评估其日常生活能力。在与患者交谈中，患者表示希望能够自理，特别是转移活动，故作业治疗师对其进行了加拿大作业表现量表（COPM）（病例 6 表 4）的评估。

病例6 脊髓胶质母细胞瘤：T_{10}脊髓完全性损伤的康复治疗

病例6 表1 压疮评估

分级	描述
1级	有不消退红斑，但皮肤完整
2级	皮肤有部分破损，累及表皮或真皮层，局部可见水疱、浅的凹陷或擦伤
3级	皮肤受损达筋膜层，并有皮下组织坏死，局部皮肤有较深的伤口
4级	皮肤全层受损深达肌层、骨骼，并有大量受累组织坏死

病例6 表2 ASIA脊髓损伤评估

神经平面	运动关键肌	左侧	右侧
C_5	屈肘肌（肱二头肌，肱肌）	5	5
C_6	伸腕肌（桡侧伸腕长肌和短肌）	4^+	5
C_7	伸肘肌（肱三头肌）	4	4
C_8	中指屈指肌（指深屈肌）	4^+	4^+
T_1	小指展肌	4^+	4^+
L_2	屈髋肌（髂腰肌）	0	0
L_3	深膝肌（股四头肌）	0	0
L_4	踝背伸肌（胫前肌）	0	0
L_5	伸趾肌（趾长伸肌）	0	0
S_1	踝跖屈肌（腓肠肌，比目鱼肌）	0	0

神经平面	感觉关键点	左侧轻触觉	左侧深压觉	右侧轻触觉	右侧深压觉
C_2	枕骨粗隆	2	2	2	2
C_3	锁骨上窝	2	2	2	2
C_4	肩锁关节顶部	2	2	2	2
C_5	肘前窝的桡侧面	2	2	2	2
C_6	拇指	2	2	2	2
C_7	中指	2	2	2	2
C_8	小指	2	2	2	2
T_1	肘前窝的尺侧面	2	2	2	2

续表

神经平面	感觉关键点	左侧 轻触觉	左侧 深压觉	右侧 轻触觉	右侧 深压觉
T_2	腋窝	2	2	2	2
T_3	第 3 肋间	2	2	2	2
T_4	第 4 肋间（乳头线）	2	2	2	2
T_5	第 5 肋间	2	2	2	2
T_6	第 6 肋间（剑突水平）	2	2	2	2
T_7	第 7 肋间	2	2	2	2
T_8	第 8 肋间	2	2	2	2
T_9	第 9 肋间	2	2	2	2
T_{10}	第 10 肋间（脐水平）	2	2	2	2
T_{11}	第 11 肋间	0	0	0	0
T_{12}	腹股沟韧带中部	0	0	0	0
L_1	T_{12} 与 L_2 之间上 1/3	0	0	0	0
L_2	大腿前中部	0	0	0	0
L_3	股骨内上髁	0	0	0	0
L_4	内踝	0	0	0	0
L_5	足背第 3 跖趾关节	0	0	0	0
S_1	足跟外侧	0	0	0	0
S_2	腘窝中点	0	0	0	0
S_3	坐骨结节	0	0	0	0
$S_{4\sim5}$	肛门周围	0	0	0	0

病例 6 表 3　脊髓损伤独立能力评估

项目	得分
自我照顾	
1. 进食（切割、打开瓶盖、倒出食物、送食物入口、握持水杯）	3 分　能够独立进食和饮水，不需要任何帮助
2. 洗澡（擦肥皂、清洗、擦干身体和头发、开关水龙头）	0 分　需要完全帮助

续表

项目	得分
3. 穿衣（衣服、鞋子、矫形器，包括穿和脱）	
A 上半身	0分　需要完全帮助
B 下半身	0分　需要完全帮助
4. 修饰（洗脸、刷牙、梳头、剃须、化妆）	3分　完全独立，不需要任何帮助或辅助器具
呼吸与括约肌控制	
5. 呼吸	10分　独立呼吸，不需要任何帮助或器具
6. 膀胱管理	0分　留置导尿
7. 直肠管理	0分　极不规律，或者便秘（少于每3天一次
8. 如厕（会阴清洁、穿脱衣裤、使用护垫或尿布）	0分　完全需要帮助
转移（房间或厕所）	
9. 床上体位转移和压疮预防	0分　所有活动都需要帮助：翻身（包括上半身和下半身）、床上（边）坐起、轮椅撑起，可用或不用辅助器具，但不能使用电动设备
10. 转移：床－轮椅转移（使用刹车、凡踏板、调整扶手、转移、抬脚）	0分　完全依赖
11. 转移：轮椅－厕所－浴盆（如使用浴凳则评估轮椅和浴凳之间的转移，如使用普通轮椅则评估刹车、脚踏板、调整扶手、转移、抬脚）	0分　完全依赖
转移（室内或室外平地）	
12. 室内转移	0分　完全依赖
13. 中等距离转移（10～100 m）	0分　完全依赖
14. 室外转移（> 100 m）	0分　完全依赖
15. 上下楼梯	0分　不能上／下台阶
16. 转移：轮椅－汽车（靠近汽车，刹住刹车，移除轮椅扶手和脚踏板，上下汽车，把轮椅拿进或移出汽车）	0分　完全依赖
17. 转移：地面－轮椅	0分　完全依赖

病例 6 表 4　加拿大作业表现量表

步骤一：确定作业表现方面的问题		步骤二：重要程度

步骤一：确定作业表现方面的问题

与顾客见面，鼓励其想象日常生活中有代表性的一天，询问关于自理、生产和休闲活动方面的问题。让顾客确定想做、需要做或期望去做的活动。然后要求他们确定哪些活动的完成情况难以令其满意，并把这些活动方面的问题记录在步骤 1A，1B 或 1C 中。

步骤二：重要程度
用评分标准，让顾客对每一个活动的重要性进行打分，分数为 1～10，并把得分填在相应步骤 1A、1B 或 1C 的空格里。

步骤 1A：自理		重要性
个人自理（例如：穿衣、洗澡、进食、个人卫生）	穿衣	10
	个人卫生	10
	如厕	9
功能性行走 （例如：转移、室内外行走）	转移	10
社区生活（例如：交通工具使用、购物、理财）	购物	5
	出行	7
步骤 1B：生产活动		
有薪水／无薪工作（例如：找工作／维持工作，义工）	\	\
家务活动 （例如：清洁、洗衣、烹饪）	整理家居	6
	洗衣	4
	烹饪	9
玩耍／上学 （例如：玩耍技巧，家庭作业）	\	\
步骤 1C：休闲活动		
静态娱乐 （例如：爱好、手工艺、阅读）	看电视	3
	打麻将	3
动态娱乐 （例如：体育活动、郊游、旅行）	散步	3
社交活动 （例如：探亲访友、电话联络、聚会、通信）	探亲访友	4

步骤三和四：评分—初次评估和再评估
让顾客确定 5 个重要的有问题的活动并记录在下面的表格中，用评分标准让顾客就每个问题对自己的表现和满意度进行打分，然后计算总分。总分的计算是把所有问题的表现分或满意度分累加然后除以问题的总数。再评估的分数以同样的方法计算，同时计算两次评估的分数差值。

续表

初次评估：

作业表现问题：	表现1	满意度1	表现2	满意度2
1. 转移	1	1		
2. 穿衣	1	1		
3. 个人卫生	1	1		
4. 如厕	1	1		
5. 烹饪	1	1		
总分＝表现或满意度总分／问题数	1	1		

六、治疗计划

（一）治疗目标

1. 4周内实现的预期目标　①指导患者及家属预防常见的并发症，并学习翻身方法；②提高坐位平衡能力至Ⅱ级；③改善上肢力量，以完成后续训练；④学习改良的日常生活活动方式；⑤提高耐力，能维持轮椅坐位40分钟。

2. 8周内达到的预期结果　①独立完成穿衣、床椅转移等日常生活；②日常生活基本自理；③完成一次下厨活动。

（二）治疗方法

1. 宣教　给予患者和家属进行预防并发症的宣教，包括压疮、尿路感染、肺部感染、关节损伤等脊髓损伤常见的并发症。并教会家属辅助患者翻身的方法，并定时为患者翻身防止压疮。物理治疗师在每日的训练中，指导患者轴向翻身。

2. 平衡训练

（1）核心稳定训练：物理治疗师训练核心稳定以提升患者长坐位和端坐位平衡。先训练长坐位，患者双腿伸直坐于治疗床上，双手抱置于腹部前方不支撑床面，进行躯干的前屈和后伸30°，各15次，完成3组。难度升级为增加活动角度，以及改为端坐位进行训练。还可以由稳定的平面逐渐进展至非稳定平面。

（2）任务导向训练：作业治疗师使用任务导向训练、日常生活训练及虚拟现实的方法改善患者活动平衡。任务导向训练为患者于端坐位，于模拟超市购取不同的食材模型。日常生活训练为长坐位或者端坐位，作业治疗师带领患者进行个人卫生、穿衣的日常生活，患者尽可能不用手支撑床面。每日1次，两个方法轮替，每次10分钟，一周进行5次。每次虚拟现实使用微软XBOX设备，患者坐于轮椅，并使用安全带保证安全，参与"水果忍者"活动。每次10～20分钟，每日1次，每周5次。

3. 上肢力量训练

（1）力量训练：物理治疗师针对肩关节和肘关节的活动，使用沙袋负重对患者进行上肢力量训练。患者卧位，沙袋的负重重量采用10 RM的75%进行，每组12个，每次3组。每日一次，每次20分钟，一周5次，进行4周。

（2）Bte等长收缩训练：使用Bte模拟伸肘支撑活动，进行等长收缩。每次15～20分钟，一周5次，进行4周。

4. 床椅转移训练及转移辅具使用 ①床边使用转移辅助架支撑身体；②支撑身体后在床边移动；③指导患者轮椅的摆放，刹车的使用，并练习拆装扶手和脚踏；④进行床椅转移训练。

由于患者上肢力量稍弱，给患者进行环境改造，配备转移板，并进行训练，以完成使用转移板的转移。一周5次，每次10分钟，进行4周。

5. 小组训练 参加作业治疗师带领的小组活动，进行各类下厨活动，如包饺子、做蛋挞等。每次30～40分钟，每周1次，进行4周。

（三）再评估

患者在8周住院治疗后出院，基本完成了所有目标。

在院期间患者通过护士的指导，保持了皮肤的完整无破损，并学会了自己翻身来做到自我减压。在学习转移的过程中，也能够达到在轮椅上撑起自己，完成使用轮椅时的减压。耐力也在训练中得到提升，完成了维持40分钟坐位的目标。

通过物理治疗师的平衡及抗阻训练，不仅坐位平衡达到了2级，也能在床椅转移时使用转移板完成转移。

在作业治疗师的指导下，患者学会了自己穿衣、体位转移等日常生活（病例6表5）。每周一次参与小组治疗后，患者参与了生病前喜欢的烹饪活动，患者表示没想到生病后还是能够完成烹饪活动，回家后就还可以给孙子做爱吃的饭菜了。再次评估COPM时，表现分和满意分都达到了6分（病例6表6）。

病例 6 表 5　脊髓独立能力再评估（部分项目）

项目	治疗前得分	治疗后得分
自我照顾		
2. 洗澡（擦肥皂、清洗、擦干身体和头发、开关水龙头）	0分 需要完全帮助	1分 需要部分帮助
3. 穿衣（衣服、鞋子、矫形器，包括穿和脱）		
A. 上半身	0分 需要完全帮助	4分 完全独立，不需要任何帮助或辅具
B. 下半身	0分 需要完全帮助	2分 借助辅助器具或在特定情况下可独立穿脱无纽扣、拉链或系带的衣物
转移（房间或厕所）		
9. 床上体位转移和压疮预防	0分 所有活动都需要帮助：翻身（包括上半身和下半身）、床上（边）坐起、轮椅撑起，可用或不用辅助器具，但不能使用电动设备	6分 可独立完成床上活动和减压活动。
10. 转移：床 - 轮椅转移（使用刹车、脚踏板、调整扶手、转移、抬脚）	0分 完全依赖	1分 需部分帮助或监护，可用或不用辅具

病例 6 表 6　加拿大作业表现再评估

作业表现问题：	表现 1	满意度 1	表现 2	满意度 2
1. 转移	1	1	7	6
2. 穿衣	1	1	6	7
3. 个人卫生	1	1	10	10
4. 如厕	1	1	2	1
5. 烹饪	1	1	5	7
总分＝表现或满意度总分 / 问题数	1	1	6	6

七、病例讨论

New PW 等人的综述总结到，许多报告将因肿瘤导致脊髓功能障碍的患者与创伤性脊髓损伤患者进行比较，发现肿瘤的住院时间较短，但是功能能力的改善相当，出院回社区的比率相似。原发性和转移性脊髓肿瘤可导致毁灭性的并发症，但及时和仔细的管理可以改善患者的功能。

本病例的患者为恶性程度最高的纤维母细胞瘤，该疾病的 5 年生存率较低。所以治疗师选择了优先恢复患者的活动能力，以及辅助患者完成其渴望的活动。很不幸的是，该病例在一年多后出现了脑转移，意识水平及功能大幅下降。但是在康复后，患者及家属表示，康复让患者完成的活动增加了其生活的丰富性，而不是只能卧床。

（一）宣教

外科手术会给患者带来创伤性，严重影响患者的机体功能，若术后护理不当，则会引发较多并发症，脊髓损伤（spinal cord injury, SCI）发生后存在疼痛、低效型呼吸形态、躯体活动障碍、排尿排便异常、有皮肤完整性受伤的危险，还有潜在的感染、自主神经调节障碍、异位骨化、呼吸困难等并发症。为患者提供心理干预、体位护理、泌尿系统及皮肤的管理、术后康复训练等方法进行干预，进而促进术后康复是非常重要的。

（二）平衡功能训练

截瘫患者最基本的活动之一包括坐位控制，这可以调节他们日常生活和与环境互动的独立程度。证据表明，脊髓损伤患者的坐位平衡能力明显下降。脊髓损伤患者负责姿势控制的初级肌肉功能损伤导致对坐姿平衡的控制减弱。

核心稳定训练：宋希猛等人的研究证明患者腰背屈伸肌表面肌电（sEMG）与坐位平衡有显著相关性，腰背屈伸肌表面肌电对称指数越大则坐位平衡参数越低。临床可通过调节竖脊肌与腹直肌的灵活性，来恢复患者的平衡功能。

虚拟现实：一项荟萃分析发现，VR 疗法在改善脊髓损伤患者的坐姿平衡方面优于传统物理疗法。游戏是一种互动式的康复模式，可以帮助脊髓损伤患者保持坐姿平衡，它可以为有平衡功能障碍的人提供一个比真实环境更坚固的模拟现实世界，让他们对平衡感和协调性进行一定的重新学习。

任务导向训练：任务导向性训练是在 Carrh 和 Shpherd 提出的在运动再学习理论的基础上以作业或任务为导向，强调动态系统模式和患者积极参与，提高患者主观能动性的一种训练模式。通过任务导向性训练，可提高患者的动机训练及主动参与能力。增强训练依从性，从而加快康复进程，缩短住院周期，提高患者满意度及提高日常生活能力改善生活质量。李翠玲的对照实验验证了任务导向性训练有助于提高坐位平衡。

（三）轮椅转移训练

体位转移是指人体从一种姿势转移到另一种姿势的过程。多数的脊髓损伤患者在发病早期长时间卧床，活动受限。为了预防长时间卧床导致的褥疮、肌肉萎缩等一系列问题，患者应尽早参与到日常生活活动的训练中来，而体位转移技术正是日常生活活动能力训练中的一项重要内容。

（四）小组训练

小组治疗一直是作业治疗介入的关键组成部分，是指一个自然的环境中，通过分享相关知识和经验来加强技能的学习。研究表明小组治疗对于中枢神经系统疾病患者的动机有着积极影响，从而影响日常生活独立性。Marumoto K等人将27名帕金森患者分为个体训练组和小组治疗组，进行为期8周的训练，结果显示小组治疗对帕金森患者群体康复会增加其动机，从而促进个体康复对ADL的积极作用。对于以治疗性作业活动为基础的小组，提供患者目标、治疗活动和现实生活之间的明确联系对于改善结果很重要。

中国残疾人康复协会脊髓损伤康复专业委员会2022年发布的指南，以GRADE系统为指导，对相关临床研究进行汇总分析并确定证据质量分级与推荐强度分级。GRADE系统将评估证据质量的过程与给出推荐意见的过程分开，影响推荐强度的因素除了证据质量外，还应该考虑资源利用、利弊平衡和家庭条件等。 GRADE系统将证据质量分为高级（A）、中级（B）、低级（C）和极低级（D）四级，将推荐强度分为强（1）和弱（2）两级，推荐方向为支持或反对。

推荐意见：定时翻身（≤2h）。

推荐强度：强推荐证据质量：中级（B）。

说明：除了定时翻身防止压疮外，还要在体位转移时防止皮肤与床面摩擦损伤。

推荐意见：围术期术后体位摆放宣教。

推荐强度：强推荐证据质量：中级（B）。

推荐意见：围术期术后翻身、起床等床上转移方法及肢体主被动训练方法宣教。

推荐强度：强推荐证据质量：中级（B）。

推荐意见：采用物理疗法如抗阻训练、手法辅助、步态指导等对SCI患者进行训练。

推荐强度：强推荐证据质量：中级（B）。

说明：物理疗法对残存肌力增强有确切效果；物理疗法同时可以改善心肺功能，降低抑郁发生，提高生活质量和独立生活能力。

推荐意见：急性期过后尽早进行作业疗法训练。

推荐强度：强推荐证据质量：中级（B）。

说明：作业疗法训练应贯穿于患者康复训练的全过程，直至出院后的居家和社区生活中。

推荐意见：对出院后回归家庭的患者的生活环境进行改造。

推荐强度：强推荐证据质量：低级（C）。

推荐意见：以"生活能力重建"的小组式作业治疗。

推荐强度：强推荐证据质量：低级（C）。

说明：生活重建是指采用社会康复训练方法，从一种更积极的角度出发，针对完成医疗康复的脊髓损伤伤友，为其现实生活不同阶段的需求，设计相关培训课程。生活重建培训是指 SCI 伤友组织开展的一种适合心身状况的全方位的生活能力培训项目。SCI 伤友培训后不仅可以重新认识自己的能力并能予以发挥，还可以找回失去的自我照顾、行动、经济等能力，从而减轻患者整个家庭和社会的心理及经济负担。

八、病例点评

脊髓胶质母细胞瘤为少见肿瘤，恶性程度高，病后很快出现神经损伤症状，术后躯体功能恢复难度相对较大。目前很少有指导脊髓胶质母细胞瘤康复的研究，但通过康复团队的评估与讨论，结合患者意愿，决定从预防并发症、提高坐位平衡、提高转移能力和日常生活能力等几个方面来完成患者希望能尽快回家的目标。在康复治疗中，除了关注患者的身体功能恢复外，还需关注患者的心理和社会需求，提供全面的康复支持。通过肿瘤康复的发展，也希望能有更多的研究关注到此类患者的康复需求，进一步提高治疗效果，改善患者生活质量，回归家庭、回归社会。

（病例提供：程　昊　福建中医药大学附属康复医院）

（病例点评：杨珊莉　福建中医药大学附属康复医院）

参考文献

[1] 肖翠萍，任翠萍，程敬亮. 原发性脊髓胶质母细胞瘤 MRI 表现及临床特征 [J]. 中国医学影像技术，2021，37（8）：1263 - 1265.

[2]Ostrom QT, Price M, Neff C, et al.CBTRUS statistical report：primary brain and other central nervous system tumors diagnosed in the united states in 2015 - 2019[J].Neuro Oncol, 2022, 24（5）：1 - 95.

[3]Spalding K, Gustafsson L, Tommaso AD.Occupation - based group programs in the

inpatient hospital rehabilitation setting：a scoping review[J].Disability and Rehabilitation，2020，（3）：1-11.

[4]Tan M，New P.Survival after rehabilitation for spinal cord injury due to tumor：a 12-year retrospective study[J].J Neurooncol，2011，104（1）：233-238.

[5]Fattal C，Fabbro M，Gelis A，et al.Metastatic paraplegia and vital prognosis：perspectives and limitations for rehabilitation care.Part 1[J].Arch Phys Med Rehabil，2011，92（1）：125-133.

[6]New PW，Marshall R，Stubblefield MD，et al.Rehabilitation of people with spinal cord damage due to tumor：literature review，international survey and practical recommendations for optimizing their rehabilitation[J].J Spinal Cord Med，2017，40（2）：213-221.

[7]Scivoletto G，Lapenna LM，Di Donna V，et al.Neoplastic myelopathies and traumatic spinal cord lesions：an Italian comparison of functional and neurological outcomes[J].Spinal Cord，2011，49（7）：799-805.

[8]Ruff RL，Adamson VW，Ruff SS，et al.Directed rehabilitation reduces pain and depression while increasing independence and satisfaction with life for patients with paraplegia due to epidural metastatic spinal cord compression[J].J Rehabil Res Dev，2007，44（1）：1-10.

[9]Goel T，Sharma N，Gehlot A，et al.Effectiveness of immersive virtual reality training to improve sitting balance control among individuals with acute and sub-acute paraplegia：A randomized clinical trial[J].J Spinal Cord Med，2023，46（6）：964-974.

[10]宋希猛，张卫红，史国栋.不完全性脊髓损伤患者腰背屈伸肌表面肌电与坐位平衡的关系[J].颈腰痛杂志，2023，44（2）：274-276.

[11]Abou L，Malala VD，Yarnot R，et al.Effects of virtual reality therapy on gait and balance among individuals with spinal cord injury：a systematic review and meta-analysis[J].Neurorehabil Neural Repair，2020，34（5）：375-388.

[12]李翠玲.任务导向性训练结合呼吸训练对脑卒中后患者坐位平衡及日常生活活动能力的影响[J].包头医学，2023，47（1）：9-108.

[13]中国残疾人康复协会脊髓损伤康复专业委员会，崔尧，张春佳，等.脊髓损伤康复治疗临床实践指南[J].中国老年保健医学，2022，20（5）：8-15.

[14]Marumoto K，Inoue M，Miyata R，et al.Effect of group rehabilitation on motivation and activities of daily living in patients with Parkinson's disease[J].Journal of the Neurological Sciences，2017，381：603-604.

病例 7　老年弥漫大 B 细胞淋巴瘤：化疗后周围神经病变、失眠、疲乏的康复治疗

一、患者情况介绍

患者女性，71 岁，2022 年 11 月无意中发现右颈部肿块，未行诊治，肿块逐渐增大。2023 年 6 月行穿刺活检，病理诊断"弥漫大 B 细胞淋巴瘤，非生发中心来源，Ki-67（80%）"。患者合并冠心病（冠状动脉支架术后）、不稳定型心绞痛、阵发性心房颤动、室性早搏、高脂血症、高血压 2 级（极高危），一般状况差。2023 年 7 月至 11 月先后给予减量化疗方案，化疗期间出现心房颤动，对症处理后好转。正电子发射断层显像-计算机断层扫描（positron emission tomography-computed tomography，PET-CT）复查肿瘤病灶大部分较前明显减少、缩小、活性减低，疗效评价为部分缓解（partial response，PR）。患者化疗后出现双下肢无力、右足下垂、双膝以下麻木感，失眠，疲乏，为求中医药康复治疗入院。

入院查见患者肢体末端麻木，双下肢肌力较弱，双膝以下痛觉敏感，疲乏，怕冷，口腔溃疡，伴有消化问题和睡眠问题。检查提示白细胞减少、贫血。患者希望能够通过康复治疗改善双下肢麻木、无力状况，完成生活自理。改善疲乏，提高睡眠质量及生活的舒适度。

二、病例分析目标

1. 了解淋巴瘤化疗后常见的康复问题及解决方法。
2. 改善化疗后患者的生活质量。
3. 如何为老年淋巴瘤患者选择相应的评估方法。

三、康复概述

1. 一般康复治疗计划的目标　改善淋巴瘤患者化疗后周围神经病变、失眠、疲乏症状，提高生活质量。

2. 康复治疗干预　复方苦参注射液清热利湿、凉血解毒、散结止痛；康莱特注射液益气养阴、消癥散结以控制肿瘤病情，延缓肿瘤进展；中药以补气温阳、活血通络为法，配合中药泡洗，气压式血液循环驱动器治疗周围神经病变，改善双下肢麻木、乏力；指导患者体育锻炼、睡眠习惯训练，并以解郁安神为法，使用中药安眠药枕缓解失眠；营养及社会心理干预，练习八段锦，肌肉力量训练，

配合穴位按摩（委中、阳陵泉、足三里、涌泉等）缓解疲乏。

3. 康复治疗注意事项　注意中药输注、口服、外用过敏反应和局部感染监测，感觉减退的宣教。

4. 影响康复治疗的因素　疾病进展、抗肿瘤治疗、合并疾病、慢性感染等。

四、疾病介绍

淋巴瘤是起源于淋巴造血系统的恶性肿瘤，是我国最常见的恶性肿瘤之一，每年发病人数约 10.15 万，发病率为 5.56/10 万，死亡人数为 4.7 万。其中非霍奇金淋巴瘤（non-Hodgkin's lymphoma，NHL）发病率约占 90%，其侵袭性强、全身播散速度快、病情发展迅速、易复发。弥漫大 B 细胞淋巴瘤（diffuse large B-cell lymphoma，DLBCL）在所有的非霍奇金淋巴瘤中占比约 30%，全球每年有 150 000 例新发病例。DLBCL 的发病率呈现出不断增加的趋势，随着诊疗技术的提高，DLBCL 患者的治愈率和生存期有所提高，但仍有 40% 的患者最终会复发或未能达到缓解，放化疗等治疗手段还会导致周围神经病变、失眠、消化道反应、骨髓抑制等多系统不良反应。DLBCL 发病率随着年龄的增长而增加，诊断时的中位年龄为 66 岁，约 30% 的患者年龄超过 75 岁。衰老通常伴随着治疗有效率下降、药物不良反应增加、预后不良基因表达等。

化疗相关周围神经病变（chemotherapy-induced peripheral neuropathy，CIPN）是指神经毒性化疗药物在末梢血管处渗透、潴留，直接对周围神经的结构和功能造成损害。患者通常出现以手脚麻木、疼痛等感觉神经受累为主的临床症状，也可伴有不同程度的运动和自主神经症状，严重影响生活质量。在单药化疗病例中，CIPN 发生率为 3% ~ 7%，联合化疗病例中高达 38%。主要原因有治疗、肿瘤直接压迫或神经浸润或副肿瘤效应的影响。

肿瘤相关性失眠指发生于癌症患者的睡眠障碍，属于继发性睡眠障碍。癌因性失眠可发生于癌症的任何阶段，发病率在癌症患者中可达 93.5%。主要表现为难以入睡，睡时过短，多梦易醒、醒后难再入睡。癌因性失眠会降低患者生活质量，严重影响患者的日常生活和身心健康，使患者对治疗耐受力下降。淋巴瘤相关因素包括疾病本身带来的疼痛、不适、治疗不良反应、情绪压力、药物使用及生活方式改变等。

癌因性疲乏（cancer-related fatigue，CRF）是与癌症或癌症治疗相关的令人痛苦的、持续的、主观的身体、情绪和（或）认知上的疲劳或疲惫感，且与最近的活动不相称，并影响通常的功能，超过 80% 的癌症患者经历过癌因性疲乏，疲乏可伴随疾病发展，甚至持续到癌症治疗结束后。癌因性疲乏的相关因素包括肿瘤本身对身体造成负担，癌症治疗包括放疗、化疗、手术等治疗方式，贫血，情绪因素，营养不良及睡眠障碍。

五、检查、评估和诊断

现病史：患者自述于 2022 年 11 月无意中发现右颈部肿块，初约核桃大小，自觉局部发热，无疼痛、盗汗，当时未重视，未行诊治，肿块逐渐增大。2023 年 6 月 CT 等检查发现全身多发淋巴结肿大，在超声引导下行左侧颈部肿块穿刺活检，病理诊断为"弥漫大 B 细胞淋巴瘤，非生发中心来源，Ki - 67（80%），CD2（+），CD20（+），BCL - 6（+），BCL - 2（+），MUM1（+），CD23（局灶 +）"。同年 7 月至 11 月先后给予减量化疗方案：依托泊苷＋泼尼松口服化疗 2 周期，miniCOP 化疗 6 周期（环磷酰胺＋长春新碱＋泼尼松），化疗期间出现心房颤动，对症处理后好转。PET - CT 复查肿瘤病灶大部分较前明显减少、缩小、活性减低，评效 PR。

患者化疗后出现双下肢无力、右足下垂、双膝以下麻木感，失眠，疲乏，为求中医药康复治疗入院。入院查见患者肢体末端麻木，双下肢肌力Ⅳ级，双膝以下痛觉敏感，疲乏，怕冷，食欲缺乏，口腔溃疡，入睡困难，夜间早醒，口干，口苦，二便调。

既往史：心房颤动病史 5 年余，未规律服药；2023 年 5 月诊断"冠心病 不稳定型心绞痛 阵发性心房颤动 心功能Ⅱ（NYHA 分级）高脂血症 高血压 2 级（极高危）"，行冠状动脉支架手术，现服用硫酸氢氯吡格雷片、阿司匹林肠溶片、酒石酸唑吡坦片、阿托伐他丁钙片、尼可地尔片等药物治疗。否认糖尿病等其他内科病史，否认肺结核、肝炎等传染病病史，否认外伤史、输血史，否认药物、食物过敏史。

体格检查：体温 36.6℃，脉搏 82 次 / 分，呼吸 19 次 / 分，血压 92/62 mmHg。发育正常，营养一般，神志清楚，自主体位，回答清楚，查体合作。皮肤黏膜色泽无发绀、黄染，颈部可触及多枚淋巴结，大者约 2 cm。巩膜无黄染，瞳孔等大等圆，对光反射良好。伸舌居中，咽部无充血，扁桃体无肿大。颈软，颈无抵抗感，甲状腺未触及肿大。双肺叩诊清音，双肺呼吸音清晰，未闻及干湿性啰音，心界正常，心率 82 次 / 分，心律不齐，各瓣膜听诊区未闻及病理性杂音。腹软，腹部无压痛及反跳痛，腹部未触及包块，肝脾肋下未触及，墨菲征（－），移动性浊音（－）。肠鸣音未见异常，未闻及血管杂音，外阴及肛门未查，双侧肾区无叩痛。生理反射存在，病理反射未引出，舌质红，苔薄白，脉结代。

诊断：①弥漫大 B 细胞淋巴瘤：侵及鼻咽，双侧颈部、腋窝、肺门、纵隔、腹股沟淋巴结，侵及右侧锁骨、L_3 椎体 Lugano Ⅳ期，国际预后指数（international prognostic index，IPI）3 分，8 周期化疗后；②冠状动脉粥样硬化性心脏病：不稳定型心绞痛，冠状动脉支架植入术后，心功能Ⅱ级（NYHA 分级）；③心律失常：心房颤动；④高脂血症；⑤高血压 2 级（极高危）；⑥失眠；⑦白细胞减少；⑧贫血；⑨周围神经病变；⑩癌因性疲乏。

康复治疗评估：患者近 1 个月出现双下肢无力、右足下垂、双膝以下麻木感。PET-CT 复查肿瘤病灶大部分较前明显减少、缩小、活性减低，评效 PR。颅脑 MRI 增强：①缺血性脑白质改变（Fazekas 3 级）；②右侧基底节区软化灶；③老年性脑改变；④双侧筛窦炎，左侧上颌窦黏膜下囊肿。医生综合考虑，肿瘤病情稳定，双下肢麻木乏力为化疗导致的周围神经病变，故进行肌力评估和感觉功能评估。查体见患者神清、语利、精神尚可，双瞳孔等大等圆，对光反射灵敏，口角无偏斜，伸舌居中。双上肢肌力Ⅴ级，双下肢Ⅳ级，双膝以下痛觉敏感，双踝音叉振动觉消失。闭目难立征睁眼不稳。患者在治疗过程中还出现疲乏、怕冷、食欲缺乏、口腔溃疡、入睡困难、夜间早醒、口干、口苦等症状，使用安德森（MD Anderson）症状问卷 - 中医版（MDASI - TCM）综合评估症状负担和功能干扰。

第一部分：您的症状有多严重？

患者常有疾病本身或治疗相关引起的各种症状。我们想知道您在过去的 24 小时中，下列症状的严重程度。请在下列每一项从 0（无症状）至 10（能想象的最严重程度）之间选择一数字以表示症状的严重程度（病例 7 表 1）。

病例 7 表 1　相关症状评估

	无症状		想象到的最严重的程度								
	0	1	2	3	4	5	6	7	8	9	10
1. 您疼痛最严重的程度为？							√				
2. 您疲劳（乏力）最严重的程度为？								√			
3. 您恶心最严重的程度为？			√								
4. 您睡眠不安最严重的程度为？									√		
5. 您苦恼（心烦）最严重的程度为？				√							
6. 您气短最严重的程度为？								√			
7. 您健忘最严重的程度为？			√								

续表

	无症状				想象到的最严重的程度						
	0	1	2	3	4	5	6	7	8	9	10
8. 您胃口最差的程度为？					√						
9. 您瞌睡（昏昏欲睡）最严重的程度为？			√								
10. 您口干最严重的程度为？						√					
11. 您悲伤感最严重的程度为？			√								
12. 您呕吐最严重的程度为？		√									
13. 您疼痛麻木感最严重的程度为？										√	
14. 您出汗最严重的程度为？			√								
15. 您怕冷最严重的程度为？									√		
16. 您便秘最严重的程度为？		√									
17. 您感觉口苦最严重的程度为？					√						
18. 您咳嗽最严重的程度为？		√									
19. 您感觉心慌最严重的程度为？								√			
20. 您手足心热最严重的程度为？			√								

第二部分：您的症状干扰您生活的程度？

各种症状经常干扰我们的感觉和活动，在过去 4 小时，您的症状对以下各个项目的干扰程度如何？请选择 0（症状未带来干扰）到 10（症状带来严重干扰）表示每个项目受症状干扰的程度（病例 7 表 2）。

病例 7 表 2　症状干扰程度评估

	无症状				想象到的最严重的程度						
	0	1	2	3	4	5	6	7	8	9	10
1. 一般活动？								√			
2. 情绪？							√				
3. 工作（包括家务劳动）？								√			
4. 与他人的关系？						√					

续表

	无症状					想象到的最严重的程度					
	0	1	2	3	4	5	6	7	8	9	10
5. 走路？								√			
6. 生活乐趣？					√						

六、治疗计划

（一）治疗目标——化疗后周围神经病变、失眠、疲乏

1. 与患者合作制订在2周内实现的预期目标 ①缓解化疗后周围神经病变（疼痛麻木感 MDASI - TCM 评分从9分减到6分）；②改善失眠（MDASI - TCM 评分从8分减到5分）；③改善疲乏（MDASI - TCM 评分从7分减到4分）。

2. 在6周内达到的预期结果 改善下肢肌力、感觉，使下肢肌力增加到Ⅴ级，日常生活完全自理。①缓解化疗后周围神经病变（疼痛麻木感 MDASI - TCM 评分从6分减到3～2分）；②改善失眠（MDASI - TCM 评分从5分减到3～2分）；③改善疲乏（MDASI - TCM 评分从4分减到1～2分）。

（二）治疗方法

1. 周围神经病变 指导患者进行功能锻炼，包括平衡训练、肌肉力量训练、协调性训练等，帮助恢复受损的神经功能。中药以补气温阳、活血通络为法，药物组成为黄芪、当归、丹参、莪术等，水煎服，每日一剂。配合中药泡洗，药物组成为鸡血藤、首乌藤、威灵仙、桂枝、当归等，水煎外用，每晚一次。气压式血液循环驱动器帮助促进静脉血液循环和减轻肿胀的症状。配合维生素 B_{12} 肌内注射、3次/周以营养神经。并进行感觉减退的日常生活教育：①温度感知：由于感觉减退，可能无法准确感知温度。在烹饪、洗涤或其他需要接触热物品的活动中，要格外小心；②保护皮肤：由于感觉减退，可能无法准确感知皮肤受伤。定期检查皮肤，避免受伤和感染；③预防烫伤：使用温度适中的热水袋或电热毯时，避免过热。避免长时间暴露在高温环境中，以免烫伤皮肤等。

2. 失眠 指导患者定时锻炼，每天坚持八段锦，保持身体活跃；并进行睡眠习惯训练，培养良好的睡眠习惯，尽量每天保持相同的起床和睡眠时间。创造舒适睡眠环境，确保睡眠环境安静、舒适，保持适宜的温度和光线，避免嘈杂和明亮的环境影响睡眠质量。并配合失眠药枕，药物组成为玫瑰花、月季花、菊花、合欢花等解郁安神之品。

3. 癌因性疲乏　对患者进行营养干预，嘱患者均衡饮食，摄入足够的蛋白质、维生素和矿物质，并建议患者分次进食，每次食量适中，避免大餐，适当增加能量摄入，减轻疲劳感。每日练习八段锦，配合肌肉力量训练如手臂屈伸、被动抬腿、踢腿练习等，配合穴位按摩（委中、阳陵泉、足三里、涌泉等）缓解疲乏。

（三）再评估

患者在2周住院治疗后完成上述三个目标。通过中药口服、中药泡洗、药物注射、物理治疗、心理疗法、感觉减退教育等，患者肢体末端麻木、双下肢活动不利较前缓解，MDASI - TCM量表各项评分也有所改善。

出院后，内服益气养血、健脾补肾之中药（黄芪、当归、太子参、桑寄生、鹿角胶等），配合中成药如生血宝合剂等，并嘱患者继续练习八段锦，保持适量活动，均衡饮食并坚持良好的睡眠习惯，1个月后门诊随诊，MDASI - TCM量表各项评分进一步改善。

第一部分：您的症状有多严重？

患者常有疾病本身或治疗相关引起的各种症状。我们想知道您在过去的24小时中，下列症状的严重程度。请在下列每一项从0（无症状）至10（能想象的最严重程度）之间选择一数字以表示症状的严重程度（病例7表3）。

病例 7 表 3　相关症状评估

	无症状		想象到的最严重的程度									
	0	1	2	3	4	5	6	7	8	9	10
1. 您疼痛最严重的程度为？					√						
2. 您疲劳（乏力）最严重的程度为？						√					
3. 您恶心最严重的程度为？		√									
4. 您睡眠不安最严重的程度为？							√				
5. 您苦恼（心烦）最严重的程度为？				√							
6. 您气短最严重的程度为？							√				
7. 您健忘最严重的程度为？			√								
8. 您胃口最差的程度为？				√							
9. 您瞌睡（昏昏欲睡）最严重的程度为？			√								

续表

	无症状				想象到的最严重的程度						
---	0	1	2	3	4	5	6	7	8	9	10
10. 您口干最严重的程度为？						√					
11. 您悲伤感最严重的程度为？			√								
12. 您呕吐最严重的程度为？		√									
13. 您疼痛麻木感最严重的程度为？								√			
14. 您出汗最严重的程度为？			√								
15. 您怕冷最严重的程度为？							√				
16. 您便秘最严重的程度为？			√								
17. 您感觉口苦最严重的程度为？					√						
18. 您咳嗽最严重的程度为？		√									
19. 您感觉心慌最严重的程度为？						√					
20. 您手足心热最严重的程度为？				√							

第二部分：您的症状干扰您生活的程度？

各种症状经常干扰我们的感觉和活动。在过去 4 小时，您的症状对以下各个项目的干扰程度如何？请选择 0（症状未带来干扰）到 10（症状带来严重干扰）表示每个项目受症状干扰的程度（病例 7 表 4）。

病例 7 表 4　症状干扰程度评估

	无症状				想象到的最严重的程度						
---	0	1	2	3	4	5	6	7	8	9	10
1. 一般活动？							√				
2. 情绪？							√				
3. 工作（包括家务劳动）？							√				
4. 与他人的关系？					√						
5. 走路？						√					
6. 生活乐趣？				√							

6 周后安德森（MD Anderson）症状问卷 - 中医版（MDASI - TCM）综合评估。

第一部分：您的症状有多严重？

患者常有疾病本身或治疗相关引起的各种症状。我们想知道您在过去的 24 小时中，下列症状的严重程度。请在下列每一项从 0（无症状）至 10（能想象的最严重程度）之间选择一数字以表示症状的严重程度（病例 7 表 5）。

病例 7 表 5　相关症状评估

	无症状				想象到的最严重的程度						
	0	1	2	3	4	5	6	7	8	9	10
1. 您疼痛最严重的程度为?			√								
2. 您疲劳（乏力）最严重的程度为?				√							
3. 您恶心最严重的程度为?		√									
4. 您睡眠不安最严重的程度为?			√								
5. 您苦恼（心烦）最严重的程度为?				√							
6. 您气短最严重的程度为?					√						
7. 您健忘最严重的程度为?			√								
8. 您胃口最差的程度为?			√								
9. 您瞌睡（昏昏欲睡）最严重的程度为?			√								
10. 您口干最严重的程度为?					√						
11. 您悲伤感最严重的程度为?			√								
12. 您呕吐最严重的程度为?		√									
13. 您疼痛麻木感最严重的程度为?					√						
14. 您出汗最严重的程度为?			√								
15. 您怕冷最严重的程度为?						√					
16. 您便秘最严重的程度为?			√								
17. 您感觉口苦最严重的程度为?		√									
18. 您咳嗽最严重的程度为?	√										
19. 您感觉心慌最严重的程度为?				√							
20. 您手足心热最严重的程度为?					√						

第二部分：您的症状干扰您生活的程度？

各种症状经常干扰我们的感觉和活动，在过去 4 小时，您的症状对以下各个项目的干扰程度如何？请选择 0（症状未带来干扰）到 10（症状带来严重干扰）表示每个项目受症状干扰的程度（病例 7 表 6）。

病例 7 表 6　症状干扰程度评估

	无症状				想象到的最严重的程度						
	0	1	2	3	4	5	6	7	8	9	10
1. 一般活动？				√							
2. 情绪？					√						
3. 工作（包括家务劳动）？				√							
4. 与他人的关系？					√						
5. 走路？			√								
6. 生活乐趣？			√								

七、病例讨论

（一）周围神经病变

化疗相关周围神经病变可能的发病机制包括：①化疗药物作用于髓鞘垫、背根神经节的感觉细胞体和轴突，释放促炎症细胞因子，激活凋亡信号传导级联反应，改变中枢和外周神经元兴奋性，导致神经外膜脱落；②离子通道失调；③微管破坏和轴突运输障碍；④线粒体功能障碍与氧化应激；⑤触发免疫系统多因素异常包括细胞因子分泌异常和免疫细胞功能异常等，导致神经炎症发展与感觉神经系统敏感化；⑥轴突变性；⑦背根神经节感觉神经元损伤。

根据临床症状特点，化疗相关周围神经病变与中医"痹证""血痹"症状相似。肿瘤患者本身存在正气不足，化疗药物属于有毒伤正之品，化疗药物进入机体后会进一步损伤机体正气，导致气血不足，营卫虚弱，气虚则推动无力血行涩滞，血虚则荣养不足，最终经络闭阻不通，筋脉失养，出现四肢末梢疼痛、麻木等症状。治疗的基本原则为散寒、祛风、通络、除湿、祛瘀疏通经络，同时可根据正气损伤的不同而采用益气养血、补益肝肾，标本兼顾。可以辨证分型为肝气郁滞、气机郁结、肝肾亏虚、寒湿阻滞与瘀阻脉络证，分别采用柴胡桂枝汤、马钱子丸、独活寄生汤、薏苡仁汤与桃红饮进行治疗。

化疗相关周围神经病变的预防措施包括非药物预防，如延长药物输注时间、减少药物累积剂量或使用加压手套及冰冻手套和袜子等及药物预防。治疗措施包括度洛西汀、普瑞巴林等药物治疗及运动锻炼、针灸等非药物疗法。

（二）疲乏

癌因性疲乏（CRF）的发病机制可能与炎症、神经内分泌系统紊乱、三磷腺苷代谢异常、昼夜节律改变、5-羟色胺系统功能紊乱及遗传因素等有关。中医学认为，脾为后天之本，主运化，主肌肉。乏力症状主要归因于脾气虚，病机主要为气血阴阳亏虚或湿邪内阻，治疗上以补益为根本大法，根据临床症状特点侧重于补气、补血、滋阴或温阳等，还可配合中西医结合饮食营养管理。根据不同症状，可辨证为脾气亏虚、脾虚湿困、脾肾阳虚及气血两虚证，分别采用四君子汤、参苓白术散、保元汤及八珍汤进行治疗。

2023年第2版NCCN癌因性疲乏诊治指南建议CRF诊治流程的一般模式包括4个阶段：筛选、初步评估、干预和再评估。筛查阶段强调使用与年龄相适应的方法去筛查儿童、青少年和成年患者是否存在疲乏。目前普遍应用数字评分量表作为CRF实践和决策的指导。例如，询问患者最近7天的疲乏情况，在0～10分的数字评分表上（0分为无疲乏，10分为可以想象的最严重的疲乏），轻度疲乏为1～3分，中度疲乏为4～6分，严重疲乏为7～10分。对儿童疲乏的评估可以简化为1～5分，对幼儿（5～6岁）可以进一步修改，可以更简单地问他们是"累"还是"不累"。

对于轻度疲乏患者，一般选择非药物治疗方案，但对于中重度疲乏患者，需要非药物与药物联合治疗方案。非药物治疗主要包括活动锻炼、健康教育、社会-心理学干预、睡眠疗法、明亮白光照射治疗和营养管理；其中，活动锻炼及社会-心理学干预作为一级证据推荐用于正在积极接受抗肿瘤治疗及抗肿瘤治疗结束后的CRF的治疗。对于药物治疗，目前应用最多的药物为中枢兴奋剂、皮质类固醇等。

（三）失眠

有多种因素可导致成年癌症患者失眠，包括躯体因素、心理因素、行为因素、环境因素等。对于失眠的病因，目前有两种较为公认的假说，分别是过度觉醒假说和3P假说（易感因素、诱发因素和维持因素）。过度觉醒假说指失眠患者出现觉醒增高的现象。经典的慢性失眠3P假说，也更适合癌症患者伴发的慢性失眠，这个模型提出了导致长期失眠的 3 个因素，即易感因素、诱发因素和维持因素。中医药在干预恶性肿瘤失眠具有独特优势，中医认为，失眠的主要原因有两种，一是其他病症影响，如咳嗽、呕吐、腹满等，使人不得安卧；二是气血阴阳失和，阳不入阴，使人不能入寐。辨证应分清虚实，治疗上补虚泻实、调整阴阳为原则。虚证多属阴血不足，责在心脾肝肾，治以益气养血、滋补肝肾。实证多因肝郁化火，食滞痰浊，胃腑不和，在治疗上应泻其有余，消导和中，清火化痰。对于虚实夹杂者，则应补泻兼顾。可以根据症状辨证为胆气虚怯、心脾两虚、心火亢盛、肝郁化火及痰热内扰证，分别采用安神定志丸、归脾汤、朱砂安神丸、龙胆泻肝汤及黄连温胆汤治疗。

对于癌症患者，无论是否主动报告失眠，医生都应该主动询问睡眠状况并获取失眠的详细信息。当癌症患者主诉有失眠（入睡困难、睡眠维持困难）时，应对患者失眠的原因（易感因素、诱发因素、维持因素）及类型进行及时评估、诊断，并根据不同原因给予恰当的治疗。

肿瘤相关性失眠推荐认知行为治疗（CBT-I）作为慢性失眠的初始治疗；推荐使用具有镇静作用的抗抑郁药物治疗癌症患者伴有焦虑、抑郁症状的失眠；推荐使用小剂量具有镇静作用的非典型抗精神病药物改善合并有厌食、恶心呕吐的癌症患者的失眠。

八、病例点评

患者系淋巴瘤化疗后，出现双下肢麻木、无力并感觉减退，符合 CIPN 的典型症状。本例中医特色明显，应用复方苦参注射液清热利湿、凉血解毒、散结止痛，康莱特注射液益气养阴、消癥散结以控制肿瘤病情，延缓肿瘤进展；辨证论治，根据患者见疲乏、怕冷，结合舌脉，辨证为气血虚弱、寒凝经脉。气虚则四肢肌肉失养，周身倦怠乏力，故患者疲乏、下肢无力。血虚则肢体不得濡养，故患者下肢麻木。阴盛则寒，故患者怕冷，治以益气养血、温阳散寒。以当归补血汤、四物汤为主方加减应用，有形之血不能速生，无形之气应当急固，有形之血生于无形之气，补气生血，故黄芪用量倍于当归；黄芪大补肺脾之气，以滋生化之源；当归养血合营。四物汤以甘温味厚的熟地黄为主，滋阴养血。配伍当归补血养肝，和血调经白芍养血和营，以增强补血之功；川芎活血行气，调畅气血。综合全方，补血而不滞血，和血而不伤血，血虚者可用之以补血养血，《太平惠民和剂局方》言四物汤："调益荣卫，滋养气血"。又根据患者双足麻木，配合鸡血藤、首乌藤、威灵仙等中药泡洗，气压式血液循环驱动器治疗周围神经病变，改善双下肢麻木、乏力。通过指导患者体育锻炼、睡眠习惯训练，给予营养及社会心理干预、练习八段锦、肌肉力量训练等，帮助患者全面恢复健康，提高生活质量，并且有助于预防疾病的进一步发展，综合有效的对患者进行康复训练。

（病例提供：杨景淇　刘　杰　中国中医科学院广安门医院）
（病例点评：刘　杰　中国中医科学院广安门医院）

参考文献

[1] 中国临床肿瘤学会指南工作委员会. 中国临床肿瘤学会（CSCO）淋巴瘤诊疗指南（2023）[M]. 北京：人民卫生出版社，2023：33-51.

[2] Sehn LH, Salles G.Diffuse large B-cell lymphoma[J].New England Journal of Medicine, 2021, 384（9）：842-858.

[3] Garg M, Takyar J, Dhawan A, et al.Diffuse large B-Cell lymphoma（DLBCL）：a structured literature review of the epidemiology, treatment guidelines, and Real-World treatment patterns[J].Blood, 2022, 140（1）：12106-12107.

[4] Roschewski M, Dunleavy K, Wilson WH.Diffuse large B cell lymphoma：molecular targeted therapy[J].International journal of hematology, 2012, 96：552-561.

[5] Alda T, Iídia Moreira I.Diffuse large B-cell lymphoma in very elderly patients：towards best tailored treatment-A systematic review[J].Critical Reviews in Oncology/Hematology, 2021, 160：103294.

[6] Zhang SM.Chemotherapy-induced peripheral neuropathy and rehabilitation：a review[J].Seminars in oncology, 2021, 48（3）：193-207.

[7] Fradkin, Maayan, et al.Management of peripheral neuropathy induced by chemotherapy[J].Current Medicinal Chemistry, 2019, 26（25）：4698-4708.

[8] 金嘉悦，马雪娇，任似梦，等. 中草药干预恶性肿瘤患者失眠的研究进展 [J]. 长春中医药大学学报，2022，38（07）：812-817.

[9] NCCN guidelines.Cancer-related fatigue：NCCN clinical practice guidelines in oncology.Version 2.2023[EB/OL].

[10] 任似梦，吴晓月，周慧灵，等. 癌因性疲乏患者报告结局评估工具研究进展 [J]. 世界中医药，2021，16（13）：1928-1931+1936.

[11] 霍介格. 化疗药物导致的周围神经病变中西医结合防治专家共识 [J]. 中国肿瘤外科杂志，2023，15（06）：521-530.

[12] 中国抗癌协会癌症康复与姑息治疗专业委员会，中国临床肿瘤学会肿瘤支持与康复治疗专家委员会. 癌症相关性疲乏诊断与治疗中国专家共识 [J]. 中华医学杂志，2022，102（3）：10.

[13] Spielman AJ, Caruso LS, Glovinsky PB. A behavioral perspective on insomnia treatment[J]. Psychiatric Clinics of North America, 1987, 10（4）：541 - 553.

[14] 林洪生. 恶性肿瘤中医诊疗指南 [S]. 北京：人民卫生出版社，2014：163.

[15] 李冰雪，刘杰，林洪生，等. 恶性淋巴瘤患者中西医结合饮食营养管理 [J]. 中医杂志，2019，60（24）：2150 - 2153.

[16] 唐丽丽，詹淑琴，于恩彦，等. 成人癌症患者失眠诊疗专家建议 [J]. 中国心理卫生杂志，2021，35（06）：441 - 448.

病例 8 淋巴瘤患者全周期、多学科干预管理

一、患者情况介绍

患者 1 年前无明显诱因出现阵发性咳嗽、咳痰、气促，查肺部＋腹部 CT 提示"双肺炎症，双侧胸腔、腹盆腔积液"。予抗感染治疗后，咳嗽、咳痰较前缓解，气促无明显改善。后于我院呼吸科诊治，警惕恶性肿瘤转移、血液系统疾病可能，诊断为"弥漫大 B 细胞淋巴瘤"。在我院血液科病房化疗，出现头痛，伴四肢无力、麻木，诊断为"弥漫大 B 细胞淋巴瘤侵犯中枢"，在淋巴瘤、反复感染、放化疗多重打击下，患者出现神志淡漠，气促、疲乏、四肢无力，麻木持续加重，四肢肌肉萎缩、活动耐力下降。予请康复科会诊。

在确诊淋巴瘤后，虽经治疗病情得到控制，但患者仍存在一定的焦虑情绪，担心病情复发或恶化。同时，由于疲乏和下肢无力症状的影响，患者自信心和社交意愿也有所下降。患者自发病以来，体重明显减轻，食欲明显减退，日常活动完全依赖他人。患者发病前职业为中学体育教师，发病后康复意愿强烈，希望可以重返岗位。患者家属非常关心患者的身体状况，为其提供了良好的家庭支持和照顾。他的子女也定期探望，给予精神支持。此外，患者还加入了一个淋巴瘤患者互助群，与其他病友分享经验和心得。

二、病例分析目标

1. 了解淋巴瘤患者放化疗期间常见的康复问题。
2. 了解康复治疗如何针对淋巴瘤患者的康复问题进行有效干预。
3. 掌握如何为淋巴瘤患者选择相应的评估及治疗方法。

三、康复概述

1. 一般康复治疗计划的目标 增加活动和参与、缓解疼痛与疲乏、增加 / 维持肌肉容量、增加肢体力量和肌耐力、缓解有氧功能能力的丧失、改善疼痛和麻木、提高生活质量。
2. 康复治疗干预 物理治疗、肌力训练、外周神经损伤功能训练、感觉再教育、心肺训练、癌因性疲乏运动疗法、心理治疗、作业疗法，以解决参与受限。
3. 康复治疗注意事项 放化疗所带来的不良反应、心理焦虑及抑郁情绪、失用性肌萎缩、肿瘤侵犯肌肉、神经肌骨组织。

4. 影响康复治疗的因素 反复感染导致机体功能衰退及疲乏、继发肿瘤转移、血小板减少。

四、疾病介绍

淋巴瘤是淋巴造血系统恶性肿瘤，常见类型为非霍奇金淋巴瘤 NHL 占淋巴瘤的 89%，其余为霍奇金淋巴瘤（Hodgkin's lymphoma，HL）。弥漫性大 B 细胞淋巴瘤（DLBCL），是最常见的非霍奇金淋巴瘤。弥漫性大 B 细胞淋巴瘤占 B 细胞非霍奇金淋巴瘤的 53.9%。临床观察，大多数经过治疗后的淋巴瘤患者，病情复发和转移通常发生在 5 年之内。如果淋巴瘤患者经过治疗能够生存 5 年以上，即可认为已经达到"治愈"。典型症状为进行性、无痛性的淋巴组织肿大，最常见的有颈部淋巴结肿大或腹部肿块，肿瘤主要原发于淋巴结内，30% ～ 40% 的患者首发于结外。约 30% 的患者表现 B 淋巴细胞瘤症状（夜间盗汗、发热、体重减轻），约 40% 的患者表现结外病变，最常见的部位为胃肠道或骨髓，其他部位包括睾丸、骨、甲状腺、唾液腺、皮肤、肝脏、乳腺、鼻腔、鼻窦和中枢神经系统。弥漫性大 B 细胞淋巴瘤发病可有局部血管压迫症状（如上腔静脉综合征）或气道压迫症状，需要急诊治疗。

弥漫性大 B 细胞淋巴瘤依靠组织病理学和免疫组化分析明确诊断，其中典型免疫学表现——通过免疫组化检测到 B 细胞表达 CD20（CD20+），不表达 CD3（CD3 - ），而免疫组化分析、流式细胞检查、基因检测，用于疾病的分型、有无基因重排，提示预后。影像学检查用于疾病分期，提示病变性质和范围指导治疗方式。进一步实验室检查可反映机体的生化代谢状态和主要脏器功能。

作为非霍奇金淋巴瘤的常见种类，DLBCL 使用非霍奇金淋巴瘤的常规分期方法，即 Lugano 标准进行分期（病例 8 表 1）。

病例 8 表 1 2014 版 Lugano 分期标准（CT、MRI 或 PET - CT 作为分期检查方法）

局限期	
Ⅰ期	仅侵及单一淋巴结区域，或侵及单一结外器官不伴有淋巴受累
Ⅱ期	侵及≥ 2 个淋巴结区域，但均在膈肌同侧，可伴有同侧淋巴结引流区域的局限性结外器官受累（如甲状腺受累伴颈部淋巴结受累或纵隔淋巴结受累直接延伸至肺脏受累）
Ⅲ期大包块	Ⅱ期伴有大包块者
进展期	
Ⅲ期	侵及膈肌上下淋巴结区域，或侵及膈上淋巴结＋脾受累
Ⅳ期	侵及淋巴结引流区域之外的结外器官

根据免疫组化的不同，弥漫性大 B 细胞淋巴瘤分为 GCB 样亚型和非 GCB 亚型（包括 ABC 和 type3 型）。不同亚型的治疗选择：GCB 型多采用经典的 R - CHOP 方案，非 GCB 亚型推荐 R - CHOP 后继续使用来那度胺、硼替佐米等药物维持治疗不同的亚型会对预后有影响。一般而言，GCB 样亚型预后优于非 GCB 亚型。根据患者情况，联合使用多种治疗手段效果更优。R - CHOP 方案为目前初治患者的一线治疗方案，也是目前 DLBCL 治疗中整体疗效最好、不良反应相对较少的优选方案。

这里的 R 指利妥昔单抗，CHOP 即环磷酰胺（C）、阿霉素（H）、长春新碱（O）、泼尼松（P）。

大部分患者使用不同剂量的 R - CHOP 方案并配合受累部位放疗。初治年轻患者，其中中高危和高危患者，首选进入临床试验。初治老年患者，≥ 70 岁或一般状态差的老年患者，可考虑 R - GemOx 等方案，但对高龄患者建议适当减少药物剂量。不仅如此，高龄且伴有心功能不全的患者，应替换阿霉素为脂质体阿霉素、依托泊苷、吉西他滨。对于有条件的患者可在一线治疗后考虑维持治疗，维持治疗可以使肿瘤的无进展生存期得到一定程度的延长。一般使用干扰素、利妥昔单抗、来那度胺等进行维持治疗。

关于弥漫性大 B 细胞淋巴瘤的预后情况一般可依据非霍奇金淋巴瘤采用 IPI（国际预后指数）进行预后评分（病例 8 表 2）。预后评分与其生存情况密切相关；预后评分可在治疗前进行评估用于治疗方案的选择，也可在治疗后评估以判断疗效。

病例 8 表 2　IPI 评分

项目	0 分	1 分
年龄	≤ 60 岁	> 60 岁
分期	I ～ II 期	III ～ IV 期
ECOG 评分	0 ～ 1 分	≥ 2 分
结外病变	0 ～ 1 个	≥ 2 个
LDH*	正常	高于正常

注：得分结果：0 ～ 1 分为低危；2 分为中低危；3 分为高中危；4 ～ 5 分为高危。

ECOG 评分为体力状态评分，评分细节如下：

0——活动能力完全正常，与起病前活动能力无任何差异。

1——能自由走动及从事轻体力活动，包括一般家务或办公室工作，但不能从事较重的体力活动。

2——能自由走动及生活自理，但已丧失工作能力，日间不少于一半时间可以起床活动。

3——生活仅能部分自理，日间一半以上时间卧床或坐轮椅。

4——卧床不起，生活不能自理。

5——死亡。

淋巴瘤在化疗期间常见各种不良反应，极大影响患者的活动能力和生活质量，病情严重者甚至可造成运动功能障碍。其中常见的不良反应包括发热、脱发、皮疹、口腔等黏膜溃疡、癌因性疲乏等。

五、检查、评估和诊断

主诉：头痛伴肢体无力6天。

现病史：患者缘于2021年3月19日无明显诱因出现阵发性咳嗽、咳痰、气促。同年4月咳嗽较前加重，伴双下肢乏力、麻木，就诊当地医院予以抗感染等治疗后咳嗽有所缓解转诊我院，治疗予以抗感染、抗炎等治疗。查骨髓常规示符合侵袭性B细胞淋巴瘤骨髓浸润，结合免疫组化及FISH检测结果符合弥漫大B细胞淋巴瘤[non-BCB表型IV期淋巴瘤年龄调整的国际预后指数（aaIPI）评分3分高危]，予以环磷酰胺＋甲强龙预化疗。9月患者出现持续性头痛，伴肢体无力，麻木以左侧为主。我院查颅脑MRI提示脑内多发异常信号影，考虑淋巴瘤浸润可能。考虑淋巴瘤中枢侵犯。行腰穿及鞘内注射，予R-MA方案化疗1疗程，后行R-MT方案1疗程。患者头痛症状有所减轻，肢体无力及麻木持续加重，以左侧为主，完全卧床26天，四肢肌肉明显萎缩。11月起行放疗，期间配合脱水、升白及康复治疗，肢体无力有所改善。2022年5月患者肢体麻木及无力有明显改善。今为求进一步诊治就诊于我院，门诊拟"肢体无力、骨继发恶性肿瘤"收住入院。患者自发病以来，反复高热，体力较前明显下降，入睡困难，体重明显减轻。

既往史：患者既往健康状况尚可；否认肝炎、结核等传染病史；无手术、外伤、输血及献血史；无食物、药物过敏史；预防接种不详。

体格检查：体温36.3℃，脉搏88次／分，呼吸20次／分，血压118/60 mmHg。神志清楚，精神尚可，面色欠华，无特殊面容，形体偏瘦，营养中等，发育正常，对答切题，言语清晰，语声正常，气息平顺，查体合作，自动体位，轮椅入院。舌淡暗，苔黄腻，脉强滑。四肢肌肉明显萎缩，右上肢近端肌力Ⅴ¯级，远端肌力Ⅲ级，左上肢近端肌力Ⅱ级，远端肌力Ⅰ级，双下肢肌力Ⅲ级，四肢肌张力正常。双侧肱二三头肌反射、桡骨膜反射、膝腱反射、跟腱反射对称存在，双侧手掌、手背尺侧皮肤浅感觉减退，其余肢体浅感觉正常，四肢深感觉正常。双侧指鼻试验、轮替试验（-），双侧跟膝胫试验（-），闭目难立征无法配合。

诊断：①弥漫大B细胞淋巴瘤（non-GCB Ⅳ期 aaIPI 评分3分高危）侵犯中枢；②肢体无力；③脓毒血症（肺炎克雷伯菌 CRKP）；④肺部感染；⑤化疗后骨髓抑制；⑥电解质紊乱；⑦代谢性酸中毒合并呼吸性碱中毒；⑧低蛋白血症；⑨贫血。

康复治疗评估：由于患者反复感染高热，并且长期卧床导致痰多、黏稠难以咳出。并且由于贫血（红细胞 $2×10^{12}$/L，血红蛋白 33 g/L）等因素，患者运动耐力不足，短时间自主活动后即感气促，心跳加快，血氧饱和度＜90%。

长期卧床、疲乏和食欲减退，患者肌肉容量大量下降。因肿瘤组织中枢神经侵犯和化疗导致周围神经炎，肢体末端伴有麻木、疼痛。患者身高 166 cm，体重 45 kg（空腹）。患者自诉双侧手关节僵硬，活动不利，表现为握持无力，左手握力 10 kg，右手握力 29 kg，左手捏力 0.8 kg，右手 3 kg。导致患者无法握拳及完成手部精细活动。患者自诉双手麻木，感觉评估提示有感觉减退症状。

患者双下肢肌肉萎缩明显，伴有关节活动度受限。在实施治疗前，事先由临床医生完善心肾疾病、下肢血栓及常规血液检查，肢体骨骼及肺部影像学检查以排查治疗禁忌证。

因为患者双上肢由于不同原因受累，导致其需双上肢配合的日常生活活动受限，影响其生活自理，作业治疗师使用 MBI 得分为 25 分，日常生活基本依赖家属照料。在社会参与方面，患者抱怨长期接受治疗，日常自理活动障碍，影响人际交往、睡眠、休息、娱乐。在家庭参与方面，患者最担忧的部分是不能继续工作，增加家庭经济负担。虽然经过治疗病情得到控制，但仍存在一定的焦虑情绪，担心病情复发或恶化。同时，由于疲乏和下肢无力症状的影响，他的自信心和社交意愿也有所下降。根据 PHQ-9 量表，患者有中度抑郁。

患者家属非常重视患者的病情及身体状况，并给予了良好的家庭支持和照顾。发病后，由于身体状况的变化，他的运动频率和强度明显减少（患者职业是中学体育教师，热爱运动和健身），康复意愿强烈，配合程度高，住院期间仍会坚持做些简单的拉伸运动，但患者自诉由于疲乏导致无法进行进一步活动，自主活动量明显减少。Karnofsky 评分 20 分（病重，需要住院和积极的支持治疗），ZPS 评分 4 分（病重卧床不起）及 BFI 评分 82 分（24 小时内极度疲乏）均提示患者存在严重的癌因性疲乏问题。

六、治疗计划

（一）治疗目标

1. 短期目标（住院化疗期间） 提高患者的肌肉力量和关节自主活动范围，

减轻疲乏感，改善患者自主排痰功能，增加活动耐力。

2. 中期目标（放射治疗期间）　帮助患者恢复自主步行、移动能力，提高日常生活自理能力。

3. 长期目标（出院后及治疗间期）　增强患者的整体健康水平，提高生活质量。

（二）治疗方法

1. 肌力训练

（1）早期主要采用助力训练，由治疗师辅助，患者进行肢体的等长收缩训练，例如双手平举，保持30秒。通过对肢体位置的维持，提高肢体感觉刺激输入，不仅增加肢体肌力，更提升患者运动控制的稳定性。等长收缩训练每日2次，每次10组。

（2）在放射性治疗期间，患者肌力有明显增长，以上肢为主，以绑缚式沙袋2kg固定于患者肢体远端，进行静力性收缩训练，以坐位双上肢平举维持1分钟为一组，每次10组，每日2次，以仰卧位交替抬腿10次为一组，每次10组，每日2次。

（3）在出院后，患者运动耐力有明显提升，物理治疗师指导使用负重器械（如杠铃、哑铃）或进行身体负重锻炼（如腿部提升、深蹲等）来增加肌肉负荷，进一步提高肌肉活动控制，增进肌纤维生长。并且由专业运动治疗师对患者的肌肉系统进行评估，根据患者情况，着重针对患者薄弱的大腿前侧和小腿后侧肌群进行专项的肌肉强化训练，如坐位下腿部伸展、蹲起、踢腿等动作。

2. 关节活动度训练　针对患者下肢的被动关节活动受限，通过治疗师被动的关节活动，并且配合患者自我拉伸，在拉伸后，进行支具固定，逐渐改善关节活动度。患者上肢以主动关节活动不足为主，通过滚筒、弹力绳、动力支具等辅助训练。

3. 疲劳管理　协同家属和患者共同安排适当的休息和睡眠时间，以减轻疲劳感。规律的睡眠和休息有助于提高精力和活动能力。早期患者由于疲乏严重，通过被动的推拿和筋膜放松手法，缓解肌肉紧张，舒缓精神焦虑。中期患者疲乏有所缓解，可自主通过泡沫滚轴、筋膜球等器械配合自我筋膜松解技术，缓解患者躯体不适，帮助患者放松肌肉，舒缓情绪。后期出院及治疗间期，作业治疗师指导患者在运动后通过音乐、散步、静坐等方式恢复精力，并改简化日常活动以节省体力。

4. 营养及能量管理　根据患者体成分报告及饮食评估，营养师建议患者通过合理的饮食和营养来支持康复和能量恢复。经专业营养师指导，建议患者摄入富含充足的蛋白质、维生素和矿物质等营养物质的配方补充剂。

还可以通过定期咨询营养师，根据个人情况制订适合自己的饮食计划，以提高身体的能量水平，促进肌纤维增长，减少脂肪摄入。

5. 心理治疗与支持　根据评估结果，患者可能因疾病和康复过程中的压力而感到焦虑或沮丧。心理支持和应激管理非常重要。心理治疗师负责提供心理支持、应激管理和以谈话为主的心理辅导，帮助患者积极应对疾病带来的压力。针对患者的谈话结果，心理治疗师评估患者现处于癌症患者心理五个分期的忧郁期，采用认知行为疗法，通过每周 3 次的面对面谈话，以及每周 2 次的家属谈话为主的形式，进行心理疏导。并且，由社会工作者组织，患者加入了淋巴瘤病友群，在很多已康复的病友的交流和鼓励下，患者和家属的信心增强。在出院后及治疗间期，心理治疗师继续为患者提供心理支持，包括定期心理咨询门诊，帮助患者应对疾病带来的心理压力，并提供科学化的情绪管理训练，不仅教授患者有效的情绪管理方法，同时也帮助患者家属减轻焦虑、抑郁等负面情绪。

6. 床旁辅助下站立训练　早期辅助下站立是非常重要的，不仅可以帮助患者提高双下肢的协调能力和平衡能力，还可以提高肢体感觉输入，预防长期卧床导致的压疮和肌肉萎缩的影响。

在早期，治疗过程先由治疗师指导患者进行训练前床上热身运动，包括拉伸、双手握拳—放松、脚趾屈伸等主动关节活动以预防拉伤。在热身活动完成后，由治疗师、患者家属将患者从床上扶起，待患者在床边坐稳后，在物理治疗师和家属帮助下从左右两边扶持患者，使患者通过双下肢发力维持站立。维持 10 分钟，每日 2 次。待患者双上肢肌力达到Ⅳ级，躯干稳定性可以达到坐位平衡Ⅰ级时，可以让患者自己抓握栏杆坐起，并通过双上肢扶持站立架支撑站立，治疗师在患者身后，提高保护和重心调整。

在双下肢肌力和核心肌力进一步增强，患者站立平衡达到Ⅰ级时，可增加具体的平衡功能训练计划。逐渐加大难度和挑战，以提高患者的平衡水平，包括单腿站立、重心转移、伸手触物训练、前后迈步练习等。

7. 呼吸康复项目

（1）卧床深呼吸训练：卧床期间，指导患者可以进行腹式呼吸、缩唇呼吸等练习，通过尽量深吸气和缓慢呼气来扩张肺部，增强肺功能。

（2）卧床被动手法活动：由康复师通过手法，放松肩背部肌群，改善膈肌的活动度，以促进呼吸肌肉的活动和肺活量的维持。

（3）排痰训练：主要通过体位调整，定期进行卧床体位调整，以促进痰液在呼吸道中的排出。根据听诊结果，尝试转换不同的侧卧位或仰卧位，以改变重力对呼吸道的影响。并且通过振动，促进排痰。

在化疗中后期，随着患者肺部感染基本痊愈，心肺康复治疗师加入智能呼吸训练器训练，每日 2 次呼吸肌强化训练，提高肺活量。并且根据患者病情，选择每日 1 次的手摇功率车活动，提升患者有氧活动耐力。

8. 作业疗法　针对患者的情况选择个性化训练设计，以任务为导向的训练流程，早期根据患者的日常喜好的打牌、运动等话题入手，设计翻纸牌、捏刺球、弹皮筋等简单、富有趣味性的作业活动，增加末端神经输入和精细活动控制，促进患者主动参与。

随着患者躯干稳定性增强，可以床边独立坐起后，选择进行日常生活技能训练：提供日常穿衣，进食、洗漱、自我清洁等场景，进行模拟训练，针对无法完成的项目，提出有效的活动改进策略，或者技巧和替代方案，从而逐渐提高患者的自理能力。

在住院治疗后期，治疗师注重通过刺激和训练来促进神经可塑性，帮助患者恢复或重新学习运动、感觉和认知功能。选择患者感兴趣的弹力软轴乒乓球练习器、悬挂式足球、切橡皮泥、抛接球、纸牌、象棋等作业活动增加患者训练积极性，并在训练中提高患者上肢功能的精细控制和感知觉。

（三）再评估

出院时评估，患者四肢肌容量、主动关节活动度、肌力及肌耐力恢复明显，食欲有明显改善，按照营养食谱规律进食，体重 58 kg，BMI 正常。双上肢握力：左手握力 20 kg，右手握力 31 kg；左手捏力 6 kg，右手捏力 10 kg。四肢肌力 V⁻，日常活动基本自理（能进行正常活动，有轻微症状和体征，KPS 功能状态评分 90分）。双手和双足末端的麻木感基本缓解，肢体协调性、深浅感觉及复合感觉都正常。站立平衡 III 级，可以独立行走，但在超过 500 米的距离后稍有气促。可以连续上两层楼梯，但上楼梯需要扶手，并需要多次停顿，为了安全考虑患者家属都一旁陪同。患者日常活动基本可以自理，MBI 评分 96 分（轻度依赖），但洗澡因疲劳仍需要家属帮助清洁背部。患者治疗过程中积极配合，并养成了坚持自主锻炼的习惯，在运动治疗师的指导下逐渐提高训练的难度和负荷。

患者对疾病的态度越来越积极，自诉已经形成了规律的睡眠和休息模式，精力和体力有明显恢复，但对疾病的预后和病程不确定性还存在一定忧虑和疑惑。家属诉患者开始主动联系曾经好友，通过手机进行社交联系，并且重新开始关注以前喜欢的运动比赛新闻，并开始计划早日恢复以前工作（患者最关注的问题是工作和收入问题），但以现有的体力从事原先工作尚有困难，最大的问题还是间歇性疲乏、体力及精力下降，无法维持全天的工作。患者家属希望患者在治疗周期完成后依然能在家休养。

七、病例讨论

（一）肿瘤治疗不良反应的分类和应对方法

淋巴瘤的放化疗不良反应是影响患者康复结果的重要因素，其中胃肠反应包括恶心呕吐、腹胀、食欲减退、腹泻等可以通过治疗前药物干预、严重时药物治疗、饮食指导及腹部按摩进行干预。

1. 骨髓抑制所导致的血小板减少、贫血、白细胞减少等可造成患者免疫力低下，活动耐力下降，反复感染、发热等，处理方法可选择升白、升血小板药物治疗，发热时应用广谱抗生素，同时进行适量康复训练及穴位按摩等治疗。

2. 神经系统不良反应，包括周围神经病变、感觉异常和疼痛等。处理措施包括：①药物治疗：对于感觉异常，可以考虑使用抗抑郁药物或抗癫痫药物，以减轻不适感；②康复训练：包括感觉训练和平衡训练，可以帮助患者逐渐适应感觉异常，提高其生活质量和功能能力。

3. 疼痛的处理措施 ①药物治疗：对于疼痛，可使用止痛药物如非类固醇抗炎药（NSAIDs）。对于慢性疼痛，可考虑抗抑郁药物或抗癫痫药物；②行为治疗：包括放松训练、生物反馈和认知行为疗法等，有助于患者管理疼痛和减轻疼痛程度。

4. 造血系统不良反应 包括白细胞减少、血小板减少、贫血等，处理措施：①白细胞减少：使用白细胞生长因子促进骨髓功能恢复；②恶心与呕吐：给予抗呕吐药物如 $5-HT_3$ 受体拮抗药、多巴胺受体拮抗药等；③腹泻：使用止泻药物，保持充足的水分和电解质平衡。

5. 其他不良反应 脱发、皮肤反应、免疫抑制。处理措施：①补充营养：通过口服或静脉输液给予营养支持，维持患者体力；②保持良好口腔卫生：定期漱口，避免食用过热、过冷、过硬的食物，预防口腔溃疡的发生。

（二）淋巴瘤全周期管理的特殊性

1. 症状针对性强 淋巴瘤患者常常出现疲乏和下肢无力等症状，由于治疗需要如腰穿、骨穿等操作和放化疗反应影响，导致淋巴瘤患者的康复治疗时机并不固定，需要灵活调整，故淋巴瘤患者康复治疗计划中的物理治疗和职业治疗项目，必须具备明确针对性，并且符合疾病进程（淋巴瘤患者的康复治疗需要考虑疾病的进程和患者的身体状况）。在淋巴瘤病例中，康复治疗计划应分为短期、中期和长期目标，逐步推进，符合淋巴瘤患者的全周期康复规律。

2. 综合治疗原则 康复治疗不仅仅是针对身体功能的恢复，还需要考虑患者的心理状态和日常生活能力。虚拟病例中的心理治疗项目，如心理咨询和情绪管理训练，旨在帮助患者应对疾病带来的心理压力，提高生活质量。

3. 个体化治疗　每个淋巴瘤患者的症状和身体状况都有所不同，因此康复治疗计划需要根据患者的具体情况进行调整。病例中所体现康复治疗计划是一个框架，可以根据患者的实际需要进行修改和补充，体现了个体化治疗的原则。

4. 禁忌证　由于淋巴瘤患者治疗的特殊性，常规的康复理疗设备和康复时间管理并不适用于淋巴瘤患者的康复原则。例如淋巴瘤患者存在骨髓抑制，导致患者白细胞水平较低，免疫力低下，无法进行群体和至康复治疗室进行康复，也不适使用部分物理因子治疗。并且由于骨髓抑制导致血小板降低，故在进行训练时需由治疗师全程监督、指导，确保正确的姿势和动作，避免受伤。初期可以进行较轻微的训练，然后逐渐增加负荷和难度。持续性是关键，康复训练需要坚持进行，以达到更好的效果。患者的康复训练计划应该根据患者的具体病理情况和身体状况进行个性化的指导，并会根据患者的进展和反馈进行调整和优化。

八、病例点评

恶性淋巴瘤是一种造血系统的恶性肿瘤，同时常常出现免疫异常，容易并发感染，所以全身性症状比较多，本例淋巴瘤分期属晚期，淋巴瘤造成的全身性伤害较大，合并中枢神经系统受损，出现中枢神经系统的一些症状，身体活动能力受限；化疗后并发多重感染；同时由于长期的疾病困扰，患者出现了心理上的不适，疾病、感染又可能造成营养的吸收不良，各种营养成分缺失，因而淋巴瘤是最适合多学科诊疗的肿瘤之一，也是需要综合性治疗的。本例患者的康复治疗过程体现了多学科诊疗的优势，为淋巴瘤的康复提供可以借鉴的模式。

（病例提供：李开元　福建医科大学附属协和医院）

（病例点评：刘庭波　福建医科大学附属协和医院）

参考文献

[1] 中国临床肿瘤学会指南工作委员会. 中国临床肿瘤学会（CSCO）淋巴瘤诊疗指南 2019[M].
　　北京：人民卫生出版社，2019.

[2] 王哲. 弥漫大 B 细胞淋巴瘤治疗、预后相关病理因素 [J]. 国际输血及血液学杂志,2019,42(3):
　　185-188.

[3]National Comprehensive Cancer Network. NCCN clinical practice guidelines in oncology：breast cancer, version 6. 2020 [EB/OL]. （2020–09–08）[2021–02–25].

[4]周剑峰，黄伟. 弥漫大 B 细胞淋巴瘤的预后及分层治疗 [J]. 临床内科杂志，2015，（3）：159–162.

[5]中国临床肿瘤学会指南工作委员会. 中国临床肿瘤学会（CSCO）淋巴瘤诊疗指南 2020[M]. 北京：人民卫生出版社，2020.

[6]董梅. 弥漫大 B 细胞淋巴瘤的维持治疗 [C]. 中国肿瘤内科大会，2010.

[7]潘登，李艳，颜晓菁. 来那度胺治疗弥漫大 B 细胞淋巴瘤的研究进展 [J]. 辽宁医学杂志，2019，33（3）：1–5.

[8]淋巴瘤患者健康教育手册. 淋巴瘤之家，2023 年 6 月 21 日，https://house086.com/thread–84340–1–1.html.

[9]高艳秋，杭志荣，杨志红，等. 强烈化疗后Ⅳ度骨髓抑制患者的护理 [J]. 中华护理杂志，2000，（11）：25–27.

[10]杜新波，艾丽梅，王洁，等. 美罗华治疗 B 细胞淋巴瘤的不良反应及护理对策 [J]. 辽宁医学院学报，2012，33（06）：565–567.

[11]Tilly H, Gomes da Silva M, Vitolo U, et al.DLBCL：ESMO Clinical Practice Guidelines for diagnosis, treatment and follow–up[J].Ann Oncol, 2015, 26（5）：116–125.

[12]Michallet AS, Coiffier B.Recent developments in the treatment of aggressive non–Hodgkin lymphoma[J].Blood Reviews, 2009, 23（1）：11–23.

[13]Howlader N, Noone A, Krapcho M, et al.SEER cancer statistics review, 1975–2014. Bethesda, MD：National Cancer Institute, 2017.

病例 9　肺癌：肺功能下降、心肺适能下降、自我效能降低、病耻感的康复治疗

一、患者情况介绍

患者女性,68 岁,2019 年 4 月诊断为肺癌（腺癌）伴淋巴结转移,化疗 3 次后,肿瘤缩小,行肺癌根治术后多次进行化疗与免疫治疗。术后患者自觉无法快步行走,自述步速稍快或步行稍久即出现胸闷、气喘,需停下休息。化疗导致的消瘦与头发脱落,导致患者对自身形象不满,产生较强的病耻感,回避正常的社交活动,以往跳广场舞的习惯也未能得到保留,甚至不愿与老友交谈。患者及其家属希望通过康复治疗改善肺功能与心肺适能,使患者有能力进行正常步行、参与日常生活活动,增强患者自信心。

二、病例分析目标

1. 了解老年肺癌患者常见的功能障碍。
2. 通过多团队合作,提高患者自我效能,降低病耻感。
3. 制订居家康复运动处方,改善患者肺功能与心肺适能。

三、康复概述

1. 一般康复治疗计划的目标　提高患者心肺适能,改善肺功能,通过与护理团队的合作与宣教,使患者自信、自主、有能力参与日常生活和娱乐活动。
2. 康复治疗干预　呼吸功能训练、平衡训练、柔韧性训练、有氧运动、抗阻运动。
3. 康复治疗注意事项　观察患者运动的依从性;结合患者的爱好与可获得的运动场地、器材制订个体化运动处方;运动时做好监测,防止不良事件发生。
4. 影响康复治疗的因素　患者自我效能、患者对康复运动处方的依从性。

四、疾病介绍

肺癌（lung cancer,LC）是全球发病率、死亡率极高的恶性肿瘤,随着病程发展,患者常出现呼吸困难、疲劳、疼痛等多种临床症状,严重危害人类的生命安全与身体健康,给社会、患者家庭与个人带来巨大的经济负担与治疗、康复压力。2024 年,美国预计新发癌症 2 001 140 例,其中肺癌占 234 580 例,预计死亡 125 070 例。在我国,肺癌的粗发病率和粗死亡率均占所有恶性肿瘤首位,约有

37% 的肺癌患者诊断时年龄大于 75 周岁。癌症本身与治疗伴随的不良反应给患者的生理、心理与社会带来沉重的负担，如何使用非药物疗法实现安全、经济、有效的症状管理，提高患者的生活质量是重要的医学与社会问题。

肺部肿瘤常限制呼吸肌收缩，使膈肌活动度下降、收缩力降低，对肺功能产生不良影响，使患者肺功能下降。手术是早期肺癌患者的主要治疗方法，部分肺叶的切除导致患者呼吸功能下降，手术带来的创伤与应激反应，也会影响患者心肺适能。放化疗是中晚期肺癌患者与无法接受手术的患者的治疗方法，放化疗引起的不良反应易导致骨骼肌内氨基酸储备不足，造成肌肉质量低，心肺适能下降。

营养不良是肺癌患者常见的并发症，部分肺癌患者在疾病前期即出现营养不良的情况，导致患者骨骼肌减少，体能减退，心肺适能下降。李黎等人的研究使用握力测量患者心肺适能，验证了营养与心肺适能的相关性。一项研究显示，肺癌患者骨骼肌减少发生率较高，为 46.8% ～ 55.8%。老年肺癌患者常合并吞咽功能障碍，其消化系统功能的衰退及易患病、多慢病、常共病等特点使老年肺癌患者更易存在营养不良风险。当癌症细胞压迫食管时，患者可因进食困难，产生厌食情绪与营养摄入不足，导致肺癌患者营养水平较差，化疗带来的恶心呕吐等也会影响患者食欲，食物摄入不足，心肺适能较差。

病耻感是指患者在疾病影响下所产生的内心耻辱体验，包括感知病耻感、实际病耻感和内在病耻感三个方面。Hamann 等人的研究结果发现，95% 的肺癌患者存在病耻感。额外的治疗费用、自我能力降低、形象改变、咳嗽咳痰的症状都是肺癌患者病耻感的来源。病耻感不仅给患者带来负性的情感体验，还严重影响着患者的治疗与康复。

五、检查、评估和诊断

主诉：肺癌术后 4 年，心肺适能下降 3 年余。

现病史：患者于 2019 年 4 月外院诊断"肺癌伴淋巴结转移"，行化疗 3 次后，肿瘤缩小后接受肺癌根治术。病理显示低分化混合性黏液癌与非黏液腺癌，黏液腺癌占 40%，周围肺见肿瘤组织沿肺泡腔播散，未累及胸膜，送检 2 组淋巴结 1+/4、4 组淋巴结中 5 枚淋巴结转移 5/6。基因检测 EGFR L858R 突变。术后行原方案 3 次辅助化疗后定期随访。2020 年 6 月复查时发现颅内小占位（约 2 mm），癌胚抗原 100 ng/mL 左右，考虑脑转移。口服 1 代靶向药物（具体药物不详）1 个月，癌胚抗原未下降。同年 7 月更换为奥希替尼口服至今，颅内病灶基本稳定，癌胚抗原逐渐下降至 30 ng/mL 左右。2021 年 1 月起癌胚抗原再次逐渐升高（2023 年 7

月癌胚抗原450 ng/mL）。多次复查颅脑MRI未见肿瘤进展，11月行PET-CT未见其他部位转移。排除禁忌证后，于2023-08-08、2023-09-09、2023-10-11、2023-11-07行化疗＋免疫＋抗血管治疗，具体为培美曲塞800 mg/700 mg d1＋顺铂120 mg/100 mg d1＋信迪利单抗200 mg d1＋贝伐珠单抗900 mg d1 1次/3周，辅以因卡膦酸抑制骨破坏。第一次化疗后1周左右出现Ⅳ度骨髓抑制，伴发热、无力、口腔溃疡，予升白、升血小板等治疗后恢复正常。后予减量及预防性升白后未再出现骨髓抑制。患者既往腰穿未见肿瘤细胞，无新发头痛、头晕等症状，评估病情稳定。自术后自觉无法较长时间、较远距离运动，易出现胸闷、气短等情况。现为再次治疗以"心肺功能康复"入院。

体格检查：体温37℃，脉搏70次/分，呼吸14次/分，血压120/70 mmHg。身高160 cm，体重59 kg。神志清楚，发育正常，营养好，回答切题，自动体位，查体合作，步入病房，全身皮肤黏膜未见异常，无肝掌，全身浅表淋巴结无肿大。未见皮下出血点，未见皮疹。头颅无畸形，眼睑正常，睑结膜未见异常，巩膜无黄染。双侧瞳孔等大等圆，对光反射灵敏，耳郭无畸形，外耳道无异常分泌物，无乳突压痛。外鼻无畸形，鼻通气良好，鼻中隔无偏曲，鼻翼无翕动，两侧鼻窦区无压痛，口唇无发绀。双腮腺区无肿大，颈软，无抵抗，颈静脉无怒张，气管居中，甲状腺无肿大。胸廓对称无畸形，胸骨无压痛；双肺呼吸音清，未闻及干湿性啰音。心率70次/分，心律齐；腹平坦，膜壁软，全腹无压痛，无肌紧张及反跳痛，肝脾肋下未触及，肝肾脏无叩击痛，肠鸣音4次/分。肛门及外生殖器未见异常，脊柱、四肢无畸形，关节无红肿，无杵状指（趾），双下肢无水肿。肌力、肌张力正常，生理反射正常，病理反射未引出。

诊断：①肺占位性病变；②肺部恶性肿瘤脑转移。

康复治疗评估：在干预前（t0）、干预1个月后（t1）、干预2个月后（t2）进行三次评估。患者目前最迫切解决的问题是肺功能与心肺适能下降。使用第一秒用力呼气容量（forced expiratory volume in the first second，FEV_1）、用力肺活量（forced vital capacity，FVC）描述患者肺功能，采用6分钟步行试验（6 minute walking test，6 MWT）与握力评估患者心肺适能。

心肺运动试验（cardiopulmonary exercise testing，CPET）测定的最大摄氧量（maximal oxygen consumption，VO_2 Max）能全面评价患者心肺储备功能与运动耐力，是测量心肺适能的金标准。但CPET所需仪器较为昂贵，操作复杂，运动量相对大，禁忌证较多，且测量结果不能代表患者日常生活能力，而六分钟步行试验适用年龄段广泛，能整体评价患者的心肺适能与功能状态，体现患者日常生活活动能力，也是死亡的重要预测指标。此外，康复师还可根据患者 6 分钟步行试验结果制订个体化运动方案，故采用 6 分钟步行试验测定患者心肺适能，并于测定后使用 Borg 量表评估患者呼吸困难程度（病例 9 表 1）。患者穿舒适的衣物与适合步行的鞋子，在人流量少且平直的走廊进行试验，走廊往返直线距离为 60 m，每 1 m 做一个记号，正常人的步行距离应 > 550 m。

病例 9 表 1　Borg 量表

评分	描述
0 分	完全没有，"没事"代表您没有感觉到任何费力，没有肌肉劳累，没有气喘吁吁或呼吸困难
0.5 分	刚刚感觉到（非常微弱，刚刚有感觉）
1 分	非常轻微，（"很微弱"代表很轻微的费力。按照您自己的步伐，你愿意走最近的路程）
2 分	轻微（"微弱"）
3 分	中等（代表有些但不是非常的困难。感觉继续进行是尚可的、不困难的）
4 分	稍微严重
5 分	严重（"强烈——严重"非常困难、劳累。但是继续进行不是非常困难。该程度大约是"最大值"的一半）
6 分	上下两条之间
7 分	非常严重（"非常强烈"您能够继续进行，但是你不得不强迫自己而且你非常劳累）
8 分	上下两条之间
9 分	非常非常严重（几乎达到最大值）
10 分	最大值（"极其强烈——最大值"是极其强烈的水平，对大多数人来讲这是他们以前生活中所经历的最强烈的程度）

握力不仅能反映老年人上肢的功能状态，还能反映老年人全身的肌肉力量水平。评估方法为患者取端坐位，肩关节稍内收且处于中立位，肘关节屈曲 90°，前臂和腕关节处于中立位，掌心向内，用最大力紧握内外握柄，共测试三次，取平均值。由于握力受患者利手影响（一般利侧大于非利侧），故测试前询问患者利手，并测量患者利手握力。

相关功能障碍对患者生活造成一系列影响，限制患者的日常参与，降低了患者的自我效能。采用运动自我效能量表（exercise self-efficacy scale, ESES）评估老年肺癌患者的自我效能，该量表（病例9表2）共有九个条目，赋分为0~10分，从0~10为完全不自信到非常自信，总分为90分，分数越高，运动自我效能越高。2009年，Lee等在192位老年人中检测了该汉化量表的信效度，Cronbach's α 系数（克朗巴赫系数）为0.971，内部一致性较好。

病例9表2 运动自我效能量表

	0 1 2 3 4 5 6 7 8 9 10
1. 如果天气使您感到困扰的时候	
2. 如果您对该运动没有兴趣的时候	
3. 如果运动时会感到疼痛的时候	
4. 如果您一个人运动、没有人作伴的时候	
5. 如果您觉得没有感受到运动的乐趣的时候	
6. 如果您忙于其他事情的时候	
7. 如果您觉得疲惫的时候	
8. 如果您觉得有压力的时候	
9. 如果您觉得心情忧郁的时候	

如有以上情况，你有多少信心可以进行运动：0——没什么信心，10——非常有信心。

通过质性访谈，了解患者在生病前热爱的运动形式为跳广场舞，并有每天散步30分钟的习惯。

六、治疗计划

（一）治疗目标

1. 短期目标　①患者对自身运动处方产生浓厚的兴趣、能意识到运动对自身的好处并愿意尝试执行；②患者生活活动能力增强，社会参与增多；③患者自我效能得到一定提升，愿意与他人交流。

2. 长期目标　①患者养成规律运动的习惯；②患者肺功能与心肺适能有所改善，能够完成运动处方。

（二）治疗方法

主要为健康宣教与运动干预，具体见病例9表3至病例9表5。

病例 9 表 3　健康教育内容与方式

时间	健康教育
第 1 周	知识讲座（肺癌、运动、心肺适能相关知识）
第 2 周	一对一访谈（分析不愿意参与运动的原因）
第 3 周	引导患者做出坚持运动的承诺（促进坚持运动）
第 4 周	正负面案例分析（促进坚持运动）
第 5～8 周	电话随访（10～15 分钟）与微信强化管理，查看运动视频

病例 9 表 4　具体运动干预内容

	周一	周二	周三	周四	周五	周六	周日
有氧＋抗阻＋柔韧性运动	快步走，初始 10 分钟，延长至 30～40 分钟	太极拳 10 分钟，广场舞 30 分钟	弹力带练习	太极拳 30 分钟	广场舞 30 分钟	弹力带练习	广场舞 30 分钟
呼吸运动	吹气球，每天早晚各一次，每次 15 分钟						
平衡练习	每次 5～10 分钟						

病例 9 表 5　评估结果

T	项目 FEV$_1$	FVC	6 MWT	握力	Borg	自我效能
T0	2.07	3.6	467.6 m	23.2	7	30
T1	2.35	3.92	504.1 m	24.8	5	36
T2	2.54	3.96	513.8 m	25.1	4	46

七、病例讨论

（一）运动处方制订原则

参考 2022 年中国抗癌协会肿瘤营养专业委员会发布的《中国恶性肿瘤患者运动治疗专家共识》，老年肺癌患者的运动处方应根据患者自身情况、工作条件、兴趣爱好与所能获取的运动器材，选择合适的运动方式（如有氧运动、力量练习、柔韧性练习、平衡功能训练等）。适当进行体力活动和锻炼，可促进血液循环，恢复体力，增加心肺适能。活动应循序渐进，提倡小量、重复、多次运动，适当间隔休息，循序渐进地提高运动总量。参考《美国人身体活动指南第 2 版（2018）》老年肺癌患者每周累积至少 150 ～ 300 分钟的中等强度运动或 75 ～ 150 分钟较大强度的运动。

（二）运动风险评估

老年肺癌患者存在多种运动风险因素，开始运动前应进行综合评估。评估内容包括：参与居家康复运动肺癌患者的年龄、认知功能、患病史与家族史（特别是心血管疾病）、患者确诊前与目前的运动水平；患者是否出现感觉、认知与运动功能障碍。评估患者的心率、血压、心电图、血脉氧是否正常。老年肺癌患者参与居家康复运动仍存在安全风险，应注意安全保护，避免发生跌倒。

（三）运动具体形式

肺癌患者运动方式包括呼吸运动、抗阻运动、有氧运动、传统的运动方案等，有氧运动和抗阻运动前后应至少进行 5 分钟的热身和放松活动，以微微出汗、不感到呼吸困难为宜，若患者出现明显不适，推荐停止进行运动。肺癌患者居家康复运动形式呈多元化发展，包括呼吸运动、抗阻运动、有氧运动、柔韧性运动、平衡运动、多元化运动方式等。

1. 呼吸运动　传统的呼吸运动训练包括缩唇呼吸、胸式呼吸、腹式呼吸、有效咳嗽和呼吸肌训练等，后又发展出吹气球、呼吸操、中医呼吸操等训练方法，若条件允许，也可以借助呼吸锻炼仪、深呼吸练习器训练。

2. 抗阻运动　是通过肌肉对抗外来阻力的主动运动，与有氧运动比较，抗阻运动引起的心率反应性较低，可提升肌肉的氧化能力，增加肌容量及肌力，增强肌力、减轻疲劳、降低医疗保健支出。抗阻运动的形式多为循环抗阻力量训练，即一系列中等负荷、持续、缓慢、大肌群、多次重复的抗阻力量训练。接受渐进性抗阻力训练或包含抗阻力训练的多元化体育锻炼计划，还可以改善老年肺癌患者的衰弱状态。基于阻力的训练包括利用任何外部阻力，如哑铃、基于器械重量训练、液压阻力（基于水的阻力训练）、弹力带训练和自身体重训练在高于常规活动的水平上进行骨骼肌收缩活动。

3. 有氧运动　有氧训练是以躯干、四肢等大肌肉群参与为主，对改善老年人心肺功能和衰弱状态起到重要的作用。采用低、中强度的有氧运动训练安全性高，但是需要较长的运动时间，所以近年来高强度间歇训练（high‐intensity interval training，HIIT）被提出并得到应用。HIIT 是结合短暂的高强度运动与长时间低强度的恢复运动，两者交替进行，耗时少，在健康老年人中其安全性得到验证，但对于老年肺癌患者，其安全性尚未得到验证。有氧运动形式较为多样，包括室内运动、爬楼梯、慢跑、骑自行车、游泳、做健身操及在器械上完成的行走、踏车、划船等。

4. 柔韧性运动 老年人普遍柔韧性差，使日常生活活动能力降低。柔韧性训练对老年人很重要。除此以外，柔韧性训练还有助于释放压力、降低受伤风险及肌肉僵硬、改善体型及平衡肌肉等。柔韧性训练宜每天进行，训练前应热身以避免损伤。训练原则应以缓慢、可控制的方式进行，并逐渐加大活动范围。训练方法：每一部位拉伸时间 6～15 秒，逐渐增加到 30 秒，如可耐受可增加到 90 秒，期间正常呼吸，强度为有牵拉感觉同时不感觉疼痛，每个动作重复 2～3 次，总时间 10 分钟左右，每周 3～7 次。八段锦、瑜伽、太极拳等传统运动方式主要训练老年肺癌患者的平衡与柔性，可以提高身体的稳定性和灵活性，降低老年肺癌患者发生跌倒意外的风险同时能起到改善患者的衰弱状态、改善患者认知状态、防止抑郁的目的。

5. 平衡运动 包括动态平衡、静态平衡、反应性平衡等。通常通过单脚站立、方格踏步训练、坐立坐训练、重心转移训练、坐立位平衡训练进行训练。

6. 多元化运动 是指综合了有氧运动、抗阻运动、平衡训练与柔性训练多元化运动干预方案。目前，有研究者发展出将规律的运动与老年人的日常生活相结合的方式，促进老年患者在居家环境中积极运动，具体的方式为：在起床时进行坐位平衡的训练、做菜时单脚支撑以锻炼站位平衡能力，且暂未出现不安全事件。在首次进行的体育锻炼的前几周，应进行多关节阻力训练，逐渐发展至更多的单关节运动。

（四）运动处方（病例 9 表 6）

病例 9 表 6　运动处方

运动形式	运动强度	运动频率与时长
有氧运动	60%～70% 的峰值心率	每周 3～5 次，初始运动时间为 10 分钟，可根据患者耐受能力逐渐延长至 30～40 分钟
抗阻运动	达到 1 RM 的 60%～70%	每周 2～3 次，8～15 次 / 组，1～3 组
柔韧性运动	关节所允许的范围	每周 2～3 次，静力拉伸 10～30 秒

续表

运动形式	运动强度	运动频率与时长
平衡练习	无	每周 7 次，每次 5～10 分钟
呼吸运动练习	借助仪器时，强度须达到个体吸气最大压力的 30%	每周 4～5 次，每次 30 分钟（或每周 10 次，每次 15 分钟）

八、病例点评

老年患者是肺癌患者中特殊的脆弱群体，与年轻患者相比，老年患者接受手术治疗的可能性更低，其功能障碍发生率较其他年龄群体更高，且通常经历着更复杂的症状群。我国朱杰等学者将 208 例肺癌患者分为老年组（$N = 143$）与非老年组（$N = 65$），随访其功能障碍发生的情况并进行回顾性分析，发现老年肺癌患者可能存在以心肺、运动、疼痛、认知、精神心理障碍为主的多种功能障碍，且老年组的功能障碍筛出率高于非老年组，这提示与其他年龄段的患者相比，老年肺癌患者功能更差、更脆弱、更需要被关注与管理。中高水平的心肺适能、较快的步行速度、中高级别的体力活动水平与休闲活动水平与肺癌全因死亡率降低有关。运动能提高患者的心肺适能、改善患者肺功能、减轻呼吸困难程度、增强肌肉质量与力量、改善患者虚弱、改善患者癌因性疲乏、减少焦虑抑郁情绪、提高患者生活质量，从而促进与日常活动相关的功能恢复。

（病例提供：钱佳煜 复旦大学附属华山医院）

（病例点评：贾 杰 复旦大学附属华山医院）

参考文献

[1] 田国，边莉，徐小莉，等. 肺癌患者发病情况和经济负担的分析 [J]. 中国肺癌杂志，2022，25（03）：167 - 173.

[2] Siegel RL, Giaquinto AN, Jemal A. Cancer statistics, 2024[J]. CA Cancer J Clin, 2024, 74（1）：12 - 49.

[3] Bade BC, Dela Cruz CS. Lung Cancer 2020: Epidemiology, Etiology, and Prevention[J]. Clin Chest Med, 2020, 41（1）：1 - 24.

[4]Loreanzi M, Bonass S, Lorenzi T, et al.A review of telomere length in sarcopenia and frailty[J].Biogerontology, 2018, 19 (3 - 4): 209 - 221.

[5]Arends J, Baracos V, Bertz H, et al.ESPEN expert group recommendations for action against cancer - related malnutrition[J].Clin Nutr, 2017, 36 (5): 1187 - 1196.

[6] 李黎,卢幻真,丁利萍,等.握力在晚期肺癌患者营养状况评估中的应用研究 [J]. 护理研究, 2020, 34 (12): 2105 - 2109.

[7]Nakamura R, Inage Y, Tobita R, et al.Sarcopenia in resected NSCLC: effect on postoperative outcomes[J].J Thorac Oncol, 2018, 13 (7): 895 - 903.

[8] 宋春花,王昆华,郭增清,等.中国常见恶性肿瘤患者营养状况调查 [J]. 中国科学:生命科学, 2020, 50 (12): 1437 - 1452.

[9]Hamann HA, Ostroff JS, Marks EG, et al.Stigma among patients with lung cancer: a patient - reported measurement model[J].Psychooncology, 2014, 23 (1): 81 - 92.

[10] 车琳.心肺运动试验临床操作新进展 [J]. 中国实用内科杂志, 2022, 42 (05): 367 - 70.

[11]Desrosiers J, Bravo G, Hebert R, et al.Impact of elbow position on grip strength of elderly men[J].J Hand Ther, 1995, 8 (1): 27 - 30.

[12] 肖娜,徐纳新,孙会芳,等.握力测试影响因素的研究进展 [J]. 中国康复理论与实践, 2013, 19 (09): 839 - 842.

[13]Lee LL, Perng SJ, Ho CC, et al.A preliminary reliability and validity study of the Chinese version of the self - efficacy for exercise scale for older adults[J].Int J Nurs Stud, 2009, 46 (2): 230 - 238.

[14] 中国抗癌协会肿瘤营养专业委员会,国家市场监管重点实验室,北京肿瘤学会肿瘤缓和医疗专业委员会.中国恶性肿瘤患者运动治疗专家共识 [J]. 肿瘤代谢与营养电子杂志, 2022, 9 (03): 298 - 311.

[15]Campbell KL, Winters - Stone KM, Wiskemann J, et al.Exercise guidelines for cancer survivors: consensus statement from international multidisciplinary roundtable[J].Med Sci Sports Exerc, 2019, 51 (11): 2375 - 90.

[16]Akinoso - Imran AQ, O' Rorke M, Kee F, et al.Surgical under - treatment of older adult patients with cancer: a systematic review and meta - analysis[J].J Geriatr Oncol, 2022, 13 (4): 398 - 409.

[17] 朱杰,任晶晶,李晓芳,等.肺癌患者临床多功能障碍的发生情况分析 [J]. 中国医刊, 2022, 57 (01): 53 - 57.

病例 10　肺癌放化疗的运动功能康复：同步放化疗衰弱的管理

一、患者情况介绍

患者老年女性，1 个月前开始出现咳嗽、咳痰和背痛，偶尔感到胸闷、头晕和头痛，无发热或畏寒。十多天前在当地医院行胸部 CT 检查，发现右肺下叶有致密影，双肺气肿，可能有双肺慢性感染和慢性支气管炎，纵隔内淋巴结轻微增大，双侧胸膜增厚，但未进行特殊治疗。纤支镜检查和病理确认为鳞状细胞癌。目前患者一般情况好，精神、饮食、睡眠正常，但体重在近 1 个月内下降了 4 kg。ECOG 评分 1 分，NRS 评分 1 分。

在对患者进行详细评估后，其目前主要诊断考虑为右肺鳞癌伴右肺门、纵隔淋巴结转移（$T_2N_2M_x$），考虑到肺穿刺风险较高，患者肿瘤已侵及气管并压迫气道，出现咯血。治疗将采用紫杉醇或白蛋白结合型紫杉醇＋卡铂配合放疗。其中，衰弱和运动能力下降是放化疗治疗中最常见的并发症之一。特别是在老年肺癌患者中，衰弱的风险极高，研究指出，老年肺癌患者中有高达 45% 的人存在衰弱现象。衰弱不仅会提高老年肺癌患者接受放化疗和手术时并发症的风险，还会缩短其生存期，提高死亡率，给患者、家庭及社会带来重大负担。通过对衰弱的评定，可以更全面地掌握老年肺癌患者的健康状况，从而提供早期干预，改善治疗结果。

二、病例分析目标

1. 了解肺癌放化疗后常见的康复问题。
2. 如何进行肺癌放化疗后康复的评定与诊断。
3. 如何改善患者放化疗后的衰弱，制订运动方案，提高生活质量。

三、康复概述

1. 一般康复治疗计划的目标　减轻放化疗后不良反应，预防呼吸功能、运动功能等可能因疾病本身或放化疗出现下降，纠正潜在营养不良与恶病质可能、做好心理功能建设。

2. 康复治疗干预　积极完善心肺、运动功能评定，给予放化疗可能出现并发症的宣教，给予心肺功能训练、肌力训练、体适能训练等对抗衰弱发生的干预，同时给予护胃、补液、镇痛、抗感染等对症治疗。

3. 康复治疗注意事项　如何应对放化疗及可能出现的并发症，心肺功能训练、运动治疗在对抗放化疗后衰弱中的积极作用等。

4. 影响康复治疗的因素　放化疗后疼痛、恶心、呕吐等其他并发症。

四、疾病介绍

肺癌是中国癌症死亡的首要原因，占所有癌症死亡的 27%，全国肺癌死亡率为 45.9/10 万人。肺癌主要分为非小细胞肺癌（占 80%～85%）和小细胞肺癌。美国国家综合癌症网络于 2021 年发布的指南中列出了肺癌筛查的风险因素，包括吸烟史、氡气暴露、职业暴露、肺癌病史、家族史等。肺癌的临床表现多样，但缺乏特异性，周围型肺癌通常无症状。其临床表现可分为四类：原发肿瘤的局部症状、侵犯邻近器官的症状、远处转移症状及肺外表现。治疗肺癌应采取多学科综合治疗与个体化治疗相结合的原则，利用手术、放疗、化疗、分子靶向治疗和免疫治疗等多种手段。肺癌患者常受到肿瘤和治疗引起的各种症状和功能限制的困扰，主要包括呼吸困难、疲劳、疼痛等，严重影响其生活质量。

放射治疗作为肺癌综合治疗方案的核心组成部分，对于大多数肿瘤患者而言，是治疗过程中必不可少的治疗方式。根据国内外相关研究资料，75%～80% 的肺癌患者在其治疗周期内需接受放射治疗。该治疗方式的相关毒性反应受到剂量限制，放疗技术的发展旨在提升对肿瘤靶区的照射剂量，同时尽量降低对周边正常组织的影响。随着放射物理学与医学影像学等领域的进步，放射治疗由传统方法向更为精准的调强放疗和立体定向放射治疗技术演进，显著提高了对肿瘤的控制率及患者的生存率。然而，治疗过程中肿瘤周边的正常组织难免会受到一定程度的放射损伤。

在进行肺癌化疗前，必须采取预防措施以监测和减轻抗癌药物可能对正常细胞，尤其是增生活跃细胞，如骨髓、消化道黏膜、生殖细胞的损害，以免影响肝、肾、心、肺、神经系统等器官功能，甚至危及生命。包括详细的化疗前评估，了解患者的整体健康状况和是否存在其他疾病；进行体力状态评分，以评估患者承受化疗的能力；密切监测药物不良反应的程度，及时处理重度毒性反应；注意药物毒性反应的不同时间段出现的反应；确保患者或其监护人签署知情同意书；并提供个性化饮食指导，推荐高蛋白、高热量、高维生素的饮食，以支持患者在化疗期间的身体需求和康复。

五、检查、评估和诊断

现病史：患者于 1 个月前无明显诱因出现咳嗽、咳痰及背部疼痛，偶尔伴有胸闷、头晕和头痛，无发热、畏寒或晕厥症状。10 天前在当地医院行胸部 CT 检查显示右上肺存在占位现象，并伴随右肺门及纵隔淋巴结增大，右肺中叶及上叶舌段出现纤维化灶，同时冠状动脉和主动脉出现钙化斑块。此外，颅脑 MRI 检查显示脑内存在多发缺血性变化。纤支镜检查发现右上叶尖段狭窄，病理分析确认为鳞状细胞癌。患者随后来我院门诊就诊。患者的一般健康状况尚可，精神状态、饮食及睡眠情况良好，但体重在近一个月内下降了 4 kg。ECOG 评分 1 分，NRS 评分 1 分。

既往史：一般情况良好，既往有乙肝病史。否认结核病史，已接种卡介苗、脊髓灰质炎、麻疹、百白破、乙脑疫苗，无过敏史，无外伤、手术、输血史，无其他特殊病史。

体格检查：体温 36.3℃，脉搏 76 次 / 分，呼吸 20 次 / 分，血压 139/96 mmHg。神志清楚，精神尚可，面色欠华，无特殊面容，形体正常，营养中等，发育正常，对答切题，言语清晰，语声正常，气息平顺，查体合作，自动体位，步行入院。全身体表未触及明显淋巴结肿大。胸部检查未见异常表现，双侧呼吸运动对称，无明显加强或减弱现象，双侧乳房对称，无异常发现。双肺触觉语颤正常，无胸膜摩擦感，叩诊呈清音，双肺听诊清晰，未闻及干湿性啰音，心脏检查正常，心律齐，未闻及任何瓣膜区杂音。

临床诊断：①右肺鳞癌伴右肺门、纵隔淋巴结转移 T_2N_2Mx；②乙肝病毒携带者；③右肺中叶、右肺上叶舌段纤维灶；④冠状动脉主动脉钙化斑块；⑤脑内多发缺血性改变。

鉴别诊断：①肺结核：年轻者多见，同时伴有低热、盗汗等结核中毒症状，病灶易发生于肺上叶尖后段及下叶背段，具有多灶性、多性状等，结核菌素试验（+），或找到结核杆菌；②肺部良性肿瘤：如支气管腺瘤、错构瘤，在影像学上与肺癌难以鉴别，病理学可明确。

康复评定：

1. 功能评定

（1）呼吸功能：无呼吸困难表现。

（2）运动功能：①肌力评定：四肢肌力Ⅳ级；②关节活动度评定：双膝关节活动受限，右膝关节屈曲 100°，左膝关节屈曲 110°。

（3）感觉功能：胸痛评分 5 分。

（4）心理功能：PHQ - 9 筛查未见焦虑和抑郁。

2. 结构评定

（1）胸部 CT 增强扫描提示（病例 10 图 1）：胸廓对称，右肺门及右肺上叶不规则软组织肿块影，大小约 7.2 cm×5.3 cm，内见空洞伴气－液平，增强呈不均匀强化，病灶包绕右肺上叶支气管及右上肺动静脉，部分管腔狭窄、截断，肿块与头臂静脉局部分界不清，上腔静脉受压变窄，肿块周围多发结节影、磨玻璃影及实变影，邻近胸膜增厚、粘连。双肺散在直径 0.2～0.4 cm 小结节影，部分呈磨玻璃密度，部分钙化。左肺上叶小囊状透亮影；左肺上叶下舌段少许条索影。纵隔及右肺门淋巴结增多、增大，部分强化欠均匀，大者短径约 1.7 cm。心脏未见增大，心包未见积液，主动脉及左右冠状动脉钙化。双侧胸腔未见积液。

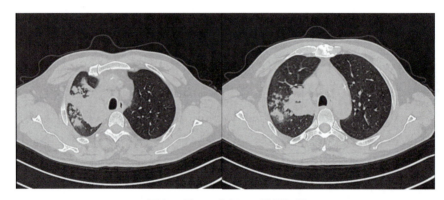

病例 10 图 1　胸部 CT 增强扫描

（2）无痛纤维支气管镜检查：支气管镜经喉罩进入声门：会厌光滑，双侧声带结构正常。气管：软骨环结构清晰，黏膜光滑，色泽正常，管腔通畅。隆突：光滑锐利。左侧各级支气管：均未见异常，黏膜光滑，色泽正常，管腔通畅，未见出血、狭窄及新生物。右侧各级支气管：右上叶支气管黏膜浸润、充血，管腔狭窄；右上叶与右中间支气管开口的嵴未见异常；余右侧各级支气管黏膜光滑，管腔通畅。

（3）病理活检诊断：非小细胞癌，倾向鳞状细胞癌，建议免疫组化辅助。

3. 活动评定

（1）日常生活活动评定：Barthel 指数得分 90/100 分（独立上下楼梯受限）。6 MWT 未见心力衰竭。

（2）工具性日常生活活动评定：Lawton-IADLs 评分 22/24 分（外出活动时使用交通工具受限）。

4. 参与评定　未见职业、娱乐等参与受限。

康复诊断：

（1）结构异常：右肺鳞癌伴右肺门、纵隔淋巴结转移 T2N2Mx。

（2）功能障碍：肌力下降（四肢肌力Ⅳ级），双膝关节活动受限，胸痛评分 5 分。

（3）活动受限：生活基本自理，但上下楼梯和外出受限，需要他人协助。

（4）参与受限：职业、工作、娱乐等参与未受限。

六、治疗计划

（一）治疗目标

1. 近期目标　减轻放化疗后不良反应，预防呼吸功能、运动功能等可能因疾病本身或放化疗出现下降，纠正潜在营养不良与恶病质可能、做好心理功能建设。

2. 远期目标　减少肿瘤的复发率、死亡率、提高生存率、维持参与能力、提高生活质量。

（二）治疗方法

1. 根治性同步放化疗　白蛋白结合型紫杉醇＋卡铂方案化疗（白蛋白结合型紫杉醇 300 mg d1＋卡铂 600 mg d1，1 次 /3 周），同时予抑酸、补液、止吐等对症支持治疗。在执行同步放化疗过程中，患者至少应接受两个周期的标准化疗方案，或选择每周进行低剂量化疗方案。采用三维适形放疗或调强放疗技术，目标体积（planning target volume，PTV）95% 区域的单次放疗剂量设置为 1.8～2.0 Gy，总剂量为 60～70 Gy，分布在 30～35 次治疗中，持续时间为 6～7 周。当累积剂量达到 45～50 Gy 时，进行缩野并制订二次计划。对于短径＞1 cm 的锁骨上淋巴结，局部接受相同的总剂量照射。在进行放疗过程中，常规进行肺部剂量校正，确保 V20（肺部接受 20 Gy 以上剂量的体积比例）低于 30%，脊髓的最大剂量（1 cm3 体积内）不超过 40 Gy。

2. 并发症动态评估　采用安德森症状评估量表（MDASI）动态评估。MDASI 是一种多症状自评工具。该量表分为两部分，第一部分涵盖疼痛、疲劳、恶心等 13 个核心症状，每个症状从 0 分（无症状）至 10 分（极其严重）进行评分。第二部分评估这些症状对日常活动、工作、情绪、行走、人际关系和生活乐趣的影响，采用 0～10 分的评分方法。MDASI 被应用于多种癌症类型和治疗阶段的患者，基于不同癌症类型的特点，开发了若干特定癌症模块如 MDASI - BT（脑肿瘤）、MDASI - GI（胃肠癌）、MDASI - LC（肺癌）及 MDASI - Thy（甲状腺癌）等，以适应不同癌症患者的需求。目前，MDASI 的基础量表在临床上应用最为广泛。

3. 康复治疗

（1）呼吸功能训练：本训练方案包括在长凳和床垫上进行的呼吸练习，以及使用赛艇机、跑步机和自行车进行的上下肢训练。研究显示，相较于传统的主动循环呼吸技巧，振动呼气正压设备配合诱发性肺量计训练更能有效恢复呼吸肌力，并减轻骨骼肌无力，降低肺癌术后或辅助治疗后患者的虚弱程度。肺康复通过量化的训练目标，促进患者积极参与，增强自我效能和依从性，对老年肺癌患者尤其有指导意义。呼吸练习简单有效，有助于缓解术后紧张和疼痛，改善呼吸功能和生活质量。病情稳定后即可开始练习，每日 3～5 次，每次 5～10 次。

（2）运动治疗：对于运动康复，患者应尽早开始适量锻炼，如每日登楼梯 1～2 层或快步走 1～2 km，逐渐增加运动量。病情平稳后，游泳等活动也有助于肺功能恢复。运动干预是减轻虚弱的有效方法，对老年非小细胞肺癌患者尤其如此，通过 2 次 / 周、45～50 分 / 次的多组分运动训练，可显著改善患者的肌力、心肺功能和心理状态。指南推荐对虚弱患者实施渐进式、个性化的运动计划，以促进康复。

（3）物理因子治疗：针对放疗产生的皮肤破损，可实施：①氧气疗法。应用高流量氧气能够提升局部组织的氧合水平，阻断厌氧菌的生长条件，同时促使伤口区域快速干燥，减少炎症性渗液的产生，从而加快伤口愈合过程；②激光疗法。激光照射作用于受损组织，能引发血管扩张和通透性提高，这有助于血液循环的改善，促进伤口区域的成纤维细胞增生，加速上皮细胞及微血管的重建，同时具备调控机体免疫功能的作用；③毫米波疗法。毫米波的振动频率与人体特定组织在代谢过程中的振动频率相匹配，通过与组织的共振作用，能够优化组织的微观结构，调节蛋白质及酶的生物活性，进而促进组织的恢复和溃疡的愈合。

（4）患者健康教育：不良健康行为会增加老年肺癌患者虚弱的风险，因此提出了基于能力 - 机会 - 动机 - 行为模型的健康促进方案。该方案从身体技能、健康知识、社会支持、环境改善和自我效能五个方面入手，已被证实具有可靠性和科学性，为临床上管理老年肺癌虚弱患者提供了有效参考。

（5）长期随访与动态评估：定期跟踪检查，提供戒烟指导、健康生活方式教育，减少肿瘤复发和死亡率的风险。

七、病例讨论

（一）衰弱在同步放化疗不良反应中的作用

老年肺癌患者中，衰弱状态与同步放化疗不良反应发生率的提高相关。衰弱的老年肺癌患者在化疗期间，面临更高的感染风险和其他非感染性不良反应（如发热或皮疹）。衰弱状态与老年肺癌患者的感染增加有关，但与骨髓抑制、化疗终止、肝功能损害或胃肠道反应无明显关联。化疗可能损害患者的免疫功能，导致肺部感染风险升高，而衰弱状态可进一步加剧这一风险。与此同时，衰弱患者出现Ⅲ

级及以上放疗不良反应的概率比非衰弱患者高 13%。在对接受立体定向放射治疗的早期非小细胞肺癌患者的研究中，尽管衰弱患者的放疗不良反应率高于非衰弱患者，但两组间并无统计学意义的差异。因此，衰弱状态与老年肺癌患者放疗不良反应之间的关系尚不明确。一些研究者认为，由于放疗主要是局部治疗，患者无论是否衰弱，均能够耐受。但也有意见认为，根据患者的衰弱程度调整放射剂量和疗程，有助于减少不良反应的发生。

（二）运动治疗在放化疗后衰弱管理中的作用

肺癌放化疗常伴随疲劳、睡眠障碍和心肺功能下降等不良反应，不仅在治疗期间存在，甚至在治疗结束后多年仍会持续影响癌症幸存者，给他们带来极大的困扰。传统观念认为，遭遇此类疲劳、衰弱的癌症患者应减少活动量，依赖他人完成日常生活活动。然而，越来越多的现代研究表明，适度的身体活动对肺癌患者在生理和心理层面均有诸多益处。引导肺癌患者参与适当的体育活动被认为是肿瘤康复的关键治疗策略之一。众多研究和临床实践证实，运动治疗不仅能增强肺癌患者的免疫力，还能有效缓解失眠、焦虑和癌症相关疲劳等症状，提升患者的社会归属感、理解与支持感，对提升肺癌患者的生活质量具有极为重要的作用。循证医学研究显示，适当的体育锻炼可以减轻肺癌放化疗引起的多种不良反应，如疲劳、肌肉无力和器官功能损伤等。

八、病例点评

在老年肺癌患者中，衰弱是一个显著的危险因素，其不仅增加了手术和放化疗所引起的身体功能衰退风险，而且还可以独立预测治疗结果和生活质量。因此，医治护团队应当对老年肺癌患者的衰弱状况进行及时评估，并采取相应的管理措施，以便制订出更为合理的治疗方案，减少治疗相关的不良反应，从而优化治疗效果。然而，目前的研究由于随访期限较短，未能充分评估衰弱对老年肺癌患者远期预后的影响，故未来研究需通过多中心、大样本量的研究设计及长期跟踪，来深入探讨衰弱与长期健康结果之间的关联性。此外，提升运动自我效能，即个体在参与运动活动中形成的行为能力和成效的主观判断与信心，有助于鼓励患者持续参与规律性运动，进而改善其衰弱状态，提高生活质量。

（病例提供：朱思忆　四川大学华西医院）

（病例点评：何成奇　四川大学华西医院）

参考文献

[1] 中国临床肿瘤学会肿瘤支持与康复治疗专家委员会，中国抗癌协会肿瘤放射治疗专业委员会，重庆市医药生物技术协会癌症康复与姑息治疗专业委员会．肺癌姑息治疗中国专家共识［J］．中华医学杂志，2022，（27）：2084–2095．

[2]Annunziata MA，Muzzatti B，Bisoli E，et al.Hospital anxiety and depression scale（HADS）accuracy in cancer patients[J].Supportive Care in Cancer，2020，28（8）：3921–3926．

[3]Costantini L，Pasquarella C，Odone A，et al.Screening for depression in primary care with Patient Health Questionnaire‐9（PHQ‐9）：a systematic review[J].Journal of affective disorders，2021，279：473‐483．

[4]Levis B，Sun Y，He C，et al.Accuracy of the PHQ–2 alone and in combination with the PHQ–9 for screening to detect major depression：systematic review and meta–analysis[J].Jama，2020，323（22）：2290–2300．

[5] 中华医学会肿瘤学分会．中华医学会肺癌临床诊疗指南（2022版）［J］．中华肿瘤杂志，2022，（06）：457–490．

[6]Cuccurullo SJ.Physical medicine and rehabilitation board review[M].Springer Publishing Company，2019．

病例11　肺癌颅内转移，额顶叶肿瘤术后左侧肢体运动、睡眠障碍的康复治疗

一、患者情况介绍

患者男性，61岁，2013年5月于上海某医院行右下肺叶切除术，术后病理显示腺癌，中低分化，乳头状及腺泡状、微乳头状混合亚型，癌组织紧贴胸膜，淋巴结无转移。术后完成标准辅助化疗。2023年9月因头晕伴左侧肢体麻木查颅脑MRI示存在占位并经PET-CT证实，同年10月再次于上海某医院行开颅肿瘤切除术，术后病理显示（右额）转移性腺癌。术后遗留左侧肢体无力，影响生活，为求进一步改善至肿瘤康复科就诊。

患者轮椅推入病房，入院后发现左侧肢体肌力下降，关节僵硬，徒手肌力评定：左上肢Ⅱ级，左手Ⅱˉ级，左下肢Ⅲ级，右侧肢体Ⅴ级。左肩关节外展100°受限，左髋关节屈曲90°受限，左腕伸展60°受限。坐位平衡Ⅱ级，立位平衡Ⅰ级。患者是退休人员，对自己的病情比较了解，时常焦虑自己的身体状况，尤其此次术后左侧肢体运动能力下降，更加重了患者的焦虑情绪，夜间睡眠差，晚上烦躁、白天困倦、心理压力大，多思多虑严重；家属也对患者目前病情很焦虑，对康复训练抱有很大期望，希望患者能早日回归正常的家庭生活。

二、病例分析目标

1. 了解肺癌颅内转移导致功能障碍的康复相关问题。
2. 区分恶性肿瘤颅内转移和良性疾病所致颅脑疾病康复治疗的差别。
3. 分析结合心理治疗和中医药综合治疗对颅内转移患者康复治疗的帮助。

三、康复概述

1. 康复治疗计划目标　降低肌张力、诱发分离运动出现、增强患侧肢体肌耐力、提高平衡稳定性；提高患者活动和参与能力，生活基本自理；改善焦虑情绪。

2. 康复治疗干预

（1）物理疗法：关节松动术、本体感觉神经肌肉促进术、感觉统合训练、反应性平衡训练、步行训练。

（2）作业治疗：感觉再教育、日常生活活动能力训练（自理活动为主）、文体训练（结合兴趣爱好和有氧运动）。

（3）精神心理治疗：积极干预患者精神心理状态，改善患者治疗积极性及预后。

3. 康复治疗注意事项　预防血压升高，注意训练强度，采取低强度多重复的治疗模式、避免过度劳累；患者存在感觉缺失，需注意避免二次损伤；患者情绪不佳，应注意心理鼓励和支持。

4. 康复护理注意事项　①给予病情观察，监测生命体征；②心理保持平稳，正视疾病；③改善睡眠及小便；④防止发生安全不良事件；⑤病房内康复课后延续，提高患者自理能力。

5. 影响康复治疗因素　肿瘤病灶控制情况。

四、疾病介绍

肺癌是我国发病率排名前三的恶性肿瘤疾病之一，21世纪开展的第三次死因回顾调查显示肺癌已居癌症死亡原因首位。非小细胞肺癌（non-small cell lung cancer，NSCLC）5年总相对生存率为29.8%。最近在肺癌诊治方面已经取得了显著进展，如筛查、微创诊疗技术及包括立体定向消融放疗在内的放射治疗、新型靶向治疗和新型免疫疗法。使用分子学检测来寻找可进行靶向治疗的基因突变和融合是临床治疗发展的一个新趋势，建议对符合条件的可切除早期和局部晚期NSCLC的患者进行生物标志物检测［如*ALK*突变、*EGFR*突变、*ERBB2*（*HER2*）突变、*KRAS*突变、*RETex14*跳跃突变、*NTRK1/2/3*基因融合、*RET*重排、*ROS1*重排等］，PD-L1表达水平≥1%同时伴可靶向驱动癌基因分子变异的转移性NSCLC患者应接受针对该癌基因的一线靶向治疗。

通常推荐对转移性疾病患者进行全身治疗。对于寡转移（如脑转移）及其他局限性胸部病变患者，对原发胸部和转移部位的积极局部治疗可能有益。积极的局部治疗包括手术和（或）根治性放疗（包括立体定向放射治疗和立体定向消融放射治疗），可在化疗前或化疗后进行。酪氨酸激酶抑制药（TKI）治疗期间进展后，*EGFR*突变阳性转移性NSCLC患者可以继续使用其目前的TKI；可以考虑采用局部治疗来治疗其有限进展（如SRS治疗或其他部位转移、SABR治疗有限的胸部或其他转移性病变；手术）。

五、检查、评估和诊断

现病史：患者因咳嗽1个月余就诊，考虑肺部占位，2013年5月于上海某医院行右下肺叶切除术，术后病理显示腺癌，中低分化，乳头状及腺泡状、微乳头状混合亚型，癌组织紧贴胸膜，淋巴结无转移。术后完成标准辅助化疗，同年12月查胸部CT见左肺0.5 cm磨玻璃结节，后定期随访未见明显变化。2023年9月因头晕伴左侧肢体麻木查颅脑 MRI 提示存在约 4.3 cm×4.9 cm 占位，PET‐CT 显示右肺 MT 综合治疗后，右侧顶叶转移可能，右侧颞叶良性病变可能。同年 10 月在上海某医院行开颅肿瘤切除术，术后病理显示（右额叶）转移性腺癌，结合形态学、免疫组化及临床病史，符合肺腺癌脑转移，免疫组化：CK（+），CK7（+），CK20（‐），P40（‐），TTF1（+），NapsinA（+），PAX8（‐），GFAP（‐），Ki‐67（30%，+）+，PD‐L1（cloneE1L3N，TPS < 1%），肺癌多基因突变联合检测显示：EGFR 基因 19‐Del 突变型，余为野生型；KRAS 基因突变野生型；ALK 基因融合（‐）；ROS1 基因融合（‐）；RET 基因融合（‐）；BRAF 基因突变野生型；HER2 基因突变野生型；NRAS 基因突变野生型；PIK3CA 基因突变野生型；MET 基因突变野生型。术后遗留左侧肢体无力，日常生活重度依赖，为求进一步改善至肿瘤康复科就诊。患者自起病以来，精神萎靡，食欲一般、寐差，大便如常，小便次数明显增多，体重无明显变化。

体格检查：体温 37.0℃，脉搏 88 次/分，呼吸 20 次/分，血压 130/90 mmHg。轮椅推入病房，神志清楚，言语流畅，定时、定向、记忆力、计算力粗测正常，双侧瞳孔等大等圆，直径约 3.0 mm，双侧对光反射灵敏。伸舌基本居中。徒手肌力检查：左上肢Ⅱ级，左手Ⅱ⁻级，左下肢Ⅲ级，右侧肢体肌力Ⅴ级。左肩关节外展 100°受限，左髋关节屈曲 90°受限，左腕伸展 60°受限。肌张力适中。踝阵挛（‐），双侧 Babinski 征（‐）。右侧腱反射（3+），左侧腱反射（+）。左侧共济试验不能配合。坐位平衡Ⅱ级，立位平衡Ⅰ级。

精神专科检查：意识清楚，精神萎靡，接触交谈合作，有问有答，但音量轻，语速稍慢，语量无明显增多或减少，思维连贯，未引出幻觉妄想，情绪较低落（为左侧肢体的功能差、生活不能自理难过），焦虑症状明显（多思多虑，担心自己肺癌病史近十年导致体质差，担心身体不能耐受进一步治疗），尿频明显，意志要求可，智能正常，自知力存在。

辅助检查：见现病史。

诊断：①右肺下叶恶性肿瘤（$T_xN_0M_1$，Ⅳ期）；②额顶叶恶性肿瘤（继发性）；③焦虑抑郁状态。

康复治疗评估：患者因脑转移及额顶叶恶性肿瘤切除术后，左侧上下肢运动控制、力量和感觉减退，坐站能力下降。一侧肢体无力，神经肌肉和肌肉骨骼系统需要进一步检查。治疗师视诊和触诊后发现肢体形态无明显异常。随后，治疗师对其进行了 MMT 及 ROM 的评估。由于患者在关节活动度评估中出现了受限情况，为确定其是单纯的结构问题还是中枢神经损伤后导致的肌张力升高，进行了肌张力的评定，发现其左侧存在肱二头肌Ⅰ级和小腿三头肌Ⅰ级的肌张力。评估时发现患者虽可完成肩前屈90°、对指对掌等活动，但左手拿取物品时存在震颤，怀疑患者存在感觉减退症状，感觉功能评估后发现患者左上肢肘关节以下针刺觉减退、温度觉和轻触觉缺失，深感觉缺失。

因患者下肢肌力减退，导致其立位稳定性下降，无法独立完成长距离步行，功能性步行分级（functional amby iation category scale，FAC）为3级，影响其日常出行。物理治疗师使用徒手平衡功能检查（Berg平衡量表）评估其平衡能力，得分37分，存在平衡功能障碍，有跌倒风险。

在评估过程中，患者提及日常活动时会有疲劳感，步行10 m左右，Borg评分为3分。

因患者左上肢运动控制和感觉功能减退，患侧肢体日常生活无参与，影响其生活自理，作业治疗师使用偏瘫上肢功能测试（FTHUE）和MBI评估其日常生活能力和上肢参与能力，初评FTHUE评级为Ⅳ级，手部无粗大抓握，手指关节活动受限，拇指掌指关节（MP）屈曲0~40°，拇指指间关节（IP）屈曲0~70°，侧捏力无法用患手搬移小木块；MBI得分38/100分，日常生活重度依赖，除大小便控制外，洗澡、如厕、上下楼梯、平地行走完全依赖，修饰、穿衣、床椅转移重度依赖。穿衣为他目前最想解决的作业活动。使用汉密尔顿焦虑量表评估显示中度焦虑；汉密尔顿抑郁量表显示轻度抑郁。

康复护理评估：①入院方式：轮椅；②神志：清楚；③皮肤：完整；④导管：无；⑤排便：正常；⑥疼痛：无；⑦跌倒/坠床危险因素评估：60分，高风险；⑧Braden压疮危险因素评估：20分，低风险；⑨Padua静脉血栓风险因素评估：3分；⑩NRS-2002营养风险评估：1分；⑪洼田饮水试验：正常；⑫睡眠：较差，夜间睡眠1~2小时，醒后无法入睡；⑬大小便：小便频次多，白天10余次，夜间20余次，每次量少，大便如常。

六、治疗计划

（一）治疗目标

1. 控制肿瘤进展，延长生存时间（行奥希替尼靶向治疗，并定期行疗效评估）。

2. 改善情绪，减少睡眠障碍发生时间

（1）短期目标：1周内改善睡眠，2~3周烦躁、尿频缓解，食欲缺乏、多思多虑减轻。

（2）长期目标（4周内）：睡眠6小时以上，精神振作，情绪平稳，对临床治疗有信心。

3．肢体及心理康复，改善生活质量

（1）物理疗法训练目标

1）短期目标（2周内）：①降低肌张力，诱发分离运动，左上肢可伸肘完成肩前屈90°重复10次；②提高下肢平衡稳定性，可在平衡气垫上原地踏步30次保持稳定。

2）长期目标（4周内）：①增强双下肢肌耐力，可病房走廊步行200 m，无明显劳累，Borg评分为1～2分；②左侧下肢单腿站立可达10秒，上下台阶20次，立位平衡达Ⅱ级。

（2）作业疗法训练目标

1）短期目标（2周内）：①提高患者及照顾者保护患肢的意识（良肢位，患侧保护等），避免二次损伤；②提高穿衣能力，独立完成穿脱上衣、裤子、鞋袜等活动。

2）长期目标（4周内）：MBI大部分自理，提高患者躯干及患侧上肢主动控制，协助健侧完成基本生活活动，可在监护下完成转移、如厕、洗澡等。

（二）治疗方法

1．原发病治疗

（1）该患者EGFR基因检测显示 *19-Del* 突变型，根据指南选取靶向药物治疗（奥希替尼）。

（2）不良反应的对症治疗（如皮疹、血细胞减少等）。

2．精神心理科治疗

（1）药物：①改善睡眠：阿普唑仑0.8 mg每晚一次；②抗焦虑抑郁药物：帕罗西汀。

（2）心理康复治疗：①音乐治疗；②松弛治疗；③认知行为治疗。

3．康复治疗

（1）物理疗法

1）徒手治疗：治疗师对患者的左肩关节进行关节松动，改善其前屈、外展及内旋的活动度。左肘关节及以下的上肢结合PNF技术，通过施加阻力或挤压关节等本体感觉的刺激，促进其运动功能的恢复。每次10分钟，每日1次，一周7次，进行4周。

针对肌张力高的肌群，可以适当地进行牵拉，放松软组织，更有利于患者后续的主动肌力训练。每次15～30秒，每日5次，一周35次，进行4周。

2）训练：训练的所有内容都以功能为导向，针对患者最主要和最关键的问题制订合适的功能训练。

患者的左侧肢体肌力与耐力都有下降，治疗师利用患者自身重量，通过抗重力的方式来提高肌肉力量，也可以使用弹力带或沙袋进阶。每次10分钟，每日1次，一周7次，进行4周。器械例如上肢MOTOmed、下肢MOTOmed和气压蹬踏等，帮助患者循序渐进地增强肌耐力。遵循低强度和多重复次数的治疗原则，提升力量的同时避免患者过于疲劳从而导致病情变化。

为了减少患者跌倒的风险，患者的立位平衡能力的改善也是至关重要的。治疗师通过让患者单脚站立、增加软垫、一边站立一边上肢活动等方式训练患者对干扰的适应性。观察患者能否在即将打破平衡稳定性的时候，及时运用髋策略或踝策略去调整，大大地提高患者的平衡能力与稳定极限。

提高平衡能力最终也是为了步行能力而服务。患者目前可以监护下室内步行10m左右，增强任务难度或环境复杂度能在此基础上帮助患者更进一步。在步行过程中进行抛接球，地面上摆放一定数量的障碍物，减少患者对于步行本身的关注度，让步行动作成为一种肌肉记忆，不通过大脑思考就能做出反应。

3）宣教：给患者树立正确的康复意识也是治疗师的工作。让患者在日常生活中学会自我训练和放松，在病房内双上肢Bobath握手上举。病房内在家属的陪同下进行步行训练。

（2）作业治疗

1）训练计划：①对患侧肢体保护、良肢位摆放、避免二次损伤、肩关节半脱位预防、患侧上肢参与日常生活、跌倒风险等进行宣教，宣教应贯穿治疗全过程；②用于改善感觉减退的感觉再教育：感觉训练箱、Rood刷、主动感觉触摸；③基础性日常生活活动能力训练（basic activities of daily living，BADL）：穿衣、修饰、洗澡、转移、轮椅操作等训练；④结合患者的兴趣爱好进行乒乓球、八段锦等有氧运动训练；⑤提高患者上肢控制能力和全身体耐力的上肢机器人和动作捕捉系统训练；⑥以任务为导向的上肢功能训练：为穿衣做准备的够取小木块、双上肢协同拿取方形水管等。

2）作业延续计划：①左侧上肢参与穿衣、使用普通勺子模拟进食、洗脸刷牙等训练；②用于改善躯干和上肢控制的训练：患者坐在平衡垫上，身体前倾肩前屈，伸手向前套杯子。

4. 中医药治疗

（1）证候：行开颅肿瘤切除术后遗留左侧肢体无力，无法坐位，偶有饮水呛咳，日常生活重度依赖。精神尚可，形体消瘦，反酸纳呆，睡眠不佳，二便自调，舌质淡红，舌苔白，脉细无力。

（2）证型：肺卫气虚，心神失养。

（3）治则：补肺益气，养心安神。

（4）治法：①方药：玉屏风散合酸枣仁汤加减；②针灸治疗，选穴：内关、人中、三阴交、风池、完骨、翳风、廉泉、金津、玉液、咽后壁点刺。操作：先针双侧内关，进针1寸，施捻转提插复式泻法，施术1分钟；继则人中，进针5分，采用雀啄泻法，以眼球湿润或流泪为度；三阴交沿胫骨后缘与皮肤呈45°，进针1～1.5寸，用提插之补法，风池、完骨针向结喉，进针2～2.5寸，采用小幅度高频率捻转补法，施手法1分钟；翳风向咽喉方向缓慢进针2.5～3寸，手法同风池。金津、玉液、咽后壁点刺放血。廉泉在舌骨体上缘取穴，针向咽部，进针2～3寸，以咽部酸胀感为度。配合眼部、唇部、面部颊肌点刺。

5. 康复护理指导

（1）密观患者病情变化，发现异常及时告知医生。

（2）心理护理：①给予心理支持和疏导，倾听并鼓励患者，帮助解决心理上的困扰，请心理科会诊后开立辅助睡眠药物，按时发放药物，协助患者服用；②通过交替使用放松技术，如看电视、听音乐、娱乐等分散注意力，减轻患者的焦虑。

（3）睡眠紊乱护理：①为患者提供安静、舒适的环境；②有计划的安排护理活动，尽量减少对患者睡眠干扰；③增加白天的活动量，减少白天的睡眠时间，改善日夜颠倒；④制订饮水计划，减少夜间饮水量，减少小便次数。

（4）功能锻炼：配合康复治疗师的训练计划，完成病房内课后康复延续，主要包括：①给予良肢摆放指导及患侧肢体保护；②给予防跌倒知识宣教；③双上肢Bobath握手上举；④指导病房内穿脱上衣、修饰、如厕、转移、洗澡等；⑤督促手辅助健侧手参与日常生活。

（三）再评估

1. 原发病评估　疾病稳定（stable disease，SD）。

2. 精神心理评估　焦虑症状较前明显好转（汉密尔顿焦虑量表：轻度焦虑；汉密尔顿抑郁量表：无明显抑郁），睡眠可，无须助眠药物辅助。

3. 康复治疗评估

（1）物理疗法再评估：患者进行6周住院治疗后出院。出院时，患者成功完成了三个制订的目标。通过物理治疗师的徒手治疗和运动训练，患者能够独立上下台阶20次，在监护下室内步行50 m，立位平衡达到Ⅱ级，Berg量表评分也提升到42分，降低了跌倒的风险。平衡能力的提升意味着患者能参与到更复杂的环境中，更好地回归社会，提升生活质量。

（2）作业疗法再评估（6周）：偏瘫上肢功能测试：Ⅳ级，手部有＞5磅粗大抓握，手、手指关节活动改善，拇指掌指关节（MP）屈曲0～45°，拇指指间关节（IP）屈曲0～80°；侧捏力3kg，握力10kg。能够拿起并搬移小木块。

MBI评定99/100分，基本独立。能在监护下完成上下楼梯和平地转移，在少量辅助下能完成模拟进食活动，在日常生活活动中提高左手的参与度。

4.护理评估　患者住院期间生命体征平稳，睡眠较入院前有改善，夜间睡眠6～7小时。尿频较入院前改善，白天7～8次，夜间6～7次，未发生安全不良事件，日常生活自理能力显著提高。

七、病例讨论

（一）NSCLC脑转移治疗

该患者为NSCLC术后出现颅内转移，诊断明确。NSCLC远处转移的常见部位为腹腔内转移、骨转移及颅内转移等。转移部位和数量是影响治疗选择的一个重要因素，对于寡转移（如脑转移）及其他局限性胸部病变患者，对原发胸部和转移部位的积极局部治疗可能有益；积极的局部治疗可包括手术和（或）根治性放疗（可在化疗前或化疗后进行）。酪氨酸激酶抑制药（TKI）治疗期间进展后，EGFR突变阳性转移性NSCLC患者可继续使用其目前的TKI，可考虑采用局部治疗来治疗其有限进展。患者出现脑转移后，因转移灶只有一个，采取了手术治疗。术后该患者来我院，携带检测报告示EGFR基因 *19-Del* 突变型。无TKI治疗史，故推荐患者使用奥希替尼进行全身治疗。随访未见复发，定期评估疗效。同时我们关注到，患者术后肢体协同运动及平衡功能受到影响，故康复治疗主要从这些方面展开。

（二）患侧协同运动

由于肿瘤压迫脑组织，脑转移瘤术后的患者会出现包括颅压增高及特异的局限性症状和体征，例如运动障碍中的协同运动：指患者期望完成某项活动时所引发的一种组合运动；无论从事哪种活动，参加活动的肌肉及肌肉反应的强度都是相同的，没有选择性运动；也就是说由意志诱发而又不随意志改变的一种固定的运动模式，即屈肌共同运动和伸肌共同运动模式。

Bobath疗法通过促通技术来纠正患者代偿性动作及联合反应，改善其姿势控制，能让患者做选择性动作，以使功能最大化。患者完成肩前举时不自觉地屈肘就是一种典型的协同运动，将患者的上肢带至需要产生动作反应的一个状态，也就是肩前举状态下做伸肘动作，产生一个主动学习的过程。

（三）下肢平衡障碍

易跌倒也是脑肿瘤患者的主要问题之一。运动皮质的损伤使得输入感觉的处理异常，患者姿势调整困难，最终导致平衡能力的受损。平衡能力的下降会让患者产生恐惧心态，活动变得局限，失去信心，心情沮丧。

平衡训练结合患者的实际情况，从静态到动态，穿插功能性活动，在锻炼平衡的同时让患者做一些平时喜爱的休闲活动，增加患者的兴趣与积极性。

（四）肿瘤复发术后继发焦虑抑郁状态

焦虑抑郁情绪是恶性肿瘤术后常见的情绪障碍，严重影响患者食欲、睡眠质量、对疾病康复的信心等，早期进行精神心理干预，对改善患者一般躯体情况、康复治疗依从性、预后尤其生活质量有明显帮助。首选选择性 5 - 羟色胺再摄取抑制药类抗焦虑抑郁药物。对于焦虑失眠患者，呼吸功能正常，推荐苯二氮䓬类药物减轻焦虑、镇静助眠。

目前，认知行为疗法（cognitive behavior therapy，CBT）对恶性肿瘤后焦虑抑郁障碍有效证据充分。音乐治疗、松弛治疗对舒缓患者情绪、改善睡眠也有一定疗效。

（五）中西医结合治疗

该患者肿瘤术后肢体疲乏无力，形体消瘦，纳呆，失眠，舌淡，苔白，脉细无力，呈现一派肺阳气不足、卫外不固、心神失养的证候，遂以玉屏风散合酸枣仁汤加减益气固卫、健脾和中、调养心神。针灸是非药物治疗的重要组成部分，本次针灸足三里、关元、三阴交等穴扶正固本，强壮保健；肺俞、内关、列缺、尺泽等宣肺；头维、百会等醒脑开窍；神门、内关养心安神。诸穴合用，共同改善患者乏力、纳呆、失眠等症状。

经临床及康复协作治疗，肢体功能改善显著：肿瘤疾病保持稳定，后期可独立行走，情绪亦渐趋稳定，睡眠情况好转，生活质量大幅度改善；靶向治疗出现的皮疹，也随着患者状态的改善消失。提示康复治疗对于抗肿瘤治疗的支持价值，值得更深入的探索。

八、病例点评

肿瘤患者特别是晚期转移性肿瘤患者常伴有肢体活动障碍、情绪障碍、睡眠障碍、营养障碍等症状，这些症状会给抗肿瘤治疗带来不利影响，通过多种手段减轻或消除这些症状，对于提高抗肿瘤治疗的效果具有重要的价值，当然产生这些症状的根本原因还是肿瘤本身或者抗肿瘤治疗的药物或放疗手术等造成的。因此，从根本上来说，控制肿瘤的发展，选择高效的对患者影响较小的治疗方案是从源头上解决问题的最佳方案。但是，就目前的抗肿瘤治疗水平而言，绝大部分的肿瘤治疗方案并不理想，抗肿瘤治疗方法或肿瘤本身会造成患者各种各样的症状，通过康复训练可在很大限度上改善这些症状，从而最大限度地帮助患者提高生活质量，并间接地延长生存期。

本例为非小细胞肺癌颅内寡转移，经过积极的手术局部治疗，使用靶向治疗辅助全身治疗，病情稳定，但存在明显的单侧肢体活动障碍，生活不能自理，对于患者的情绪影响极大，同时排尿次数频繁，严重影响患者的休息和睡眠。通过康复训练改善患者的生活自理能力是恢复患者自信心、缓解情绪障碍的关键环节。

本例对于因颅内损害造成的功能障碍进行康复训练，明显改善患者的协同运动能力、平衡能力。抗焦虑抑郁药物的使用可改善患者的情绪状态。多种康复治疗手段的综合运用对于辅助抗肿瘤治疗也展现了很好的协同作用。结合患者的情况，开展心理治疗、中医药疗法、康复护理，也对提高患者的生活质量有帮助。此病例，在开展MDT诊治时，包含了临床治疗和康复治疗团队，为肺癌颅内转移的临康一体化治疗，提供了有益的探索。

（病例提供：牛珊珊　黄卓群　怀宝玉　潘　婷　李　义　李　晶　程　瑶
　　　　　　赵启荣　同济大学附属养志康复医院）
（病例点评：梁晓华　复旦大学附属华山医院）

参考文献

[1] 中华人民共和国国家卫生健康委员会，赫捷，吴一龙，等．原发性肺癌诊疗指南（2022年版）[J]．中国合理用药探索，2022，19（9）：28．
[2] 肖建平，马玉超，王洁，等．中国肿瘤整合诊疗指南——脑转移瘤[J]．癌症，2023，42（06）：304-318．
[3] 陈守强，许晓琦，白佳茜，等．早期运动干预对运动区脑肿瘤术后肢体功能障碍的康复效果[J]．中国肿瘤临床与康复，2020，27（11）：1369-1372．
[4] 陈守强，许晓琦，白佳茜，等．早期运动干预对运动区脑肿瘤术后肢体功能障碍的康复效果[J]．中国肿瘤临床与康复，2020，27（11）：1369-1372．

病例 12 肺癌术后：呼吸功能障碍的康复治疗

一、患者情况介绍

本例患者为肺癌术后 2 年仍遗留呼吸系统功能障碍并严重影响日常生活。患者是离退休人员，对自己的病情有所了解，治疗态度乐观。但反复咳嗽气促，尤其是遇冷空气或特殊气味时咳嗽加重，活动后气促加重，对患者日常生活产生影响，造成困扰，患者不能从事轻体力劳动，希望通过中西医结合康复治疗来锻炼心肺功能，改善咳嗽气促的症状，提高生活质量。本例通过对患者进行中医辨证与康复评估，进行中药联合康复治疗，并同时关注营养、戒烟、心理，改善其整体功能、提高日常生活能力。

二、病例分析目标

1. 了解肺癌术后常见的康复问题。
2. 改善肺癌术后患者的生活质量。
3. 如何为肺癌术后患者心肺康复选择相应的评估方法。

三、康复概述

1. 康复的目标

（1）近期目标：恢复身体状态，提高有氧运动能力和通气效率，并最大限度地提高生活质量，进行呼吸康复教育，为下一个疗程的康复提供全面完整的病情信息和准备。

（2）远期目标：协助患者养成良好的生活、运动及饮食习惯、提高患者日常生活活动能力和社会参与能力。

2. 康复治疗干预 五位一体：药物处方＋运动处方＋营养处方＋戒烟处方＋心理处方。康复计划包括呼吸训练，提高患者肺活量、通气效率；排痰训练，疏通气道；循序渐进，逐步提高呼吸肌肌力和运动耐力；根据评估结果进行有氧运动训练、抗阻训练，提高心肺耐力和肌力；帮助患者认识肺康复在术后提高心肺功能及长期管理提高预后效果的作用。

3. 康复治疗注意事项 建立全程管理的模式、根据个体反应进行药物和运动处方的调整。

4．影响康复治疗的因素　肺癌术后部分肺切除，肺功能受损；肿瘤转移对肺功能的限制。

四、疾病介绍

在全球范围内，肺癌是男性癌症死亡的首要原因，也是女性癌症死亡的第二大原因（仅次于乳腺癌）。总体上，男性肺癌发病率和死亡率大约是女性的两倍。在中国，肺癌的发病率和死亡率居首位。中国的肺癌负担与高吸烟率直接相关，特别是在男性中。尽管中国男性的吸烟率在下降，但仍然很高（2019年为50%）。中国女性的肺癌发病率正在上升，这可能与接触致癌物质相关，如空气污染或二手烟。吸烟是肺癌最常见的危险因素，其发病率趋势在很大程度上反映了区域吸烟模式。其他危险因素包括生活方式、环境、遗传和性别。手术是其最主要的治疗手段。据报道，肺癌术后1个月超过70%的患者存在神疲乏力、胸闷气短、咳嗽咳痰等症状。术后2～4个月时存在上述症状患者较前减少，但仍超过60%。其原因主要与肺容量下降、肺血管床面积减少、胸壁受损、呼吸肌损伤、神经反射抑制、术后并发症、肺通气量减少、肺活量下降、呼吸功能减退、右心负荷增加、心肺功能减退、胸廓顺应性下降、刺激性咳嗽、疼痛、排痰受限、肺不张及胸腔积液有关。肺康复治疗改善患者呼吸、疲劳症状，提高肺功能和生活质量、预防复发，逐步得到认可。《"健康中国2030"规划纲要》明确指出：到2030年，实现全人群、全生命周期的慢性病健康管理，肺癌患者的全周期管理模式逐步开始执行。

五、检查、评估和诊断

患者男性，68岁，因"咳嗽、气促反复发作1年余，加重1周"入院。

现病史：患者2019年10月体检发现双肺结节，伴有咳嗽，咳嗽呈刺激性，症状进行性加重。2020年9月复查示结节较前增大，于全麻下行胸腔镜右下肺背段切除术＋右上肺大疱切除术。术后病理显示（右下肺结节）周围型浸润性腺癌，肿瘤长径约1cm，贴壁为主型（实体占5%，腺泡占40%，贴壁占50%，乳头占5%），肿瘤紧邻胸膜，可见气腔播散，未见明确脉管癌栓及神经侵犯。切缘未见癌累及。免疫组化：EGFR（+），TTF1（+），CK7（+），Napsin-A（+），P63（-），Ki-67（+，约2%）CD34（血管+），D2-40（淋巴管+）。术后行4程AP方案辅助化疗（具体剂量患者未能提供）。后定期门诊随访，未见明显复发及转移。为求进一步诊治，拟"右下肺恶性肿瘤术后"收入院。现主症：咳嗽，咳痰，气促，乏力，偶有头晕，口苦，心慌，纳呆，小便黄，大便调，夜寐安。

既往史：十二指肠球部溃疡手术史，胆囊切除手术史，否认其他系统疾病史。否认输血史，否认传染病病史。

个人史：吸烟 40 余年，每日 20 根，未戒烟。无饮酒史。否认疫水、疫区接触史，预防接种史不详。

体格检查：神志清楚，精神尚可，右侧胁肋部见 2 cm 手术瘢痕，愈合可，听诊右肺呼吸音低，无明显干湿性啰音及哮鸣音，胸廓活动度减退，胸腹式代偿呼吸模式。心率 96 次 / 分，心律齐，未闻及病理性杂音，无心包摩擦音。舌质红，苔白腻，脉滑数。

诊断：①西医诊断：右肺下叶恶性肿瘤术后 原发性 周围型 浸润性腺癌 $pT_{1a}N_0M_0$ Ⅰ A1 期 气腔播散 PS1 分；②功能诊断：肺通气功能障碍；③中医诊断：肺癌，湿热内蕴证。

康复治疗评估：

1. 心肺评估 心肺运动功能负荷试验：用力肺活量（FVC）（实际 / 预测）：72.6%、第一秒用力呼气容积（FEV_1）/FEV：61.9%、最大自主通气量（maximal ventilatory volume，MVV）（实际 / 预测）：50.4%、最大摄氧量（maximal oxygen uptake，VO_2max）：18.0 mL/（min·kg）、O_2pluse：7.2 mL、最大代谢当量（metablic equivalent，METmax）：5.1、无氧阈（anaerobic threshold，AT）：3.7、呼吸储备 BR：0。膈肌 B 超：平静时呼吸移位 0.99 cm，深吸气时移位 2.46 cm。呼吸困难评分：Brog 评分：3 分。疲劳度评分：RPE 评分：14 分。运动心功能分级：Weber KT 分级：B。

2. 营养评估 PG - SGA 营养评估量表评分 5 分（B 级，中度或可疑营养不良），评估其主要问题是大肌肉群力量流失。

3. 心理评估 焦虑自评量表（self - rating anxiety scale，SAS）评估 42 分，抑郁自评量表（self - rating depression scale，SDS）评估 42 分。

六、治疗计划

（一）治疗目标

近期目标：恢复身体状态，提高有氧运动能力和通气效率。并最大限度地提高生活质量。进行呼吸康复教育，为下一个疗程的康复提供全面完整的病情信息和准备。

远期目标：协助患者养成良好的生活、运动及饮食习惯、提高患者日常生活活动能力和社会参与能力。

（二）治疗方法

治疗方法为五位一体：药物处方、运动处方、营养处方、心理处方、戒烟处方。

1. 药物处方

（1）雾化：沙丁胺醇＋异丙托溴铵＋糜蛋白酶，每日2次雾化。

（2）中药口服：患者舌质红，苔白腻，脉滑数。四诊合参，诊断为肺癌湿热内蕴证，治以三仁汤加减清热利湿，自拟方如下：丹参30g，白豆蔻6g，苦杏仁9g，淡竹叶9g，丝瓜络12g，猪苓15g，软滑石30g，薏苡仁30g，茵陈30g，炒桑枝15g，炒枳实6g，通草9g，金钱草30g，白茯苓30g，虎杖30g，土茯苓30g，玉米须30g。7剂，口服，每日1剂。

方解：方以滑石为君，清热利湿。以薏苡仁、杏仁、白豆蔻"三仁"为臣，其中薏苡仁淡渗利湿以健脾，辅以猪苓、金钱草、虎杖、土茯苓使湿热从下焦而去；白蔻仁芳香化湿，利气宽胸，辅以茯苓畅中焦之脾气以助祛湿；杏仁宣利上焦肺气。"盖肺主一身之气，气化则湿亦化"。佐以通草、竹叶、玉米须甘寒淡渗，助君药利湿清热之效；枳实行气除满，化湿和胃，以助君臣理气除湿之功。丹参活血化瘀则气血津液同调，以防血不利则为水。全方共奏清宣肺气、祛湿通络止痛之效。

2. 运动处方

（1）呼吸训练运动处方：①腹式呼吸，每组8～10次，每次2～3组，5次/周；②吸气肌训练；③排痰训练，每日1次。

（2）呼吸肌训练处方：训练方式：阈值负荷吸气训练；频率：每次30组呼吸，5次/周；强度：阻力负荷≥30% MIP，Borg评分4～5分；时间：每次30组，10～20分/次。

（3）有氧及抗阻训练处方

1）有氧训练：①热身5分钟 20W下肢踏车40～50转/分；②训练25分钟30W下肢踏车40～50转/分；③心率100～115次/分，RPE 13～15级；④每次25～30分钟，5～7次/周。

2）抗阻训练：弹力带抗阻训练操，3次/周。

3. 营养处方　控糖、控油、提高优质蛋白的摄入，如鸡蛋白、牛肉等。

4. 心理处方　关注患者睡眠及日常情绪，有氧运动时配合音乐治疗。

5. 戒烟处方　对患者进行戒烟宣教，严格戒烟。

（三）疗效评价

疗效评价见病例12表1、病例12表2。

病例 12 表 1　疗效评价

项目		2022 - 09 - 14	2022 - 09 - 28
心肺运动功能负荷测试	FVC（实际 / 预测）	72.6%	72%
	FEV$_1$/FVC	61.9%	64.5%
	MVV（实际 / 预测）	50.4%	50.2%
	VO$_2$max	18.0 mL/（min·kg）	19.3 mL/（min·kg）
	O$_2$pluse	7.2 mL	7.1 mL
	MET（max）	5.1	5.5
	MET（AT）	3.7	4.4
	BR	0	0
膈肌 B 超	平静呼吸移位	0.99 cm	1.07 cm
	深吸气移位	2.46 cm	2.92 cm
呼吸困难评分	Borg 评分	3 分	2 分
疲劳度评分	RPE 评分	14 分	12 分
运动心功能分级	Weber KT 分级	B	B

病例 12 表 2　疗效评价

评价	2022 - 09 - 14	2022 - 09 - 28
SAS 焦虑自评（分）	42	38
SDS 抑郁自评（分）	42	37
PG - SGA 营养评估（分）	5	5

七、病例讨论

本例患者为肺癌术后 2 年仍遗留呼吸系统功能障碍并严重影响日常生活，通过对患者进行中医辨证与康复评估，进行中药联合康复治疗，并同时关注营养、戒烟、心理，改善患者整体功能、提高日常生活能力。

（一）患者的治疗方法是如何确定的？

患者的治疗方法为五位一体：药物处方、运动处方、营养处方、心理处方、戒烟处方。首先，通过中医辨证分析，采用雾化联合中药汤剂口服的方式，达到健脾利湿、清肺化痰的目的；其次，通过心肺运动测试，根据无氧阈值，指定有氧运动方案，每日进行规律有氧运动，运动方式为功率车，从而达到提高心肺摄氧能力，增加患者摄氧量，减轻患者疲劳的目的。观察及专科体格检查发现患者存在胸腹式代偿呼吸模式且伴有咳嗽、咳痰、气促等症状，通过锻炼腹式呼吸和吸气肌以及排痰训练，纠正患者不正确的呼吸模式，增加膈肌活动度，增加呼吸肌和辅助呼吸肌肌力，增加肺活量与通气功能；最后，进行心理、营养和戒烟评估，调整饮食摄入、戒烟、加强心理疏导，协助患者养成良好的生活习惯，预防焦虑抑郁，改善营养不良。

（二）肺癌术后康复特点

国外学者发现快速康复能加快手术患者的术后恢复，减少其围术期各类并发症的出现，近年来外科及内科中西医医生均致力于推广的一类围术期新型处理理念，并融入中西医康复特色以期达到最佳疗效。该患者为肺癌术后 2 年，持续 1 年余咳嗽咳痰不属于早期康复案例，其涉及的康复疗程需要更长。究其持续性咳嗽原因，有学者研究提出肺癌患者肺叶切除术相较于亚肺叶或肺段切除术更容易发生术后持续性咳嗽，本患者经历肺背段切除＋同侧上叶肺大疱切除术，切掉的肺组织也较单纯肺段手术多，因此手术后的残余腔较大，余肺代偿性膨胀幅度也相应较大，这些变化最终可能导致气道扭曲形变，引发呼吸力学和呼吸时气道敏感性等改变，更容易出现持续性咳嗽。也有研究提示联合肺段切除的患者术中切断的段支气管比较多，导致段支气管内分布的咳嗽感受器影响较大，从而引起持续性咳嗽。部分影响因素也包括麻醉时间 ≥ 176 分钟，吸烟时长、清扫支气管树周围淋巴结等。通过呼吸肌训练，可以提高患者的呼吸肌力和耐力，降低呼吸肌的疲劳感，缓解呼吸肌的紧张度，从而增加肺泡通气量和每分通气量，改善肺血流分布和气体交换效率，减轻呼吸困难的程度。合理运动可以增加外周血液循环量，增加呼吸肌强度促进呼吸和咳嗽的力度，及时排除分泌痰液。患者 14 天的治疗 O_2pluse、BR 没有得到改善，考虑原因为有氧运动方案治疗时间不足，本疗程以针对患者呼吸模式训练能让患者平静呼吸移位、深吸气移位得到改善。需要延续康复让患者定期复诊提高康复疗效。大肌肉群的恢复需要运动配合长时间的营养支持，延续康复中也需要兼顾营养补充的维持。中医认为肺癌术后早期以气道创伤、肺脾气虚为本，痰湿聚集、邪毒聚集为标，早期提倡健脾利湿、清肺化痰为主，在围术期尽快改善患者肺脾气虚体质，化除痰湿，改善食欲。因此两者治疗理念一致。该患者术后持续咳嗽，伴有咳痰、舌苔厚腻、小便黄为痰湿未除、蕴而化热之象，先予三仁汤快速清除湿热，后续再拟健脾益气化痰治法巩固。

八、病例点评

肺癌术后呼吸功能障碍会影响患者日常生活行为，特别是咳嗽、胸闷、气短等症状，活动后加重，长时间反复发作，会让患者对生活失去信心，进一步焦虑抑郁，需要密切关注及时进行康复治疗。

（病例提供：苏羚子　王　芹　龚亚斌　上海中医药大学附属岳阳中西医结合医院）
（病例点评：龚亚斌　上海中医药大学附属岳阳中西医结合医院）

参考文献

[1]Leiter A, Veluswamy RR, Wisnivesky JP. The global burden of lung cancer：current status and future trends[J].Nat Rev Clin Oncol, 2023, 20（9）：24-639.

[2] 李玲，蒋鹏飞，程尼涛．Ⅰ期肺癌患者胸腔镜术后继发持续性咳嗽因素分析 [J]. 临床外科杂志，2023，31（10）：940-942.

[3] 周士枋．为实现《"健康中国 2030"规划纲要》的伟大目标而共同努力 [J]. 中国康复医学杂志，2017，32（1）：1.

[4] 高永山，张志杰，付伟，等．非小细胞肺癌经单操作孔胸腔镜肺段切除术后并发持续咳嗽的危险因素分析 [J]. 山东医药，2022，62（11）：77-79.

[5] 侯敏燕，徐娟，田亚利．快速康复干预联合早期口服营养支持应用于肺癌患者的效果分析 [J]. 贵州医药，2023，47（11）：1719-1720.

[6] 王凡，王红英，屠松霞．肺癌患者术后未快速康复的影响因素及其风险预测列线图模型构建 [J]. 实用心脑肺血管病杂志，2024，32（01）：66-70.

[7] 亓奥，焦丽静，王怡超，等．早期肺癌术后巩固康复期的中药用药规律研究 [J]. 中成药，2023，45（10）：3487-3492.

病例13　肺结节/肺癌切除术后肺功能、活动能力下降的康复治疗

一、患者情况介绍

患者为中年女性，5年前因干咳和胸闷未做特别处理后，发现肺部有多个磨玻璃结节。1年余前复查，双肺上叶发现磨玻璃结节，医生建议手术，但患者选择观察并服用中药。症状有所减轻，近期复查仍发现结节，医生再次建议手术。患者入院后进行详细评估，发现其具备手术条件，确认无绝对的手术禁忌证，拟在全身麻醉下进行视频辅助胸腔镜手术（video-assisted thoracic surgery, VATS），目的是切除左肺上叶前段的病变组织，并同时进行淋巴结清扫。VATS是一种微创手术，相较于传统的开胸术具有创伤小、恢复快、疼痛感低等优点。术前患者接受一系列术前康复教育，了解手术流程、可能的风险和术后恢复的相关知识，有助于患者建立正确的术前预期，减轻术前焦虑。但术后患者仍诉呼吸急促、活动能力较术前出现下降，故需对患者进行康复评定、诊断及制订个性化治疗方案。

二、病例分析目标

1. 了解肺结节/肺癌切除围术期常见的康复问题。

2. 如何进行肺结节/肺癌切除围术期康复的评定与诊断。

3. 如何改善患者术后的肺功能及功能活动，提高生活质量。

三、康复概述

1. 一般康复治疗计划的目标　减轻疼痛，预防呼吸功能、运动功能等可能因疾病本身或手术治疗出现下降，纠正潜在营养不良与恶病质可能、做好心理功能建设。

2. 康复治疗干预　积极完善心肺功能评定，给予围术期心肺功能训练、肌力训练、常压饱和氧治疗、体适能训练等，同时给予雾化、补液、镇痛、抗感染等对症治疗。根据胸腔引流量评估拔管。

3. 康复治疗注意事项　围术期肺功能及功能活动的患者教育、如何应对疲劳及疼痛等并发症等。

4. 影响康复治疗的因素　术后疲劳、疼痛对康复参与度的影响等。

四、疾病介绍

WHO 癌症研究机构发布的数据表明，肺癌为全球第二大常见癌症，2020 年新确诊病例达到 220 万，占所有新发癌症的 11.2%；死亡率位居首位，死亡病例接近 248 万，占癌症死亡总数的 12.4%。在中国，原发性肺癌是最常见的恶性肿瘤，过去 30 年中发病率上升最快。全国肺癌发病率（粗率）为 57.3/10 万人，男性和女性分别为 73.9/10 万和 39.8/10 万。无论是城市还是农村，肺癌的发病率都是所有恶性肿瘤中最高的。最新的调查显示，肺癌是中国癌症死亡的首要原因，占所有恶性肿瘤死亡率的 27%，全国肺癌死亡率为 45.9/10 万人。

肺癌主要分为非小细胞肺癌（占 80% ~ 85%）和小细胞肺癌。美国国家综合癌症网络于 2021 年发布的指南中列出了肺癌筛查的风险因素，包括吸烟史、氡气暴露、职业暴露、恶性肿瘤病史、家族史等。肺癌的临床表现多样，但缺乏特异性，周围型肺癌通常无症状。其临床表现可分为四类：原发肿瘤的局部症状、侵犯邻近器官的症状、远处转移症状及肺外表现。治疗肺癌应采取多学科综合治疗与个体化治疗相结合的原则，利用手术、放疗、化疗、分子靶向治疗和免疫治疗等多种手段。肺癌患者常受到肿瘤和治疗引起的各种症状和功能限制的困扰，主要包括呼吸困难、疲劳、疼痛等，严重影响其生活质量。肺癌造成的伤残调整生命年（DALY）率超过 20%，对家庭和社会造成了重大经济负担。

20 世纪六七十年代，美国的全国肿瘤行动计划为肿瘤康复领域的发展提供了重要机遇。Dietz、Rusk 和 Gunn 等内科医师借助美国国家癌症中心的支持，开创了肿瘤患者身体功能障碍康复的计划和流程。1985 年，《新英格兰医学杂志》上的一篇文章首次强调了癌症患者康复的重要性，提出了肿瘤康复的三个关键阶段。自此，肿瘤康复理念逐渐在全球推广，旨在提高癌症患者的生活质量，并助力部分患者实现长期生存。然而，肿瘤康复领域仍面临多项挑战，包括缺乏足够的支持性证据、专业人员和机构数量不足、多学科合作机制不完善、关注范围有限及康复体系建设不够系统。

五、检查、评估和诊断

现病史：患者于 5 年余前因"刺激性干咳、胸闷"于当地医院就诊检查发现左肺上叶结节，胸部 CT 提示"双肺上叶胸膜下区散在多个磨玻璃小结节，右肺上叶尖段较大约 0.9 cm"，未在意，未给予特殊处理。患者自诉刺激性干咳、胸闷，无咳痰、胸闷、气急、呼吸困难等不适症状。1 年余前于我院门诊复查胸部 CT 提示"左肺上叶前段见一磨玻璃结节影，大小约 1.2 cm×0.8 cm，右肺上叶尖段磨玻璃结节，大小约 1.1 cm×0.8 cm，左肺上叶前段、右肺上叶尖段磨玻璃小结节，炎性结节？其他待排。"医生建议手术治疗，患者犹豫，遂选择每隔 3 个月复查，期间服用中药 3 个月，症状较前减轻。9 个月余前于我院门诊就诊，复查胸部 CT 示"肺上叶前段、右肺上叶尖段各见一磨玻璃结节，约 1.3 cm×0.7 cm、1.1 cm×0.8 cm，双肺散在多个磨玻璃结节，其中较大结节多系早期肿瘤"。医生再次建议手术治疗，现为求进一步评估肺部结节性质收治入院。患者自患病以来，精神、体力可，饮食可，夜寐较差，体重无明显变化。

既往史：无其他特殊疾病史。

体格检查：体温 36.5℃，脉搏 90 次 / 分，呼吸 18 次 / 分，血压 130/89 mmHg。神志清楚，精神尚可，面色欠华，无特殊面容，形体正常，营养中等，发育正常，对答切题，言语清晰，语声正常，气息平顺，查体合作，自动体位，步行入院。胸廓未见异常，双侧呼吸运动均匀对称，无增强或者减弱，双侧乳房对称，未见异常，双肺触觉语颤对称无异常，未触及胸膜摩擦感，双肺叩诊呈清音，双肺呼吸音清，未闻及干湿性啰音，心界正常，心律齐，各瓣膜区未闻及病理性杂音。

临床诊断：①左肺上叶前段结节性质待诊；②右肺上叶尖段结节性质待诊；③双肺多发结节。

鉴别诊断：①肺部炎性病变：患者无发热、咳痰等症状，可通过病原微生物检测鉴别；②肺门淋巴结结核：多见于 20 岁以下患者，结核菌素试验（+），肺门淋巴结肿大一般为单侧性，可见肺部原发病灶；③淋巴瘤：常有全身症状，胸内淋巴结肿大多为单侧或双侧不对称肿大，常累及上纵隔，结合其他检查及活组织检查可做鉴别。

康复评定：

1. 功能评定

（1）呼吸功能：无呼吸困难表现。

（2）运动功能

1）肌力评定：四肢肌力Ⅴ级。

2）关节活动度评定：关节活动度未见异常。

（3）感觉功能：胸痛评分 3 分。

（4）心理功能：PHQ - 9 筛查未见焦虑和抑郁。

2. 结构评定　胸部 CT（病例 13 图 1）提示：左肺上叶前段、右肺上叶尖段各见一磨玻璃结节，约 1.3 cm×0.7 cm、1.1 cm×0.8 cm，余双肺散在数个磨玻璃小结节，直径 0.3～0.6 cm，最大位于右肺下叶背段。气管及叶、段支气管未见狭窄、闭塞及扩大。肺门及纵隔淋巴结未见肿大。心脏未见增大，心包少量积液，左冠脉壁少许钙化。双侧胸腔未见积液。双侧胸膜增厚。双肺散在多个磨玻璃结节，其中较大结节多系早期肿瘤。心包少量积液，左冠脉壁少许钙化。双侧胸膜增厚。

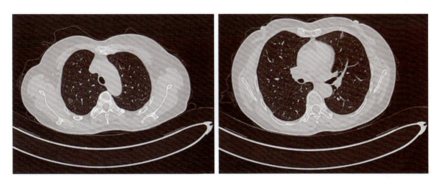

病例 13 图 1　胸部 CT

3. 活动评定

（1）日常生活活动评定：Barthel 指数得分 100 分。6 分钟步行实验未见心力衰竭。

（2）工具性日常生活活动评定：Lawton-IADLs 评估未见功能下降。

4. 参与评定　未见职业、娱乐等参与受限。

康复诊断：

1. 结构异常　左肺上叶前段、右肺上叶尖段各见一磨玻璃结节，约 1.3 cm×0.7 cm、1.1 cm×0.8 cm，余双肺散在数个磨玻璃小结节，直径 0.3～0.6 cm，最大位于右肺下叶背段。

2. 功能障碍　胸痛评分 3 分，其余功能未见异常。

3. 活动受限　ADL 及 IADL 未受限。

4. 参与受限　职业、工作、娱乐等参与未受限。

六、治疗计划

（一）治疗目标

1. 近期目标　减轻疼痛，预防呼吸功能、运动功能等可能因疾病本身或手术治疗出现下降，纠正潜在营养不良与恶病质可能、做好心理功能建设。

2. 远期目标　减少肿瘤的复发率、死亡率、提高生存率、维持参与能力、提高生活质量为主。

（二）治疗方法

1. 术前康复治疗　为应对围术期患者可能遇到的功能障碍，通过术前实施戒烟与戒酒教育，旨在增强患者对此类预防措施重要性的认识，从而有效提升患者在自主进行呼吸康复训练方面的配合度。这一策略有助于降低术后并发症的风险，减少胸导管的使用期限，并能显著增加 6 分钟步行测试的距离。

2. 手术治疗　评估患者有手术指征，完善相关检查后无绝对手术禁忌证，拟行全麻下"VATS 左肺上叶前段切除＋淋巴结清扫"，病理诊断为微浸润性腺癌（minimally invasive adenocarcinoma, MIA）。

3. 术后早期活动　推荐患者术后尽早开始康复活动，包括下床行走和咳嗽训练。早期活动可能受到胸腔引流管、尿管插管、静脉输液及诸如恶心、呕吐、疼痛、疲劳、头晕等症状的影响。在综合评估患者的麻醉恢复情况和疼痛控制后，应提供具体的康复指导，建议患者在术后 24 小时内尽可能地开始利用辅助步行工具进行活动。

4. 术后康复治疗

（1）呼吸功能训练：采用呼吸肌训练和腹式呼吸训练，以提高肺容量和促进肺复张。通过胸部敲击、震动等物理治疗手段，促进痰液排出，防止呼吸道感染。

（2）疼痛管理：根据患者的疼痛程度，采用药物治疗和（或）非药物疼痛管理方法（如冷热敷、低频电刺激等）。

（3）体适能训练：针对患者术后恢复状况，应当逐渐调整有氧运动和肌力训练的持续时间及其强度，涵盖活动如步行和自行车骑行等。术后康复锻炼的具体安排（包括时间长度、锻炼种类、频次及强度）在不同研究间存在差异。一般而言，康复训练期限定为 4～12 周，既可在医院门诊，也可以在家中实施家庭康复。锻炼内容主要以有氧运动结合抗阻训练为核心，亦可融合有氧运动、呼吸练习、平衡训练等多种方式；建议锻炼频率为每周 2～5 次；锻炼强度通常设定在最大心率的 60%～90%，或是 6 分钟步行试验的平均速度的 80%，在自我感觉疲劳评分为11～15 分的情况下开始实施呼吸训练，起始强度为最大吸入压力的 50%。术后，患者有充裕的时间进行多样化的锻炼形式，所有活动都应遵循国际公认的运动标准，即每周至少完成 150 分钟的中等强度活动和 2～3 次的抗阻训练，同时注意减少长时间坐位的习惯。

（4）姿势引导和功能训练：指导患者正确的姿势，进行肩背肌群等上肢和躯干的功能训练，避免术后姿势不良。

（5）长期随访与动态评估：定期跟踪检查，提供戒烟指导、健康生活方式教育，减少肿瘤复发和死亡率的风险。出院后 1 个月在门诊进行心肺功能评估及术后康复随访、健康教育。

七、病例讨论

（一）肺癌围术期康复的益处

全球范围内，肺癌以其最高的发病率及死亡率在所有癌症中位列首位，2020 年新确诊病例达到 220 万，占所有新发癌症的 11.2%；死亡率位居首位，死亡病例接近 248 万，占癌症死亡总数的 12.4%。肺癌患者五年生存率仅为 20.5%，自 1990 年起，我国肺癌的年龄标准化发病率及死亡率持续呈上升趋势。从接受初诊时的心理负担，经历治疗阶段的手术及放化疗带来的不良反应，到治疗完成后回家的生活调整，患者在整个过程中均需得到医疗团队的教育与支持。尽管医学发展提升了患者的存活率，肺癌治疗过程给患者带来的生理和心理压力依旧重大，这导致患者生活质量及身体功能显著下降，但这一点在临床实践中尚未得到足够的重视。肺癌患者的康复治疗不应仅限于临床治疗结束后，而应涵盖从确诊开始到患者重新融入家庭和社会的全过程。

（二）呼吸训练在围术期中的作用

因手术切除创伤以及插管等侵入性手段，常导致患者术后遭遇肺顺应性降低、呼吸道纤毛运动能力减退及分泌物积聚等问题。这些问题不仅会引起患者术后肺容量减少和通气功能障碍，还可能增加术后并发症的风险，如肺不张、胸腔积液和肺部感染等。因此，术前及术后进行的加强呼吸训练旨在协助患者掌握正确的呼吸技巧，提升膈肌活动性，增强肺泡换气效率，进而促进术后肺功能的迅速恢复，稳定病情并提高患者的生活质量。

（三）围术期体适能训练的重要性

肺癌患者参与围术期运动与功能训练是安全、可行且容易被接受的；实施运动治疗的时间较短，对患者日常生活的干扰较小；运动治疗项目设计简便，易于理解和执行，可融入日常生活中进行，例如有氧运动中的慢跑等；围术期的运动治疗通过缩短术后住院时间、降低并发症风险来减轻经济压力。

八、病例点评

在围术期，基于循证医学的证据及多学科合作模式的应用，旨在缓解手术引起的应激反应，降低术后器官衰竭的风险，并促使胃肠功能的快速恢复。围术期进行的肺康复对减轻患者的心理压力、恐惧和焦虑具有至关重要的作用，有助于患者更迅速地恢复心血管、呼吸、代谢功能及心理平衡。在此期间，由肿瘤科医生、护理人员、麻醉师、营养专家和康复治疗师组成的专业团队共同参与康复方案的讨论与制订，确保康复措施覆盖术前的戒烟戒酒教育、健康指导及术后的早期活动与咳嗽训练等关键环节。

（病例提供：朱思忆　四川大学华西医院）

（病例点评：魏　全　四川大学华西医院）

参考文献

[1] Barta JA, Powell CA, Wisnivesky JP. Global epidemiology of lung cancer[J]. Annals of global health, 2019, 85（1）: 2419.

[2] 韩宝惠. 中华医学会肺癌临床诊疗指南（2019 版）[J]. 肿瘤研究与临床, 2020, 32（4）: 217-249.

[3] 孙可欣, 郑荣寿, 张思维, 等. 2015 年中国分地区恶性肿瘤发病和死亡分析[J]. 中国肿瘤, 2019,（1）: 1-3.

[4] 国家卫生健康委办公厅. 原发性肺癌诊疗指南（2022 年版）[J]. 协和医学杂志, 2022, 13（4）: 549.

[5] 钱剑男, 杨邵瑜, 陈雪琴, 等. 2022 年《NCCN 非小细胞肺癌临床实践指南》更新解读[J]. 实用肿瘤杂志, 2022, 37（3）: 197-204.

[6] Lin X, Bloom MS, Du Z, et al. Trends in disability-adjusted life years of lung cancer among women from 2004 to 2030 in Guangzhou, China: a population-based study[J]. Cancer Epidemiology, 2019, 63: 101586.

[7] Stubblefield MD. Cancer rehabilitation: principles and practice[M]. Springer Publishing Company, 2018.

[8] Dieta JH. Rehabilitation oncology[M]. John Wiley & Sons, 1981.

[9] Rusk HA. Rehabilitation medicine[M]. Rehabilitation medicine, 1977.

[10] Ganz PA. Current issues in cancer rehabilitation[J]. Cancer, 1990, 65（S3）: 742-751.

[11] Mullan F. Seasons of survival: reflections of a physician with cancer[Z]. Mass Medical Soc, 1985: 270-273.

病例 14 肺腺癌晚期：癌因性疲乏的 康复治疗

一、患者情况介绍

患者女性，53 岁，因"右肺下叶结节灶、右肺上叶微小结节"行胸腔镜右下肺切除术，术后患者恢复顺利。后发现骨转移，基因检测提示 *EGFR* 突变，肿瘤科住院期间予靶向治疗，为求中医药康复治疗入院。入院查见患者疲乏，右侧髋关节、膝关节疼痛，左侧肩关节疼痛，偶有咳嗽，痰少，无咯血，纳可，寐差，二便调。患者希望能够通过康复治疗改善疲乏的情况，减轻右侧髋关节、膝关节和左侧肩关节的疼痛感，改善咳嗽咳痰，提高睡眠质量。

二、病例分析目标

1. 了解癌因性疲乏常见的康复问题及解决方法。
2. 改善癌因性疲乏患者的生活质量。
3. 如何为癌因性疲乏患者选择相应的评估方法。

三、康复概述

1. 一般康复治疗计划的目标　尽早发现和诊断癌因性疲乏，规范评估疲乏程度及对患者生活质量的影响，筛查影响疲乏的因素，制订重点诊疗计划，防治癌因性疲乏。减缓癌因性疲乏发作时间、减轻癌因性疲乏发作程度。

2. 康复治疗干预　复方苦参注射液清热利湿、凉血解毒、散结止痛，康莱特注射液益气养阴、消癥散结以控制肿瘤病情，延缓肿瘤进展；对患者进行健康教育、给予心理支持，嘱患者进行体育锻炼，如八段锦、广医七式拍打操，配合呼吸训练如六字诀。中药以补气健脾为法，中药热奄包局部热敷以温经通络、调和气血、祛湿散寒以减轻疲乏。通过睡眠干预、营养管理改善失眠，向患者普及骨相关知识，防治骨相关事件。

3. 康复治疗注意事项　骨转移部分骨骼的保护、左侧上肢关节的保护、右侧髋关节、膝关节的保护；注意中药输注、口服、外用过敏反应和局部感染监测。

4. 影响康复治疗的因素　疾病进展、抗肿瘤治疗、合并疾病、慢性感染等。

四、疾病介绍

2020 年新发肺癌病例数量仍位居中国新发癌症病例首位（82 万例），占中国新发癌症总病例的 17.9%，其中男性新发肺癌病例为 54 万例，占中国男性新发癌症总病例的 21.8%；女性新发肺癌病例为 28 万例，占中国女性新发癌症总病例的 13.2%。早期肺癌多无明显症状，临床上多数患者出现症状就诊时已属晚期。肺腺癌多数起源于支气管黏膜上皮，少数起源于大支气管的黏液腺。早期肺腺癌可进行手术切除，首选治疗术式为解剖性肺叶切除术联合肺门及纵隔淋巴结清扫或胸腔镜下解剖性肺叶切除联合肺门及纵隔淋巴结清扫。肺腺癌中的原位腺癌和微浸润性腺癌复发率相对较低，浸润性腺癌容易复发转移。晚期肺腺癌的分子分型根据肿瘤的分子特征将肺腺癌分为不同的亚型或亚群，常见的晚期肺腺癌分子分型包括：EGFR 突变型、KRAS 突变型、ROS1 融合型、BRAF 突变型、ALK 融合型、MET 过表达型、PD-L1 表达型等，分子分型可以指导靶向治疗。TKI 靶向药引发的不良反应一般程度较轻，常见的不良反应包括疲乏、皮疹、恶心、呕吐、口腔炎、手足皮肤反应、肌肉关节、疼痛、腹泻、高血压、中性粒细胞减少、肝功能异常等。

　　癌因性疲乏是与癌症或癌症治疗相关的令人痛苦的、持续的、主观的身体、情绪和（或）认知上的疲劳或疲惫感，且与最近的活动不相称，并影响到通常的功能，患病率为 30%～99%，疲乏可伴随疾病发展，甚至持续到癌症治疗结束后。我国关于癌症患者癌因性疲乏流行病学调查结果显示，中重度癌因性疲乏发生率为 52.07%。与健康人的疲乏不同，癌因性疲乏更严重、更痛苦，且不能通过休息或睡眠缓解。与恶心呕吐、疼痛等其他症状相比，癌因性疲乏对癌症患者日常生活影响更显著，并很可能导致抗癌治疗中断，直接影响抗癌治疗效果。

　　影响癌因性疲乏的因素一般分为不可控因素和可控因素两大类。不可控因素主要包括社会-人口学因素，如年龄、性别等。可控因素主要包括癌症的直接影响、癌症的治疗方式、癌症或癌症治疗相关合并症及社会-心理因素，以上因素可以通过临床干预使癌因性疲乏得到有效缓解，是在筛查和评估过程中最需要关注的因素。

五、检查、评估和诊断

　　现病史：患者 2022 年 8 月体检胸部 CT 发现右肺下叶结节灶，占位性病变可能性大，大小约 21 mm×30 mm，与血管关系密切，周围可见条索状高密度影。同年 9 月行胸腔镜右下肺切除术，术后病理提示 $pT_{2a}N_0M_0$，ⅠB 期，右下肺低分化浸润性非黏液性腺癌，大小约 3 cm×2.5 cm×1.5 cm，腺泡型 45%（含筛状结构）＋微乳头型 40%＋贴壁型 10%＋实性型（含印戒细胞）5%，未见脉管内癌栓及神经侵犯，周围肺组织可见肺泡腔内播散（spread through air spaces, STAS）胸膜可见肿瘤累及，支气管断端、第 12 组、隆突下、叶间淋巴结均阴性，术后患者恢复良好。2023 年 5 月患者因股骨痛就诊，PET－CT 提示右肺门区软组织密度结节，最大约 2.2 cm×1.5 cm，SUVmax14.1，考虑为术后复发或转移；C$_3$、右侧髂骨、右侧股骨上端肿瘤骨转移；右侧髋关节间隙内代谢增高稍低密度结节，不除外转移可能。同年 8 月颅脑 MRI 提示左侧颞叶皮层下转移瘤，基因检测提示 EGFR 突变，予奥希替尼靶向治疗，现为求中医药康复治疗入院。现主症：疲乏，右侧髋关节、膝关节疼痛，左侧肩关节疼痛，偶有咳嗽，痰少，无咯血，纳可，寐差，二便调。

既往史：1993 年因"葡萄胎"行清宫术，术中有输血史。2009 年因"宫外孕"于当地医院手术治疗。2022 年因"右侧颈部皮脂腺囊肿"行"右侧锁骨上皮肤病灶切除术"。否认肝炎史、疟疾史、结核史等传染病史，否认甲状腺疾病、高血压、冠心病、糖尿病、脑血管病、精神病病史，否认外伤史，否认过敏史。

体格检查：体温 36.5℃，脉搏 80 次／分，呼吸 18 次／分，血压 104/63 mmHg。发育正常，营养一般，神志清楚，自主体位，回答清楚，查体合作。皮肤黏膜色泽无发绀，黄染，颈前三角未触及淋巴结。巩膜无黄染，瞳孔等大等圆，对光反射良好。舌质淡，伸舌居中。咽部无充血，扁桃体无肿大，颈软，颈无抵抗感，甲状腺未触及肿大。双侧肺叩诊清音，双侧肺呼吸音清晰，未闻及干湿性啰音，心界正常，心律齐，各瓣膜听诊区未闻及病理性杂音。腹软，腹部无压痛及反跳痛，腹部未触及包块，肝脾肋下未触及，墨菲征（－），移动性浊音（－）。肠鸣音未见异常，未闻及血管杂音，外阴及肛门未查，双侧肾区无叩痛。生理反射存在，病理反射未引出，舌质淡，苔薄白，脉细弱。

诊断：①右腺癌术后 肺转移 脑转移 多发骨转移Ⅳ期 靶向治疗中；②癌因性疲乏；③贫血；④慢性疼痛；⑤失眠。

康复治疗评估：患者肺腺癌晚期，靶向治疗 3 个月，2023 年 11 月复查胸部 CT 示淋巴结较前明显缩小；盆腔 CT 提示右侧髂骨、右侧股骨上端骨转移可能大，大致同前；颅脑 MRI 提示原片左侧颞叶皮层下转移瘤，此次未见，考虑吸收，肿瘤病情平稳；血常规：白细胞 3.82×10^9/L，红细胞 3.96×10^{12}/L，血红蛋白 121.0 g/L，血小板 188.0×10^9/L，中性粒细胞 2.34×10^9/L；生化全项：天冬氨酸氨基转移酶 25.1 U/L，丙氨酸氨基转移酶 26.1 U/L，肌酐 53 μmol/L，尿素氮 3.77 mmol/L，乳酸脱氢酶 162 U/L，血糖 5.15 mmol/L，总胆固醇 4.99 mmol/L，甘油三酯 1.74 mmol/L，低密度脂蛋白胆固醇 2.95 mmol/L，高密度脂蛋白胆固醇 1.25 mmol/L，白蛋白 40.5 g/L，球蛋白 31.90 g/L。未见贫血、营养缺乏、水电解质失衡、感染及肝肾功能不全等。患者现疲乏，右侧髋关节、膝关节疼痛，左侧肩关节疼痛，偶有咳嗽，痰少，无咯血，纳可，寐差，二便调。使用安德森症状问卷－中医版（MDASI－TCM）综合评估症状负担和功能干扰。

第一部分：您的症状有多严重？

患者常有疾病本身或治疗相关引起的各种症状。我们想知道您在过去的 24 小时中，下列症状的严重程度。请在下列每一项从 0（无症状）至 10（能想象的最严重程度）之间选择一数字以表示症状的严重程度（病例 14 表 1）。

病例 14 表 1　症状严重程度评估

	无症状						想象到的最严重的程度				
	0	1	2	3	4	5	6	7	8	9	10
1. 您疼痛最严重的程度为？				√							
2. 您疲劳（乏力）最严重的程度为？							√				
3. 您恶心最严重的程度为？	√										
4. 您睡眠不安最严重的程度为？				√							
5. 您苦恼（心烦）最严重的程度为？			√								
6. 您气短最严重的程度为？				√							
7. 您健忘最严重的程度为？		√									
8. 您胃口最差的程度为？	√										
9. 您瞌睡（昏昏欲睡）最严重的程度为？	√										
10. 您口干最严重的程度为？				√							
11. 您悲伤感最严重的程度为？					√						
12. 您呕吐最严重的程度为？	√										
13. 您疼痛麻木感最严重的程度为？			√								
14. 您出汗最严重的程度为？			√								
15. 您怕冷最严重的程度为？			√								
16. 您便秘最严重的程度为？				√							
17. 您感觉口苦最严重的程度为？					√						
18. 您咳嗽最严重的程度为？				√							
19. 您感觉心慌最严重的程度为？		√									
20. 您手足心热最严重的程度为？			√								

第二部分：您的症状干扰您生活的程度？

各种症状经常干扰我们的感觉和活动。在过去 4 小时，您的症状对以下各个项目的干扰程度如何？请选择 0（症状未带来干扰）到 10（症状带来严重干扰）表示每个项目受症状干扰的程度（病例 14 表 2）。

病例 14 表 2　症状干扰程度评估

	无症状				想象到的最严重的程度						
	0	1	2	3	4	5	6	7	8	9	10
1. 一般活动？						√					
2. 情绪？						√					
3. 工作（包括家务劳动）？								√			
4. 与他人的关系？				√							
5. 走路？						√					
6. 生活乐趣？					√						

六、治疗计划

（一）治疗目标

1. 与患者合作制订在 2 周内实现的预期目标　①缓解癌因性疲乏（MDASI - TCM 评分从 6 分减到 4 分）；②改善失眠（MDASI - TCM 评分降低 1～2 分）；③改善关节疼痛（MDASI - TCM 降低 1～2 分）。

2. 在 8 周达到的预期结果包括　继续营养、心理支持和运动锻炼等，进一步改善情绪、睡眠和体力状况，防治骨相关事件，MDASI - TCM 在上一次评估基础上各项评分降低 1～2 分，提高患者生活质量。

（二）治疗方法

对患者进行健康教育，向患者普及癌因性疲乏相关知识，教会患者使用癌因性疲乏评估量表并告知患者处理疲乏的有效策略；对患者进行社会 - 心理学干预，通过认识和改变不良的思想和行为来减少负面情绪和行为，并促进心理调适的心理治疗方法。入院期间指导患者进行活动锻炼，嘱患者每日练习八段锦，舒展筋骨，疏通经络，提高机体的躯体功能；练习广式拍打操，通过拍打促进血液流动，疏通经络，调摄气机，缓解疼痛、失眠等症状，减轻负性情绪。配合六字诀养生法，通过发声练习，调整相应的脏腑功能，充分调动脏腑功能潜力。中药以补气健脾为法，以四君子汤为主方加减应用，药物组成为人参、茯苓、白术、黄芪等，水煎服，每日 1 剂。中药热奄包局部热敷以温经通络、调和气血、祛湿散寒以减轻疲乏。

对患者进行睡眠干预，帮助患者养成良好的睡眠习惯，告知患者在有困意时才上床，不要在床上做与睡眠无关的活动，保持规律起床时间，日间避免过长时间的小睡，临睡前避免服用咖啡等兴奋性物质等。对患者进行营养管理，嘱患者清淡、易消化及高营养饮食，协商制订合理的饮食计划，进一步改善睡眠和体力状况。

告知患者避免剧烈运动和重物搬运，以减少对骨骼的压力，使用辅助工具，如手杖或助行器，来减少骨骼负担；避免过度使用左侧上肢和长时间站立或行走，注意骨转移部分骨骼的保护、左侧上肢关节的保护、右侧髋关节、膝关节的保护。

（三）再评估

1. 患者经过 2 周治疗后，完成了三个目标。通过健康教育、心理学干预、睡眠干预、营养管理、活动锻炼、呼吸锻炼及中药口服等，患者癌因性疲乏较前缓解，MDASI - TCM 量表各项评分也有所改善。

第一部分：您的症状有多严重？

患者常有疾病本身或治疗相关引起的各种症状。我们想知道您在过去的 24 小时中，下列症状的严重程度。请在下列每一项从 0（无症状）至 10（能想象的最严重程度）之间选择一数字以表示症状的严重程度（病例 14 表 3）。

病例 14 表 3 症状严重程度评估

	无症状				想象到的最严重的程度						
	0	1	2	3	4	5	6	7	8	9	10
1. 您疼痛最严重的程度为？			√								
2. 您疲劳（乏力）最严重的程度为？				√							
3. 您恶心最严重的程度为？	√										
4. 您睡眠不安最严重的程度为？		√									
5. 您苦恼（心烦）最严重的程度为？				√							
6. 您气短最严重的程度为？				√							
7. 您健忘最严重的程度为？		√									
8. 您胃口最差的程度为？	√										

续表

	无症状		想象到的最严重的程度								
	0	1	2	3	4	5	6	7	8	9	10
9.您瞌睡(昏昏欲睡)最严重的程度为?	√										
10. 您口干最严重的程度为?			√								
11. 您悲伤感最严重的程度为?			√								
12. 您呕吐最严重的程度为?	√										
13. 您疼痛麻木感最严重的程度为?		√									
14. 您出汗最严重的程度为?			√								
15. 您怕冷最严重的程度为?			√								
16. 您便秘最严重的程度为?		√									
17. 您感觉口苦最严重的程度为?			√								
18. 您咳嗽最严重的程度为?	√										
19. 您感觉心慌最严重的程度为?		√									
20. 您手足心热最严重的程度为?			√								

第二部分：您的症状干扰您生活的程度?

各种症状经常干扰我们的感觉和活动。在过去 4 小时，您的症状对以下各个项目的干扰程度如何？请选择 0（症状未带来干扰）到 10（症状带来严重干扰）表示每个项目受症状干扰的程度（病例 14 表 4）。

病例 14 表 4　症状干扰程度评估

	无症状		想象到的最严重的程度								
	0	1	2	3	4	5	6	7	8	9	10
1. 一般活动?			√								
2. 情绪?		√									
3. 工作（包括家务劳动）?				√							
4. 与他人的关系?		√									
5. 走路?		√									
6. 生活乐趣?		√									

2. 8 周后，内服补气健脾为法，嘱患者继续练习八段锦，保持适量活动，均衡饮食并坚持良好的睡眠习惯，MDASI－TCM 量表各项评分进一步改善。

第一部分：您的症状有多严重？

患者常有疾病本身或治疗相关引起的各种症状。我们想知道您在过去的 24 小时中，下列症状的严重程度。请在下列每一项从 0（无症状）至 10（能想象的最严重程度）之间选择一数字以表示症状的严重程度（病例 14 表 5）。

病例 14 表 5　症状严重程度评估

	无症状		想象到的最严重的程度								
	0	1	2	3	4	5	6	7	8	9	10
1. 您疼痛最严重的程度为?		√									
2. 您疲劳（乏力）最严重的程度为?		√									
3. 您恶心最严重的程度为?	√										
4. 您睡眠不安最严重的程度为?	√										
5. 您苦恼（心烦）最严重的程度为?		√									
6. 您气短最严重的程度为?		√									
7. 您健忘最严重的程度为?		√									
8. 您胃口最差的程度为?	√										
9. 您瞌睡（昏昏欲睡）最严重的程度为?	√										
10. 您口干最严重的程度为?			√								
11. 您悲伤感最严重的程度为?	√										
12. 您呕吐最严重的程度为?	√										
13. 您疼痛麻木感最严重的程度为?		√									
14. 您出汗最严重的程度为?			√								
15. 您怕冷最严重的程度为?			√								
16. 您便秘最严重的程度为?		√									
17. 您感觉口苦最严重的程度为?	√										
18. 您咳嗽最严重的程度为?	√										
19. 您感觉心慌最严重的程度为?		√									
20. 您手足心热最严重的程度为?		√									

第二部分：您的症状干扰您生活的程度？

各种症状经常干扰我们的感觉和活动。在过去 4 小时，您的症状对以下各个项目的干扰程度如何？请选择 0（症状未带来干扰）到 10（症状带来严重干扰）表示每个项目受症状干扰的程度（病例 14 表 6）。

病例 14 表 6　症状干扰程度评估

	无症状					想象到的最严重的程度					
	0	1	2	3	4	5	6	7	8	9	10
1. 一般活动？	√										
2. 情绪？		√									
3. 工作（包括家务劳动）？		√									
4. 与他人的关系？		√									
5. 走路？	√										
6. 生活乐趣？		√									

七、病例讨论

癌因性疲乏的机制涉及促炎性反应细胞因子、下丘脑 - 垂体 - 肾上腺轴（hypothalamic - pituitary - adrenal，HPA）失调、昼夜节律不同步、骨骼肌萎缩和基因功能失调。这些机制相互依赖，需要进行纵向研究以评估癌症治疗前、治疗中和治疗后的疲乏情况和上述指标的相关性。

研究表明，中医药可以通过扶正疗法改善晚期肺癌预后。中医学认为，脾为后天之本，主运化，主肌肉。乏力症状主要归因于脾气虚，病机主要为气血阴阳亏虚或湿邪内阻，治疗上以补益为根本大法，根据临床症状特点侧重于补气、补血、滋阴或温阳等，根据不同症状，可辨证为脾气亏虚、脾虚湿困、脾肾阳虚及气血两虚证，分别采用四君子汤、参苓白术散、保元汤及八珍汤进行治疗。以肺癌患者为中心的中医治疗可以通过六个步骤进行，分别为症状筛查、病因调查、综合评估、综合管理、重新评估和定期症状随访监测。

2023 年第 2 版 NCCN 癌因性疲乏诊治指南建议癌因性疲乏诊治流程的一般模式包括 4 个阶段：筛选、初步评估、干预和再评估。筛查阶段强调使用与年龄相适应的方法去筛查儿童、青少年和成年患者是否存在疲乏。目前普遍应用数字评分量表作为癌因性疲乏实践和决策的指导。例如，询问患者最近 7 天的疲乏情况，在 0 ～ 10 分的数字评分表上（0 分为无疲乏，10 分为可以想象的最严重的疲乏），轻度疲乏为 1 ～ 3 分，中度疲乏为 4 ～ 6 分，严重疲乏为 7 ～ 10 分。对儿童疲乏的评估可以简化为 1 ～ 5 分，对幼儿（5 ～ 6 岁）可以进一步修改，可以更简单地问他们是"累"还是"不累"。

对于轻度疲乏患者，进行疲乏管理的宣教，给予患者辅导并进行持续监测，一般选择非药物治疗方案。对于中重度疲乏患者，应使用非药物与药物联合治疗方案。非药物治疗主要包括活动锻炼、健康教育、社会 - 心理学干预、睡眠疗法、明亮白光照射治疗和营养管理。其中，活动锻炼及社会心理学干预作为一级证据推荐用于正在积极接受抗癌治疗及抗癌治疗结束后的癌因性疲乏的治疗。对于药物治疗，目前应用最多的药物为中枢兴奋剂、皮质类固醇等。

八、病例点评

患者系肺腺癌术后，靶向治疗中出现疲乏，偶有咳嗽、痰少、寐差等症状，尤以癌因性疲乏最为明显。本例中医特色明显，应用复方苦参注射液清热利湿、凉血解毒、散结止痛，康莱特注射液益气养阴、消癥散结以控制肿瘤病情，延缓肿瘤进展；抓住患者气短疲乏、舌淡苔白、脉细弱的辨证要点，辨证为脾气亏虚，以四君子汤为主方加减应用，《太平惠民和剂局方》言："荣卫气虚，脏腑怯弱；心腹胀满，全不思食""常服温和脾胃，进益饮食，辟寒邪瘴雾气。"补益脾胃之气，以复其运化受纳之功，推动、温煦、防御、固摄和气化功能得以增强，患者疲乏症状自减。通过健康教育，患者得到了关于癌因性疲乏的相关知识，增强了治疗的主动性和配合度。社会 - 心理学干预帮助患者缓解焦虑、恐惧等负面情绪，建立积极的心态面对治疗和康复。睡眠干预帮助患者规律作息，提高睡眠质量，有利于身体的恢复和免疫功能的提升。营养管理方面，科学合理的饮食搭配有助于增强机体抵抗力，促进身体康复。同时关注到患者骨转移部分骨骼的保护，这些综合措施共同作用，全方位关注患者的身心健康，提高了治疗效果。

（病例提供：杨景淇　刘　杰　中国中医科学院广安门医院）

（病例点评：刘　杰　中国中医科学院广安门医院）

参考文献

[1]Hyuna S, et al.Global cancer statistics 2020：GLOBOCAN estimates of incidence and mortality worldwide for 36 cancers in 185 countries[J].CA：a cancer journal for clinicians, 2021, 71（3）：209 - 249.

[2]National Comprehensive Cancer Network.NCCN clinical practice guidelines in oncology cancer - related fatigue（version1, 2021）[DB/OL].（2020 - 12 - 01）[2020 - 12 - 30].

[3]Axel G, et al.Regorafenib monotherapy for previously treated metastatic colorectal cancer（CORRECT）：an international, multicentre, randomised, placebo - controlled, phase 3 trial[J].The Lancet, 2013, 381（9863）：303 - 312.

[4]任似梦,吴晓月,周慧灵,等.癌因性疲乏患者报告结局评估工具研究进展[J].世界中医药, 2021, 16（13）：1928 - 1931+1936.

[5]中国抗癌协会癌症康复与姑息治疗专业委员会,中国临床肿瘤学会肿瘤支持与康复治疗专家委员会.癌症相关性疲乏诊断与治疗中国专家共识[J].中华医学杂志, 2022, 102（3）：10.

[6]Brandon C, Chidomere CL, Dantzer R.The GDF15 - GFRAL axis mediates chemotherapy - induced fatigue in mice[J].Brain, behavior, and immunity, 2023, 108：45 - 54.

[7]Yinlian C, et al.Effects of managing cancer and living meaningfully on cancer - related fatigue and cytokine levels in gastrointestinal cancer patients[J].Integrative Cancer Therapies, 2023, 22：15347354231172511.

[8]Zielinski, Mark R, David M.Systrom.Fatigue, sleep, and autoimmune and related disorders[J].Frontiers in immunology, 2019, 10：473648.

[9]Pariollaud M, Lamia KA.Cancer in the fourth dimension：what is the impact of circadian disruption[J] ? Cancer discovery, 2020, 10（10）：1455 - 1464.

[10]Veen V, Brandon N, Dennis K, et al.Disrupted skeletal muscle mitochondrial dynamics, mitophagy, and biogenesis during cancer cachexia：a role for inflammation[J].Oxidative medicine and cellular longevity, 2017, 2017：3292087.

[11]Davis T, Koleck T, Conway A, et al.Genetic variability of oxidative stress and DNA repair genes associated with pre - treatment cancer - related fatigue in women with breast cancer[J].Supportive Care in Cancer, 2023, 31（6）：345.

[12]Liu Jie, et al.Comprehensive treatment with Chinese medicine in patients with advanced non - small cell lung cancer：a multicenter, prospective, cohort study[J].Chinese journal of integrative medicine, 2017, 23：733 - 739.

[13]林洪生.恶性肿瘤中医诊疗指南[S].北京：人民卫生出版社, 2014：163.

[14]Han Bao - Jin, et al.Symptom assessment and management in patients with lung cancer undergoing conventional or traditional chinese medicine care[J].World Journal of Traditional Chinese Medicine, 2023, 9（3）：235 - 242.

病例 15 左肺腺癌术后：皮下气肿、上肢肢体活动功能障碍并肺功能减退的康复治疗

一、患者情况介绍

患者男性，59 岁，体检时发现左肺部结节，完善相关检查后诊断为"左肺上叶恶性肿瘤"，于全麻下行 VATS 单孔左肺上叶后段＋舌段切除术，术后予以雾化、镇痛、化痰等治疗，术后恢复良好。后患者出现胸部以上皮下肿胀、疼痛、呼吸困难、左上肢活动障碍，就诊时患者描述，由于胸部疼痛，不敢呼吸，时有胸闷，稍动则喘促，头面部肿胀明显，睁眼困难，左侧手臂无法上抬、外展，已经无法完成日常生活。患者对自己疾病预后并不乐观，认为病情严重，难以康复。希望能通过康复治疗缓解胸部及以上皮肤肿胀，改善呼吸困难症状，减轻疼痛，提高睡眠质量，尽可能完成生活自理。

二、病例分析目标

1. 了解肺癌术后常见的康复问题。
2. 改善肺癌术后患者的生活质量。
3. 如何为肺癌患者选择相应的评估方法。

三、康复概述

1. 一般康复治疗计划的目标 消除皮下气肿、减轻呼吸困难症状、改善关节活动度、增加肌力和肌耐力（包括呼吸肌和外周肌群）、改善健康相关生活质量、改善疼痛和麻木、提高日常生活功能的独立性。

2. 康复治疗干预 皮下气肿及漏气护理、上肢运动训练、呼吸肌训练、持续呼吸道管理、膳食护理、有效镇痛、日常生活能力练习等。

3. 康复治疗注意事项 避免胸腔及肺部感染、疼痛护理的教育。

4. 影响康复治疗的因素 患者疼痛明显，康复锻炼依从性较低；术后肺部感染。

四、疾病介绍

肺癌是全世界癌症相关性死亡的主要原因，男性和女性的死亡率均最高。根

据国家癌症中心与国际肿瘤研究机构的联合测算,2022年我国新发肺癌病例482.47万人,其中男性253.39万人,女性229.08万人,发病率居我国癌症发病率之首。肺癌中80%～85%为非小细胞肺癌,对于Ⅰ期及Ⅱ期患者,根治性切除是首选的治疗手段,目前可采用肺段切除术或楔形切除术、袖式肺叶切除术、肺叶切除手术、扩大切除术及微创手术治疗。对于晚期不能行手术治疗的患者,化疗为其主要治疗手段。肺癌的危险因素包括吸烟及接触二手烟、职业暴露、不健康的饮食习惯、缺乏体育锻炼、环境污染、遗传因素等,尽早戒烟与健康的生活习惯可以降低肺癌发病和死亡的风险。

传统开胸手术要切断众多胸壁肌肉,撑开肋间以暴露视野,创面较大,术后伤口恢复较慢,可能导致肩关节强直、失用性萎缩、肺不张等并发症。胸腔镜肺叶切除术具有创伤小、恢复快的优点,现已成为主流手术方式,但胸腔镜肺癌切除术后易出现肺部感染、呼吸衰竭、胸腔积液等心肺并发症。

皮下气肿是指气体进入皮肤下层软组织时发生的一种临床症状,肺部手术后的皮下气肿通常会发生在胸部、背部、颈部、面部等,严重者会出现在腹股沟、四肢等处。胸腔镜手术后出现皮下气肿的常见原因有:①肺部手术切口持续漏气,术后大于6天的持续漏气发生率可达28%～60%;②咳嗽时胸膜腔压力增高明显,气体排入皮下。皮下气肿若不严重且无进展,大多可自行吸收;若出现大面积皮下气肿进而影响到患者生命体征则需做相应处理。

非小细胞肺癌患者行腹腔镜手术后肩关节活动功能受损的发病率较高,主要因为在手术过程中,在患者腋下背阔肌下缘做手术切口,同时使用拉钩对背阔肌造成牵拉,虽然不会切断肌肉和神经,但在一定程度上破坏了肩部周围组织的完整性,导致患者术后出现肩关节活动度下降,上肢抬高、外展等动作难以实现,日常生活中穿衣、脱衣等工作难以完成。

患者罹患肺癌之后,肺组织受到癌细胞的侵犯,手术会损伤患者的胸部血管、神经、肌肉等,减小有效呼吸面积,不可避免地对肺功能造成严重影响。同时术后疼痛会限制患者的活动,甚至影响患者的呼吸和咳嗽,因此肺癌术后患者FVC、FEV_1、PEF等肺功能指标均有所下降,步行距离等也受到明显影响。

五、检查、评估和诊断

现病史:患者2023年9月体检胸部CT提示左肺结节,高密度影(具体报告不详),后11月于当地医院就诊,完善相关检查后于全麻下行VATS单孔左肺上叶后段＋舌段切除术,术顺安返,予以抗炎、雾化、镇痛、化痰等治疗。病理报告提示"(左上叶舌段）恶性肿瘤（倾向腺癌）。切缘：未见恶性病变。（左上叶后段）恶性肿瘤（倾向腺癌）。切缘：未见恶性病变。"术后恢复良好，予以出院。后患者出现胸部以上皮下肿胀、疼痛。现为求进一步中西医结合治疗收至我科，门诊以"肺恶性肿瘤术后"收入院。患者自发病以来，无头晕头痛，无恶心呕吐，无明显体重下降等症状。现主症：上身皮肤肿胀、疼痛、胸闷、气短，咳痰，纳可，大便干，寐差。

既往史：高血压 2 级（极高危）20 年余，血压最高 170/90 mmHg，规律口服"厄贝沙坦，150 mg 口服，1 次 / 日"控制血压，血压波动在 130/80 mmHg。目前无头痛、头晕等不适。否认家族中有同类疾病患者。

体格检查：体温 36.3℃，心率 62 次 / 分，呼吸 19 次 / 分，血压 132/85 mmHg。神志清楚，精神尚可，无特殊面容，面色晦暗，步入病房，步态正常，形体消瘦，发育正常，言语清晰，对答切题，检查合作，自动体位。胸部、颈部、面部皮肤隆起，皱纹消失，触诊有握雪感，皮温略微升高。关节活动度：肩关节外展 120°、外旋 80°、内旋 80°，四肢肌肉无萎缩，双上肢及双下肢肌力正常。腹壁反射正常，趾反射正常。肱二头肌、肱三头肌反射正常，桡骨膜反射、膝腱反射正常、跟腱反射正常。余未见异常。

诊断：①恶性肿瘤术后中医治疗；②肺恶性肿瘤（ⅠA2 期）；③高血压 2 级（极高危）；④肺部感染；⑤皮下气肿；⑥低蛋白血症。

康复治疗评估：

1. 皮下气肿评估　患者属于 3 级皮下气肿，表现为胸部、颈部、面部皮肤隆起，触诊有握雪感，皮温略微升高。

2. 关节活动度评估　患者的肩关节外展、内旋和外旋的活动度低于正常值，肘关节的屈曲活动度也略低于正常值。其他关节的活动度均在正常范围内。数值包括肩关节外展 120°（正常值 180°）、内旋 80°（正常值 90°）、外旋 80°（正常值 90°）。具体见病例 15 表 1。

3. 呼吸困难评估　Borg 评分为 5 分，表明患者有一定程度的呼吸困难。

4. 肺功能评估　FVC 1925 mL，FEV_1 1443 mL，PEF 19.75 L/min，显示肺功能有所下降。

5. 生活质量评估　采用 EORTC - QLQ - C30 生活质量量表，患者身体功能、角色功能、情绪功能得分较低，存在疲劳、疼痛、呼吸困难、失眠、便秘、食欲缺乏等症状。

6. 疼痛评估　VAS 得分为 6 分，表明疼痛对患者的睡眠有影响。

病例 15 表 1　关节活动度评估（ROM）

关节	运动	测量姿位	量角器放置标志			0 点	测量值	正常值
			中心	近端	远端			
肩	屈、伸	解剖位，背贴立柱站立	肩峰	腋中（铅垂线）	肱肌外上髁	两尺相重	180° 45°	屈 180° 伸 50°
	外展	同上	同上	同上	同上	同上	120°	180°
	内、外旋	仰卧，肩外展肘屈90°	鹰嘴	铅垂线	尺骨茎突	同上	80° 80°	内旋 90° 外旋 90°
肘	屈、伸	解剖位	肱骨外上髁	骨峰	尺骨茎突	两尺成一直线	140° 0°	屈 150° 伸 0°
腕	屈、伸	解剖位	桡骨茎突	前臂纵轴	第二掌骨头	两尺成一直线	90°	屈 90°
	尺、桡屈	解剖位	腕关节中点	同上	第三掌骨头	同上	25° 65°	桡屈 25° 尺屈 65°
髋	屈	仰卧，对侧髋过伸	股骨大粗隆	水平线	股骨外髁	两尺成一直线	120°	125°
	伸	仰卧，对侧髋屈曲	同上	同上	同上	同上	15°	15°
	内收、外展	仰卧，避免大腿旋转	髂前上棘	对侧髂前上棘	髌骨中心	两尺成直角	45° 45°	内收 45° 外展 45°
	内旋、外旋	仰卧、两小腿于桌缘外下垂	髌骨下端	铅垂线	胫骨前缘	两尺相重	45° 45°	内旋 45° 外旋 45°
膝	屈、伸	仰卧	股骨外踝	股骨大粗隆	外踝	两尺成一直线	140° 0°	屈 150° 伸 0°
踝	屈、伸	仰卧	内踝	股骨内踝	第一距骨头	两尺成直角	150° 0°	屈 150° 伸 0°
	内、外翻	俯卧	踝后方两踝中点	小腿后纵轴	足跟中点	两尺成一直线	35° 25°	内翻 35° 外翻 25°

六、治疗计划

（一）治疗目标

1. 2周内实现的预期目标　①改善皮下气肿，减轻胸部、颈部、面部的皮下气肿，改善患者的呼吸困难等症状；②提高上肢关节活动度，使患者能胜任穿衣、脱衣等基本日常活动；③改善患者的肺功能，使患者能进行低强度的活动。

2. 4周内达到的预期结果　①完全消除皮下气肿，减轻患者的疼痛；②日常生活完全自理；③进一步改善肺功能，使患者能进行中强度的运动。

（二）治疗方法

1. 氧疗护理　氧疗可以改善患者的缺氧状态，加快皮下气体的吸收。患者在肺癌术后并发气胸与皮下气肿，呼吸困难，喘闷明显，因此临床医生首先对其进行3L/min氧气持续吸入，患者在吸氧期间憋闷症状有所减轻，紧张焦虑感得到明显缓解。

2. 负压吸引治疗　对患者漏气处及腔镜切口进行弹力绷带局部加压包扎，而后使用皮下引流管负压引流气体。负压吸引已经被证明可以迅速有效地控制皮下气肿，白天使用普通水封瓶吸引，夜间使用 - 10 cmH$_2$O 负压吸引，这种交替式吸引更易耐受且更加安全，白天使用普通水封瓶对患者日常活动影响较小，更有利于患者的上肢功能训练及肺功能康复，有利于缩短治疗时间，改善患者的生活质量。待患者皮下气肿消退至1级时，由临床医生评估后可考虑拆除弹力绷带，并密切观察转归情况。

3. 上肢功能训练　每天由临床医生指导患者家属按摩患者肩部，每次5～10分钟。而后由临床医生指导患者进行双侧上肢屈肘、伸臂、手腕内外旋、颈部活动等锻炼，每项锻炼每次5分钟，持续进行7天。自第8天起，由临床医生指导患者进行上肢功能综合锻炼：双手五指交叉放于颔下，双肘向上平举、向下折叠，五指交叠于腹部，反手前伸，经面前至头顶，双手置于枕后，向后、向前伸展肘部，双手交叠于头，健侧伸拉患侧。每项锻炼10分钟，每日3次。

4. 呼吸功能训练　对肺癌术后患者进行呼吸功能训练可以有效改善患者的肺功能指标，提高患者的生活质量。由临床医生指导患者进行腹式深呼吸训练与腹部用力呼气训练：患者取仰卧位，嘱其左手置于胸骨下缘，右手置于肚脐上缘，用鼻缓慢吸气至无法吸气，憋气4～5秒，经嘴慢慢呼气，控制深呼吸频率在8～10次/分，每天练习10分钟。稍作休息后，采用较易膨胀的气球，嘱患者采用腹式呼吸法吸气后尽可能吹大气球，每次训练5分钟，每天训练5次。

5. 心理护理　患者罹患重症，术后突然发生大面积皮下气肿，并有呼吸困难、胸部疼痛等并发症，患者不但身心痛苦，同时也感到恐惧、焦虑。我们要对患者进行充分的心理疏导，告知患者放置皮下引流管的目的，充分讲解康复训练的步骤、注意事项，安慰患者循序渐进地进行康复训练。

6. 膳食护理　应用呼吸道护理和膳食护理可以明显改善患者的血气指标水平，降低并发症发生风险，对患者肺功能康复有积极的临床意义。指导患者进食高蛋白食物和富含维生素的食物，如牛奶、鸡蛋、瘦肉等高蛋白食物，菠菜、芹菜等绿叶蔬菜，香蕉、橙子等水果等，遵循少油、少糖、少盐、少辣、多样化的"四少一多"原则及"营养均衡"理念进食。

（三）再评估

患者在住院治疗2周后出院，共计完成了五项目标。经过弹力绷带包扎与负压吸引治疗，患者大面积皮下气肿消除，患者身体表面无皮肤隆起，触诊无握雪感，胸部疼痛、呼吸困难等症状消失。通过上肢功能训练与呼吸功能训练，患者关节活动度较之前明显改善，基本可以胜任穿脱衣物、洗脸刷牙等日常工作，但肩关节仍有轻微疼痛，日常生活中仍不能提起水桶等较重的物品。

在日常生活方面，经过治疗与临床医生的心理疏导，患者已经实现了生活自理，焦虑与抑郁的情绪基本消失。患者感受到了身体症状的好转，增加了他对日后康复治疗的信心，在日常生活中坚持进行呼吸功能训练与膳食护理，每天在能耐受的范围内进行中低强度运动，其食欲消失，便秘、疲劳等症状也在逐步减轻。

对于本患者，其皮下气肿的治疗效果是超出患者入院时预期的，患者入院时可见胸背部、腹部、四肢及头面部大面积皮下气肿，同时有呼吸困难等症状，患者非常痛苦且充满恐惧，对自身治疗效果预期较差。经过治疗，患者皮下气肿全部消除，同时上肢关节活动不利得到改善，肺功能有所恢复，患者实现了生活自理，对治疗效果非常满意。

七、病例讨论

（一）皮下气肿

皮下气肿是胸腔镜手术后常见并发症之一，一般出现在胸腔镜手术术后1～3天，广泛性皮下气肿发生率约为1.9%。按照贺燕等人构建的皮下气肿管理方案，将皮下气肿分为3级：1级皮下气肿无须特殊处理，密切观察即可；2级皮下气肿者应当明确漏气位置，进行弹力绷带包扎；3级者则需要放置胸管持续引流。有研究报道可以通过皮肤上切开小口的方法来释放气体，以达到快速缓解严重皮下气肿的目的，但是此种方法不能阻断持续性漏气，皮下气肿还会持续存在。值得注意的是对于老年消瘦患者如果手术后咳嗽严重，由于患者肌肉量少、皮肤松弛，咳嗽时胸腔内压力增高，则气体容易沿着引流管进入皮下，此类患者需要对手术穿刺点加压包扎，否则持续性漏气难以停止。

（二）上肢关节活动受限

胸部手术后上肢功能障碍较为常见，由于手术对肌肉、神经的损伤及术后疼痛，大多数患者术后功能锻炼依从性不高，外加长时间缺乏锻炼，易导致患者上肢关节活动度下降。研究表明术后指导患者进行渐进式的功能锻炼可以促进上肢功能恢复，但是部分患者恢复效果并不是十分理想。目前认为，围术期进行上肢功能训练可以增强肌肉代偿能力，提高肌纤维的可塑性与修复功能，有利于术后的恢复，因此如果有条件，在手术前即应在临床医生指导下进行上肢功能训练，提高患者手术耐受性，对术后上肢功能和呼吸功能的康复起到积极作用。生活质量是治疗的终极目标，嘱患者坚持上肢功能训练，有利于提高患者生活自理能力，同时可以改善患者的运动能力和肺功能，提高患者的生活质量。

（三）肺功能下降

非小细胞肺癌患者在疾病进展过程中支气管会被肿瘤阻塞，影响肺泡囊腔，在手术过程中切除了部分肺组织，有效呼吸面积减少，影响了肺的呼吸功能。研究表明，呼吸道及膳食护理可以有效改善患者的血气指标水平，适宜的锻炼与合理的膳食护理，可以预防患者肌肉萎缩，降低并发症发生的风险，对于患者肺功能的康复具有积极的临床意义。

八、病例点评

肺癌术后合并皮下气肿发生率低，但一旦发生需要及时康复处理，而术后上肢功能障碍较常见，特别是术后疼痛引起者需要尽早配合功能锻炼综合康复治疗。

（病例提供：姚嘉麟　孙晨冰　龚亚斌　上海中医药大学附属岳阳中西医结合医院）

（病例点评：龚亚斌　上海中医药大学附属岳阳中西医结合医院）

参考文献

[1] 贺燕，王旭，戴亮，等.皮下气肿护理管理方案在胸腔镜肺部手术患者中的应用 [J].中国护理管理，2023，23（8）：1245-1249.

[2] 王殿芝，张鹰.肺癌患者术后并发大面积皮下气肿1例护理 [J].上海护理，2013，13（3）：86-87.

[3] Sciortina CM, Mundinger GS, Kuwayama DP, et al. Case report: treatment of severe subcutaneous emphysema with a negative pressure wound therapy dressing[J]. Eplasty, 2009, 9: e1.

[4] 孔珍，殷瑛，高岩.呼吸及上肢功能训练对胸腔镜下行单肺叶切除术患者肺功能的影响 [J].中西医结合护理（中英文），2022，8（10）：29-32.

[5] 梁鲁彪，谭媛，宋永祥.胸腔镜下肺部手术后发生广泛皮下气肿的临床分析 [J].中国内镜杂志，2021，27（7）：43-46.

[6] Taylor BC, Mcgowan S. Use of Closed incision negative pressure therapy for massive subcutaneous emphysema[J/OL]. Cureus, 2020, 12（3）：e7399.

[7] 王茜茜，张晓红，王晓凝.肺癌术后患者功能锻炼依从性与自我感受负担的相关性研究 [J/OL].卫生职业教育，2023，41（11）：137-140.

[8] 国欣涛，焦建龙，魏荣伟，等.康复训练对肺癌手术患者术后肺功能的影响 [J/OL].中华物理医学与康复杂志，2018，40（4）：306-308.

[9] 郁文琴，李佳，张夏慧.围手术期术前上肢功能锻炼联合呼吸功能训练对肺癌手术患者肩关节活动度及肺功能的影响 [J].海军医学杂志，2021，42（4）：493-495.

[10] 李艳.呼吸道及膳食护理对老年肺癌行胸腔镜术患者的影响 [J].山东医学高等专科学校学报，2023，45（1）：67-69.

病例 16 基于数字疗法的肝癌术后康复治疗

一、患者情况介绍

患者既往有乙型肝炎、肝硬化病史，余无特殊。甲胎蛋白偏高（72.67 ng/mL），上腹部增强CT发现肝内多发恶性肿瘤，肝部分梗死可能，肝门旁见多个肿大淋巴结。此外，异凝血酶原偏高（666.60 mAU/mL），初步诊断为肝癌伴肝内转移，行2次肝动脉化疗栓塞术加仑伐替尼和信迪利单抗进行转化治疗。治疗后55天查上腹部增强CT，见肝内弥漫大小不等的类圆形低密度影伴梗死，边缘欠清，增强后呈环形强化，提示肝内多发肿瘤伴部分梗死。遂收住入院准备手术。

二、病例分析目标

1. 了解肝癌术后常见的康复问题。
2. 改善肝癌患者的生活质量。
3. 如何为肝癌患者选择相应的评估方法。

三、康复概述

1. 一般康复治疗计划的目标　增加活动和参与、增加受累侧的力量和（或）使肌肉张力正常化、预防或减少活动范围、力量和有氧功能能力的丧失、改善疼痛和麻木、提高生活质量。

2. 康复治疗干预　外周神经损伤功能训练、感觉再教育、关节松动、针灸、日常生活能力练习，以解决参与受限及其出院后康复干预。

3. 康复治疗注意事项　腹部肌群的保护、四肢关节的保护、感觉减退的教育。

4. 影响康复治疗的因素　术后的癌因性疲乏、疼痛。

四、疾病介绍

全球癌症统计（GLOBOCAN2020）项目发布的最新癌症数据显示，肝癌发病率居全球第6位，死亡率位居第3位，其中我国肝癌所致的伤残寿命年占全球肝癌负担的一半。手术是肝癌治疗的首选，但部分患者在术后甚至出院后仍有较多的功能障碍，而运动康复作为肝癌康复的重要治疗手段之一，术后早期活动可促进肠蠕动、促进胃肠道功能恢复，减少肺部并发症和静脉血栓形成，还能改善患者心肺功能、肢体活动能力、生活质量、紧张焦虑等生理状态，增加术后归属感、被理解和支持感，故加强患者的运动康复管理至关重要，但患者大多缺乏专业的生物学和医学知识，从而没有足够心理认同感；同时缺乏足够的反馈、监督机制，进而难以长期坚持，且大多医务人员对肝癌患者的康复认知尚不足，这就可能导致不良的预后。

近年来我国医疗水平不断提高，生物 - 心理 - 社会医学模式不断深入，以人为本的治疗观念已成为临床实施的重点，基于数字疗法的康复理念也应运而生。数字疗法（digital therapeutics，DTx）是一种由软件程序驱动，以循证医学为基础的干预方案，用以治疗、管理或预防疾病。本文报道了复旦大学附属华山医院的 1 例肝癌肝段切除术患者术后康复案例，分析其康复治疗过程及 1 个月基于数字疗法的综合康复治疗后取得的临床疗效，以提高相关医务人员对基于数字疗法的肝癌康复的认知。

五、检查、评估和诊断

现病史：2021 年 6 月 26 日于外院查甲胎蛋白偏高（72.67 ng/mL），9 天后至复旦大学附属华山医院进一步检查上腹部增强 CT，发现肝内多发恶性肿瘤（malignant tumors，MT），肝部分梗死可能，肝门旁见多个肿大淋巴结。此外，异凝血酶原偏高（666.60 mAU/mL），初步诊断为肝癌伴肝内转移。同年 7 月 14 日行肝动脉化疗栓塞术（transcatheter arterial chemoembolization，TACE）加仑伐替尼和信迪利单抗进行转化治疗；42 天后第 2 次行 TACE，出院后予以仑伐替尼加信迪利单抗治疗。第 2 次 TACE 后 55 天查上腹部增强 CT，见肝内弥漫大小不等的类圆形低密度影伴梗死，边缘欠清，增强后呈环形强化，提示肝内多发 MT 伴部分梗死。遂收住入院准备手术。

体格检查：神志清楚，精神尚可，步入病房，言语清晰，对答切题，营养良好，全身皮肤黏膜未见黄染，浅表淋巴结未触及，心肺未及异常。术前行体能检查：6 分钟步行试验，475 m；握力，27 kg；5 次坐站试验，10.04 秒；多维度疲劳量表（multidimensional fatigue inventory，MFI）评分 52 分，自述疲乏无力；焦虑评分（generalized anxiety disorder 7，GAD - 7）4 分，抑郁评分（patient health questionnaire，PHQ - 9）4 分；视觉模拟评分（visual analogue scale，VAS）4 分；患者主诉肝区及其左侧肩胛骨隐痛；匹兹堡睡眠指数评分（pittsburgh sleep index scale，PSQI）12 分，患者主诉有睡眠障碍。

诊疗经过：术中见肿瘤位于肝中叶，累及Ⅳ、Ⅴ和Ⅶ段，巨块型，大小约为

10 cm×7 cm×4 cm，肿块质韧，有包膜。肿瘤周边多枚子灶，局限集中在Ⅳ段和Ⅷ段，大小为0.3～1.5 cm。行肝中叶肝段切除术＋肝门淋巴结清扫术、胆囊切除。手术时间约260分钟，术中出血约600 mL，未输血，术中肝门阻断2次，术后无并发症发生，未诉特殊不适。

术后病理诊断：肝肿瘤见大片坏死，未见肿瘤成分，切缘未见肿瘤累及，周围肝组织示CH－G1S2－3;胆囊示慢性胆囊炎;肝门淋巴结5枚,均见肿瘤转移(5/5);结合免疫组织化学结果，符合肝细胞癌（Ⅱ～Ⅲ级）转移。

六、治疗计划

术后完善常规检查，排除康复禁忌，外科团队和康复医学小组（主管医师、康复护士和物理治疗师）讨论患者情况，制订康复目标。短期目标为自主坐起、辅助下站立和功能性步行，在他人辅助下实现生活自理；长期目标为功能恢复至无瘤状态。本例患者的康复干预方案见病例16表1。

病例16表1　肝胆肿瘤手术患者手术前后的康复干预方案

时间	康复措施
术前3天	做好康复宣教与指导,包括呼吸训练、有效咳嗽、肺扩张等呼吸康复,踝泵训练,结合有氧运动训练（如步行、爬楼梯、床上活动等）；建议患者在手术前每天坚持预康复训练
术后第1天	咳嗽训练、深呼吸训练和肺扩张训练；早期体能训练，包括：配合呼吸节律情况下进行上下肢的主动运动，床上体位转移训练，床边站立训练，小范围床旁步行训练等；总训练时长为1小时
术后第2天	加强咳嗽训练、深呼吸训练和肺扩张训练；早期体能训练：配合呼吸节律的情况下，强化上下肢活动训练，以及离床步行训练，总训练时长为1小时
术后第3天	加强有效咳嗽、深呼吸和肺扩张等呼吸康复；体能渐进训练：开始离床大范围步行活动，并开始踏台阶训练，强化上下肢的力量性训练，包括开始介入上肢负重训练、下肢下蹲训练等，总训练时长为1小时
术后第4～7天	基于评估内容，进行渐进性的有氧训练和抗阻运动，常见抗阻训练包括：半蹲或深蹲、提踵、桥式运动、上肢上抬训练（可配合负重设备）；强化患者院内体能恢复，为出院做准备，总训练时长为1.0～1.5小时

本例患者干预前后的生理指标变化见病例16表2。经康复训练后、术后第7天，患者可以自主站立和功能性步行，并在他人辅助下能大部分生活自理，生命体征稳定，伤口恢复良好，予以出院；但患者自述存在疼痛，并伴有活动无耐力、睡眠障碍等情况。

病例16表2　患者干预前后的生理指标变化

评估项目	评估时间		
	术前	术后1周	术后1个月
6分钟步行距离（m）	475	312	525
握力（kg）	27.0	24.1	31.6
5次坐站试验（s）	10.04	34.20	8.74
VAS评分	4	4	0
PSQI评分	12	14	4
MFI评分	52	68	32
GAD-7评分	4	5	2
PHQ-9评分	4	7	2

　　基于上述情况，康复医学团队制订基于移动APP的出院后训练方案，具体内容包括：出院前1天，由康复治疗师指导患者进行数字疗法介导下的康复干预，首先采用术康APP软件评估患者的疾病情况和采集基本信息，同时佩戴智能心率带以实时监测患者运动时的心率、总运动时长和有效运动时长，以此来反映运动处方的完成情况和实施进度；在医生的操作下智能推送可视化的运动处方，康复医生采用远程监督的方式督促患者进行每周3～5次、每次30～50分钟的运动康复训练，并每隔2天联系患者反馈训练情况，具体内容可见病例16表3，用户端界面见病例16图1，本APP的运动量可以自行设置。

病例16表3　远程康复干预内容

阶段	运动名称
热身动作	坐位腹式呼吸1组×60秒，休息（30秒）
	靠墙静蹲1组×60秒，休息（30秒）
	原地踏步1组×60秒，休息（30秒）
	前踢脚踏步1组×60秒，休息（30秒）
	扶椅交替侧抬腿1组×60秒，休息（30秒）
拉伸运动	坐位股四头肌拉伸1组×60秒，休息（30秒）

续表

阶段	运动名称
全身运动	半坐位腹式呼吸 2 组 ×60 秒，休息（10 秒）
	站立弹力带弯举 2 组 ×60 秒，休息（30 秒）
	靠墙微蹲 2 组 ×60 秒，休息（30 秒）
	坐位 – 站位核心稳定 2 组 ×60 秒，休息（30 秒）
	扶椅交替侧抬腿 2 组 ×60 秒，休息（30 秒）
	坐位三角肌拉伸（两边）2 组 ×120 秒，休息（30 秒）
	坐位弹力带肩前屈 2 组 ×60 秒，休息（30 秒）
	坐位哑铃弯举（两边）2 组 ×120 秒，休息（30 秒）
整理运动	坐位腹式呼吸 2 组 ×60 秒，休息（30 秒）
	原地踏步 2 组 ×60 秒，休息（30 秒）
	靠墙微蹲 2 组 ×60 秒，休息（30 秒）
	椅子侧抬腿 2 组 ×60 秒，休息（30 秒）

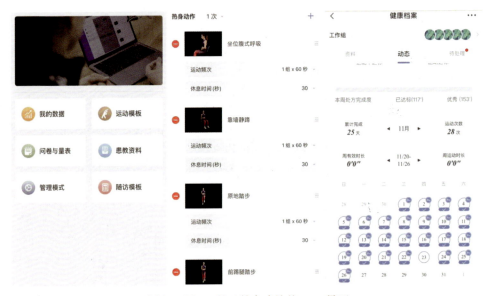

病例 16 图 1　基于数字疗法的 APP 界面

术后随访：术后 1 个月内，患者每周进行基于术康 APP 的运动康复锻炼 3～5 次，每次运动时间在 30～50 分钟，运动有效率为 100%。伤口基本愈合无感染；术后 1 个月复查血常规、肝功能指标均无异常，甲胎蛋白偏高（8.59 ng/mL），但较之前下降。术后 1 个月的随访检查结果见病例 16 表 2，患者自述恢复情况显著改善，伤口愈合良好，经康复评定后发现患者体能、疼痛、疲劳状况、紧张焦虑情绪和睡眠状况均较前有所改善。

患者于术后 1 个月行第 3 次 TACE 治疗；对肝脏转移灶（肝右叶膈顶第二肝门附近 0.8 cm 病灶、右叶切缘附近 0.8 cm 病灶、门静脉矢状带旁 1.0 cm 病灶、右后叶肝右静脉后方 0.8 cm 病灶）行超声引导下射频消融。第 1 次射频消融后 1 个月余于外院复查肝脏增强 MRI 未见明显活性灶；胰头下方转移淋巴结灶均较前范围缩小。并行输液港植入术，给予 FOLFOX 方案＋吉西他滨化疗 2 次；仑伐替尼加免疫治疗维持。第 1 次射频消融后 6 个月再次行超声引导下射频消融治疗，并于第 2 次射频消融后 1 个月余行第 4 次 TACE 治疗，出院后一直继续予以仑伐替尼＋PD - 1（免疫抑制分子）治疗，随访至目前（2023 - 10）生存期约 24 个月，恢复情况良好，目前已重返工作。

七、病例讨论

目前约 64% 的肝癌患者确诊时已是中晚期阶段，大多数已丧失根治性手术机会，中位生存期约为 2 年。近年来，随着免疫治疗、靶向治疗、介入治疗等方式的出现，给中晚期不可切除肝癌的治疗带来转机。目前已进入精准转化医学时代，既包括向外科可切除性的转化，又涉及向肿瘤学获益的转化。肝癌转化治疗的短期目标是实现肿瘤根治性手术，最终目标是帮助患者实现高质量的长期生存，而晚期肝癌患者经转化治疗后生活质量下降，包括身体状况、社会功能和精神心理状况的下降，这就需要肿瘤康复的介入。当前的肿瘤治疗模式受传统科室划分所限，各专业间较为独立，患者较少获得肿瘤康复的指导，未能将转化治疗后手术效果最大化。因此，开展肝癌术后多学科团队的合作及对接较为重要。数字疗法被视为缓解医保缺口并提供有效、便捷、远程治疗的解决方案，为改善此类肝癌患者的预后提供了一种新思路。

本例患者接受肝癌晚期转化治疗后手术，术后运动功能障碍导致的疲乏无力，以及精神心理功能障碍引起的焦虑抑郁和睡眠障碍，经过院内康复和基于数字疗法的院外康复，患者的心肺适能、睡眠状况、疲乏和疼痛均恢复良好，目前患者生活完全自理，具有一定的临床意义。

（一）肝癌术后常见的功能障碍

1. 运动功能障碍　是指机体由于运动相关系统的结构或功能损害，导致运动功能部分和全部丧失。肝癌的运动功能障碍主要体现在躯干，躯干功能主要提供稳定性，为步行功能和上下肢的精细操作的实现提供支持。肝癌的运动功能障碍主要受到肿瘤疾病、手术治疗、辅助治疗、癌因性疲乏、精神心理功能障碍、营养状况等影响。本例患者在术后主要表现为肌肉无力、肌肉萎缩、关节活动度受限、运动控制能力下降、虚弱和疲劳、活动减少、耐力下降等，在基于数字疗法的康复后，患者病情显著好转。此外，肝癌术后患者还存在肺功能障碍、疼痛和认知功能障碍，需要在早期关注患者的临床症状，及时识别功能障碍，并进行有效康复训练。

2. 精神心理功能障碍　在肝癌的临床诊疗过程中，患者会出现一系列复杂的心理问题。患者在确诊后，会产生抑郁、焦虑、愤怒、无助、绝望等多种不良情绪，以及自主神经症状和行为障碍。在治疗期间，手术及术后的一系列并发症、放化疗及中晚期临床症状均会给患者带来生理 - 心理 - 社会功能的多重打击，如疾病不确定感、焦虑、抑郁、癌症复发恐惧、焦虑等。此外，照护者所承担的经济负担、责任负担和自我不良情绪抑制所激发的负性心理情绪，最终也会影响到患者的精神心理。本例患者在术后主要表现为焦虑，抑郁并伴有睡眠障碍，在基于数字疗法的康复后，患者焦虑抑郁情绪有所好转，睡眠状况也有显著改善。

（二）肝胆肿瘤在数字疗法中的现状

数字疗法是一种由软件程序驱动，以循证医学为基础的干预方案，用以治疗、管理或预防疾病。其优势在于：

1. 个性化治疗　数字疗法可以根据患者的个体需求提供个性化的治疗方案。本案例中根据患者伤口和活动无耐力等情况为其制订保护伤口的运动方案，同时数字疗法通过与虚拟现实技术（virtual reality，VR）相结合，与患者进行互动和心理疏导，减少肝癌术后患者的抑郁和痛苦情绪；并提供实时的支持技术激励其健康习惯的养成，这与 Asberg 等人通过研究表明数字化医疗可作为一种干预措施，使患者在术前减少乙醇消耗、改善饮食摄入、增加体力活动和戒烟作用一致，对于肝癌患者的围术期治疗效果和预后具有一定的积极意义。

2. 便捷性　本案例中的患者在术后 1 个月阶段均在家中接受治疗并进行康复，在这期间减少医院访问次数的同时又通过软件后台增加了与医生沟通的频率。因此数字疗法在一定程度上去除了地理障碍，协助患者远距离体验到医疗资源，获得更好的医疗服务。

3. 实时监测　数字疗法可以实时监测患者的状况，以便及时干预，本案例中的患者实时佩戴心率带（即可穿戴设备），并在每次运动完后完成评估量表。系统可以及时获取患者的身体情况，并自行更改下一次运动强度。

4. 成本效益　数字疗法可以减少医疗成本，尤其是长期慢性疾病的治疗费用。但同时，数字疗法也存在一些隐患：①隐私问题：数字疗法可能涉及患者隐私，因此需要强化数据安全和隐私保护；②技术障碍：患者在前期可能不熟悉或无法使用数字工具，这可能导致数字疗法的不平等，因此需要医务人员在出院前尽可能教会患者；③监管挑战：数字疗法需要合规性监管，以确保安全性和有效性。

（三）肝胆肿瘤在数字疗法中的展望

随着技术的不断发展，数字疗法需要进一步整合人工智能和大数据分析，提供更精准的运动建议和治疗方案。在关注肿瘤普遍存在的体适能恢复（旨在提升患者骨骼肌含量和心肺适能）的同时，数字疗法也应该关注肝胆肿瘤及其围术期的特性，如肝癌围术期出现疼痛、恶心、呕吐、腹泻、乏力、营养不良、经济负担、焦虑、抑郁等不良反应，以及术后发生率较高的并发症如胸腔积液、腹水、坠积性肺炎等。近年来，TACE联合靶向免疫治疗对中晚期肝癌的转化治疗是近年来的热点关注领域，但患者在治疗阶段伴有的睡眠障碍、全身疲乏、肌力下降、注意力不集中、焦虑抑郁等情况较少获得关注。针对肝癌患者的失眠问题，数字疗法在未来可以从脑电波切入，将医学治疗和音乐助眠相结合进行干预，根据算法和大数据智能识别特征脑电波形和节律，精准识别睡眠阶段并开展音乐疗法，加速患者入睡；譬如肝癌患者长期恶病质导致营养不良，机体免疫力低下，再加上术后长期卧床、痰液淤积，均会增加术后肺部感染的发生率，而数字疗法通过具有循证依据的肺康复锻炼减少肺部感染的进展。

在运动处方的设计中，最常被忽视或低估的是休息和恢复。目前技术层面上该模块仅通过医生和患者的主观判断进行设定。未来有望在循证依据的指导下针对患者的生理指标和主观感受，对休息与恢复的方式和时长进行设定。因此，肝癌患者的术后康复需要实时地评估疾病与功能障碍的进展与演变，个性化给予治疗方案，来促进疾病的有效转归以及运动功能的提高。

综上所述，本案例提供较为创新的临床资料和康复路径，有助于临床医生对肝癌患者院内康复和出院后康复的理解；并对此类疾病的运动康复的思路和具体方法提供一些见解。今后将进一步开展更广泛的临床研究进行干预，为形成可推广的临床康复方案提供依据。

八、病例点评

中国肝癌的发病率居世界首位，每年有大量的患者需要进行手术治疗，由于长期的肝炎、肝硬化的折磨，患者大多疲乏，加上生活质量的下降，并导致不良的预后。近年由于术后快速康复治疗的推广，有了一定的改善。为了促进肝癌患者的迅速康复，本团队采用术前－术后院内－院外全周期康复的理念。该研究利用 1 例具体病例的系统康复治疗方案的描述，让大家能更好地体验这一策略的实施，具有一定的借鉴意义，可以促进我国肝癌患者术后能更加良好地康复。

远程医疗可以让肝癌患者在家中或当地医院就可以获得专家的诊断和治疗建议，减少了交通时间和费用，尤其对生活在偏远地区的患者更为有利。但需要良好的互联网连接和数字设备，这在一些地区可能是个障碍。电子病历和数据共享的优势是电子病历系统可以使医生更容易获取患者的病史和治疗记录，提供更精准的治疗方案。此外，数据共享平台可以促进多学科团队的协作，提高治疗效果。

劣势是隐私和数据安全问题需要解决，特别是在涉及敏感健康信息时。数字健康工具和应用的优势是通过手机应用和可穿戴设备，患者可以更好地监测自己的健康状况，如肝功能、生活习惯等，并及时向医生报告。劣势是患者需要一定的数字素养才能有效使用这些工具。数字医疗可能会降低一些直接医疗费用，例如减少了就诊的交通费用和住院费用。然而，设备和软件的购买、维护及更新也是一项开支。

间接费用是数字医疗可以减少患者及其家庭成员的工作损失和生活干扰，降低间接费用。但需要注意的是，初期投入可能较高，尤其是对于低收入家庭。

保险覆盖部分地区和保险公司已经开始覆盖远程医疗服务，这可以进一步降低患者的自付费用。但覆盖范围和程度因地而异，有些服务可能不在保险范围内。数字医疗对肝癌患者的可及性有显著提高，特别是对偏远地区的患者而言，同时也可能降低部分医疗费用。然而，数字医疗的有效性取决于技术的普及程度和患者的数字素养，以及相关政策和保险覆盖的完善程度。

（病例提供：余恺涛　复旦大学附属华山医院）

（病例点评：贾　杰　复旦大学附属华山医院）

参考文献

[1] 王瑞华，胡明，杨之雨，等.2000 - 2020 年全球肝癌发病和死亡状况和未来流行趋势：GLOBOCAN 数据分析 [J]. 中华肝脏病杂志，2023，（03）：271 - 280.

[2] Shi JF, Cao M, Wang Y, et al.Is it possible to halve the incidence of liver cancer in China by 2050[J]？Int J Cancer, 2021, 148（5）：1051 - 1065.

[3] Shah BC, Smith LM, Ullrich F, et al.Discharge disposition after pancreatic

resection for malignancy:analysis of national trends[J].HPB (Oxford),2012,14(3): 201 - 208.

[4]Paredes AZ, Beal EW, Bagante F, et al.Patterns of readmission among the elderly after hepatopancreatobiliary surgery[J].Am J Surg, 2019, 217 (3): 413 - 416.

[5]Merath K, Bagante F, Chen Q, et al.The impact of discharge timing on readmission following hepatopancreatobiliary surgery: a nationwide readmission database analysis[J].J Gastrointest Surg, 2018, 22 (9): 1538 - 1548.

[6]Xourafas D, Pamlik TM, Cloyd JM.Early morbidity and mortality after minimally invasive liver resection for hepatocellular carcinoma: a propensity - score matched comparison with open resection[J].J Gastrointest Surg, 2019, 23 (7): 1435 - 1442.

[7]Coleman EA, Chugh A, Williams MV, et al.Understanding and execution of discharge instructions[J].Am J Med Qual, 2013, 28 (5): 383 - 391.

[8]Chugh A, Williams MV, Grigsby J, et al.Better transitions: improving comprehension of discharge instructions[J].Front Health Serv Manage, 2009, 25 (3): 11 - 32.

[9]Albrecht JS, Gruber - Baldini AL, Hirshon JM, et al.Hospital discharge instructions: comprehension and compliance among older adults[J].J Gen Intern Med, 2014, 29 (11): 1491 - 1498.

[10] 侯阿幸，彭真，张笑．认知行为疗法联合家庭支持对居家肝癌患者心理状态、希望水平及社会支持的影响［J］．中国健康心理学杂志，2022，30（05）：684 - 688.

[11]Forner A, Reig M, Bruix J.Hepatocellular carcinoma[J].Lancet, 2018, 391 (10127): 1301 - 1314.

[12]Zhou J, Sun H, Wang Z, et al.Guidelines for the Diagnosis and Treatment of Hepatocellular Carcinoma (2019 Edition) [J].Liver Cancer, 2020, 9 (6): 682 - 720.

[13] 刘连新，孟凡征．转化医学时代腹腔镜肝切除术治疗肝癌时机及关键问题［J］．中国实用外科杂志，2022，42（09）：975 - 978.

[14] 潘立茹，张雯雯，胡丙洋，等．肝癌晚期患者转化治疗前后心理痛苦及生活质量的调查［J］．南方医科大学学报，2022，42（10）：1539 - 1544.

[15] 孙惠川，谢青，荚卫东，等．肝癌转化治疗中国专家共识（2021 版）［J］．中国实用外科杂志，2021，41（06）：618 - 632.

[16]Kvedar J C.Evidence for the effectiveness of digital health[J].NPJ Digit Med, 2020, 3: 34.

[17]Behreens G, Matthews CE, Moore SC, et al.The association between frequency of vigorous physical activity and hepatobiliary cancers in the NIH - AARP Diet and Health Study[J].Eur J Epidemiol, 2013, 28 (1): 55 - 66.

[18]Crevenna R, Schmidinger M, Keilani M, et al.Aerobic exercise as additive

palliative treatment for a patient with advanced hepatocellular cancer[J].Wien Med Wochenschr, 2003, 153 (9 - 10): 237 - 240.

[19]Kin Y, Seo J, An SY, et al.Efficacy and safety of an mHealth app and wearable device in physical performance for patients with hepatocellular carcinoma: development and usability study[J].JMIR Mhealth Uhealth, 2020, 8 (3): e14435.

[20]Hallsworth K, Mcpherson S, Anstee QM, et al.Digital intervention with lifestyle coach support to target dietary and physical activity behaviors of adults with nonalcoholic fatty liver disease: systematic development process of VITALISE using intervention mapping[J].J Med Internet Res, 2021, 23 (1): e20491.

[21]Chibnall JT, Videen SD, Duckro PN, et al.Psychosocial - spiritual correlates of death distress in patients with life - threatening medical conditions[J].Palliat Med, 2002, 16 (4): 331 - 338.

[22]石春凤, 刘芳, 刘梅, 等.原发性肝癌患者创伤后成长状况及其影响因素分析 [J].解放军护理杂志, 2015, 32 (21): 28 - 31.

[23]刘恋蕊.原发性肝癌术后患者创伤后成长现状及影响因素分析 [D].安徽医科大学, 2023.

[24]Mclean LM, Jones JM.A review of distress and its management in couples facing end - of - life cancer[J].Psychooncology, 2007, 16 (7): 603 - 616.

[25]The Lancet Digial H.Digital tools for mental health in a crisis[J].Lancet Digit Health, 2021, 3 (4): e204.

[26]Åsberg K, Bendtsen M.Perioperative digital behaviour change interventions for reducing alco hol consumption, improving dietary intake, increasing physical activity and smoking cessation: a scoping review[J].Perioper Med (Lond), 2021, 10 (1): 18.

[27]Dieli - Conwright CM, Courneya KS, Demark - Wahnefried W, et al.Aerobic and resistance exercise improves physical fitness, bone health, and quality of life in overweight and obese breast cancer survivors: a randomized controlled trial[J].Breast Cancer Res, 2018, 20 (1): 124.

[28]Schmidt ME, Wiskemann J, Armbrust P, et al.Effects of resistance exercise on fatigue and quality of life in breast cancer patients undergoing adjuvant chemotherapy: a randomized controlled trial[J].Int J Cancer, 2015, 137 (2): 471 - 480.

[29]Samuel SR, Maiya AG, Fernandes DJ, et al.Effectiveness of exercise - based rehabilitation on functional capacity and quality of life in head and neck cancer patients receiving chemo - radiotherapy[J].Support Care Cancer, 2019, 27 (10): 3913 - 3920.

[30]Campbell KL, Winters - Stone KM, Wiskemann J, et al.Exercise guidelines for cancer survivors: consensus statement from international multidisciplinary roundtable[J].Med Sci Sports Exerc, 2019, 51 (11): 2375 - 2390.

[31]Speck RM, Courneya KS, Masse LC, et al.An update of controlled physical activity trials in cancer survivors : a systematic review and meta-analysis[J].J Cancer Surviv, 2010, 4 (2) : 87-100.

[32]Jiang Y, Angeletti PC, Hoffman AJ.Investigating the physiological mechanisms between resistance training and pain relief in the Cancer Population : A Literature Review[J].J Cancer Ther, 2023, 14 (2) : 80-101.

[33]Zhang W, Hu B, Han J, et al.174P A real-world study of PD-1 inhibitors combined with TKIs for HCC with major vascular invasion as the conversion therapy : A prospective, non-randomized, open-label cohort study[J].Annals of Oncology, 2020, 31 (6) : 1307.

[34]Zhang W, Hu B, Han J, et al.Surgery After conversion therapy with PD-1 inhibitors plus tyrosine kinase inhibitors are effective and safe for advanced hepatocellular carcinoma : a pilot study of ten patients[J].Front Oncol, 2021, 11 : 747950.

[35]Parrino L, Halasz P, Szucs A, et al.Sleep medicine : practice, challenges and new frontiers[J].Front Neurol, 2022, 13 : 966659.

[36]Cox NS, Dal Corso S, Hansen H, et al.Telerehabilitation for chronic respiratory disease[J].Cochrane Database Syst Rev, 2021, 1 (1) : CD013040-CD.

[37]Sasso JP, Eves ND, Christensen JF, et al.A framework for prescription in exercise-oncology research[J].J Cachexia Sarcopenia Muscle, 2015, 6 (2) : 115-124.

病例17 淋巴瘤合并重症胰腺炎的营养康复治疗

一、患者情况介绍

患者女性，59岁，3年余前诊断：结外NK/T细胞淋巴瘤，鼻型，CA分期Ⅳ期。2个多月前出现"急性胰腺炎"，予制酸、抑制胰酶分泌等治疗，症状未见好转。考虑"急性出血性胰腺炎（药物性可能）、肝功能不全"，予生长抑素、奥美拉唑抑制胰液分泌，谷胱甘肽、多烯磷脂酰胆碱保肝，丁二磺酸腺苷蛋氨酸、熊去氧胆酸退黄。住院期间发现患者血糖水平增高，加用胰岛素降糖控制血糖，西达本胺抗肿瘤、甲泼尼龙抗炎及其他营养补液支持等治疗。患者因治疗并发严重胰腺炎无法进食，同时又有营养需求，是本次住院需要解决的主要问题。

二、病例分析目标

1. 了解淋巴瘤合并重症胰腺炎营养治疗原则。
2. 改善淋巴瘤合并重症胰腺炎患者的生活质量。

三、营养康复概述

1. 一般营养治疗计划的目标 学会胰腺炎的预防、胰腺炎如何进行肠内营养支持、提高胰腺炎患者的生活质量。
2. 营养治疗干预 宣教、查房、会诊、根据病情调整营养方案。
3. 营养治疗注意事项 做好每天膳食、临床症状记录、按时复诊的教育。
4. 影响营养治疗的因素 淋巴瘤的进展、胰腺炎的多变性。

四、疾病介绍

（一）急性胰腺炎（acute pancreatitis, AP）

急性胰腺炎是多种病因导致胰腺组织自身消化所致的胰腺水肿、出血及坏死等炎性损伤。AP按病理分型可分为急性水肿型胰腺炎和急性出血坏死型两种。根据疾病严重程度将AP分为三类：①轻症急性胰腺炎（mild acute pancreatitis, MAP）；②中度重症急性胰腺炎（moderately severe acute pancreatitis, MSAP）；③重症急性胰腺炎（severe acute pancreatitis, SAP）。

（二）营养代谢特点

1. 能量　急性应激状态下，机体代谢率增高 20% ～ 25%（甚至更高），分解代谢大于合成代谢，能量代谢呈负平衡。

2. 蛋白质　蛋白质分解代谢增加，血浆总蛋白及白蛋白含量减少，同时尿素氮生成增加，氮丢失可高达 40 g/d，呈负氮平衡状态。

3. 脂肪　由于胰腺组织的破坏，导致脂肪消化吸收利用障碍，同时由于促进脂肪分解的肾上腺素等激素分泌增加，致使脂肪动员和分解增强，血清游离脂肪酸和酮体增加，而游离脂肪酸会对胰腺造成直接损害。

4. 碳水化合物　胰腺组织破坏，致胰岛素分泌不足，又由于应激反应，机体糖异生增强，糖耐量下降，胰岛素抵抗，葡萄糖利用障碍，患者多表现为高血糖。

5. 矿物质　血浆白蛋白水平下降，导致循环中与蛋白结合的钙减少，加上脂肪分解的游离脂肪酸与钙结合形成脂肪酸钙等因素，导致血钙水平迅速下降。另外，重症胰腺炎多伴有水、电解质代谢失衡。

6. 维生素　应激状态下，机体对部分维生素的消耗和需求增加，尤其是水溶性维生素，由于体内无储备或储备量很少，长期摄入不足可导致缺乏而影响机体代谢。

（三）肠内营养实施难点

1. 胃肠道并发症

（1）腹胀腹泻原因：肠内营养初期胃肠道易激惹，营养液缺乏膳食纤维。

1）腹胀措施：①排除肠梗阻；②减慢输注速度；③密切观察腹胀缓解情况。

2）腹泻措施：①排除菌群失调性腹泻，粪便常规；②改用膳食纤维丰富的TPF 制剂；③密切观察腹泻缓解情况。

（2）便秘原因：长期卧床活动量少，胃肠蠕动减弱，营养液缺乏膳食纤维。措施：①加强主动与被动活动；②早期下床活动；③增加促肠蠕动措施（改用膳食纤维丰富的 TPF 制剂＋摄入充足的水分，可以促进肠道供血，达到软化粪便、促进肠蠕动的效果）。

2. 血糖波动大的原因　内分泌功能受损。措施：①营养液按照患者的胃肠功能循序渐进均匀输注，30 mL/h；②胰岛素持续静脉微注泵入；③预防胃潴留及腹泻，根据胃肠情况选择适合的营养制剂。

五、检查、评估和诊断

主诉：反复鼻塞 3 年余，皮肤黄染伴中上腹痛 2 个多月。

现病史：患者 3 年余前无明显诱因出现右鼻塞，伴鼻腔异物感，间断于当地诊所治疗，症状反复。3 个月前再次鼻出血数次，就诊我院，行鼻腔肿物穿刺术，病理示：结外 NK/T 细胞淋巴瘤。结合 PET-CT 等检查，诊断"结外 NK/T 细胞淋巴瘤，鼻型，CA 分期Ⅳ期"，予 P-GemOx 方案联合 PD-1 抗体免疫治疗，治疗顺利。2 个多月前无明显诱因出现乏力、食欲缺乏、皮肤及巩膜黄染，进行性加重，尿呈浓茶色，伴中上腹疼痛，恶心，无发热、呕吐等，就诊于当地医院，查血"淀粉酶 287 U/L、脂肪酶 398 U/L"，结合腹部 CT 检查考虑"急性胰腺炎"，予制酸、抑制胰酶分泌等治疗，症状未见好转。患者仍觉上腹部疼痛，伴恶心，偶有呕吐，仍乏力、食欲缺乏，皮肤黄染，无头晕、头痛。为进一步诊治，就诊我院。门诊拟"NK/T 细胞淋巴瘤、急性胰腺炎"收住入院。患者末次出院以来，精神、睡眠尚可，食欲如前所述，体重减轻 5 kg。

既往史：否认高血压、心脏病、肾病等慢性疾病史，否认伤寒、乙肝、疟疾、结核等传染病史，否认输血、外伤、中毒史，否认地方病、职业病病史。预防接种史不详。

体格检查：体温 36.5℃，呼吸 22 次 / 分，脉搏 88 次 / 分，血压 112/60 mmHg。神志清楚，慢性病贫血面容。自动体位，步行入院。全身浅表淋巴结未触及肿大。双肺呼吸音粗，可闻及少许湿性啰音。心率 88 次 / 分，心律齐，未闻及杂音。腹软，中上腹压痛，轻微反跳痛，肝脾肋下未触及，移动性浊音（-）。双下肢轻度水肿。

辅助检查：当地医院：血淀粉酶 287 U/L、脂肪酶 398 U/L。腹部 CT 显示：①重度脂肪肝；②胆囊炎症伴胆汁淤积；③胰腺尾部肿胀，伴周围渗出，警惕出血性坏死性胰腺炎。

诊断：①NK/T 细胞淋巴瘤（鼻型，CA 分期Ⅳ期）；②急性出血性胰腺炎（药物性可能）；③肝功能不全；④药物性肝损害；⑤重度脂肪肝；⑥糖尿病；⑦双肺炎症；⑧胆囊炎；⑨胆汁淤积。

营养风险筛查和评估：

1. 体格评估　身高 163 cm，入院体重 67 kg，BMI 25.21，超重。

2. NRS-2002 营养风险评估　总评分 5 分，处于营养风险，需要营养支持。

3. SGA 患者主观整体评估　营养状况评估结果：中度。

六、治疗计划

（一）治疗目标

1. 4 周内实现的预期目标　①指导患者及家属鼻空肠管循序渐进序贯疗法的

原则；②预防常见胃肠道并发症的方法；③鼻空肠管的护理注意事项；④指导适合病情相应的运动措施。

2.8周内达到的预期结果　①可尝试性经口进食；②经口进食的可选食物和摄入量；③病情允许的情况下，可拔出鼻空肠管。

（二）治疗方法

因患者为重症胰腺炎，需禁食，MDT（基本外科、消化科、内分泌科、营养科、影像科）会诊后，一致建议置鼻空肠管，由营养科制订营养干预方案（病例17表1），肠内营养是SAP营养支持的一线治疗措施。

病例 17 表 1　营养干预方案

营养支持方式	尽早实施肠内营养
营养支持途径	鼻空肠管
营养支持制剂	低脂短肽型 SP－－标准多聚配方 TPF
营养摄入方式	营养泵持续输注

（三）宣教

营养师向患者和家属进行胃肠道不良反应处理措施的宣教。包括腹胀腹泻、便秘等胃肠道并发症。教会家属血糖监测方法并做好记录。告知出现何种情况需及时就诊。

（四）具体干预方案

1.营养干预阶段1　肠外营养为主＋尝试性肠内营养支持，此阶段的肠内营养无法保证能量摄入，仅作为序贯治疗的开始；2024－02－06患者诉腹痛症状较前好转，仍乏力，实验室检查显示血红蛋白74.0 g/L，血淀粉酶26 U/L，脂肪酶262 U/L，白蛋白27.2 g/L，前白蛋白143 g/L，葡萄糖13.33 mmol/L；体重55 kg。2024－02－08日置鼻空肠管，当日给予米汤、温盐水等清流质1天，胰岛素微注泵推注以控制血糖。

2.营养干预阶段2　肠外营养＋滋养性肠道营养支持，2024－02－09至2024－02－13患者无不良胃肠道反应；2024－02－09给予低脂短肽型肠内营养混悬液百普力500 mL 1次／日 V30 mL/h持续滴注至02－11日，共3天；02－12至02－13，营养泵滴速增至V60 mL/h；约供能500 kcal/d。实验室检查示血红蛋白81.0 g/L，脂肪酶207 U/L，白蛋白33.7 g/L。

3. 营养干预阶段 3　肠内营养支持＋益生菌制剂，此阶段肠内营养制剂能量基本满足基础需要量；2024-02-13 至 2024-02-18 患者无不良胃肠道反应。在阶段 2 的基础上，百普力增至 500 mL，2 次 / 日，V60 mL/h，02-13 至 02-15 日；逐渐减少肠外营养摄入量；同时增加金双歧活菌片 4 片、3 次 / 日空肠管注入；02-15 日百普力 500 mL、3 次 / 日，营养泵输注速度逐渐调整为 V80 mL/h，约供能 1500 kcal/d。实验室检查示血红蛋白 95.0 g/L，血淀粉酶 19 U/L，脂肪酶 108 U/L，前白蛋白 166 g/L，葡萄糖 7.39 mmol/L。

4. 营养干预阶段 4　此阶段肠内营养目的追赶之前营养缺乏的部分，并不增加胰腺的负担；患者仍诉乏力，无腹痛腹胀等不适，故继续增加肠内营养制剂。02-18 至 02-21 百普力 500 mL、1 次 / 日，营养泵滴速增至 V100 mL/h，约供能 2000 kcal/d。患者诉乏力有所改善，为减少胰腺负担，调整百普力 500 mL、3 次 / 日，滴速增至 V120 mL/h，约供能 1500 kcal/d，胰岛素改为皮下注射。实验室检查显示血红蛋白 90.0 g/L，脂肪酶 96 U/L，白蛋白 32.1 g/L，葡萄糖 7.88 mmol/L。

5. 营养干预阶段 5　家庭肠内营养支持，保留鼻空肠管至 2 个月，病情续观。02-24 至 02-26，低脂短肽型肠内营养混悬液百普力逐渐转换成标准多聚配方糖尿病专用型肠内营养制剂瑞代，保持 500 mL 3 次 / 日，V120 mL/h，约供能 1350 kcal/d。患者无不良胃肠反应，胰岛素皮下注射，根据血糖调整剂量。实验室检查显示血红蛋白 101.0 g/L，白蛋白 31.3 g/L，葡萄糖 8.25 mmol/L。

经上述治疗后，患者腹痛症状控制，黄疸较前明显好转，肝功能好转，血尿淀粉酶正常；继续瑞代 500 mL 3 次 / 日，V120 mL/h；可隔天瑞代 500 mL 1 次 / 日，V120 mL/h，约供能 1800 kcal/d，嘱其营养科门诊随访。实验室检查显示血红蛋白 106.0 g/L，白蛋白 34.7 g/L，葡萄糖 13.67 mmol/L；体重 59 kg。

（五）再评估

体重变化数值：67 kg → 55 kg → 59 kg。

血红蛋白变化数值：74 ～ 106 g/L。

白蛋白变化数值：27.2 ～ 34.7 g/L。

SGA（患者主观整体评估）营养状况评估结果：轻度。

七、病例讨论

大量研究证实重症胰腺炎早期肠内营养有助于保护肠黏膜屏障、减少菌群易位，从而降低发生感染性胰周坏死及其他严重并发症的风险，故目前对于重症胰腺炎患者，首选肠内营养支持，但若 MSAP 和 SAP 患者在入院 3 ～ 5 天后肠内营养（enteral nutrition，EN）量仍未能达到目标营养量的 60% 或病情无法耐受肠内营养时，仍需辅以肠外营养（parenteralnutrition，PN）支持。肠内营养途径建议鼻空肠管持续泵入方式，初始可先选择低脂短肽类制剂，再逐渐过渡到整蛋白制剂。患者血糖偏高，可密切观察血糖变化，必要时可考虑选择糖尿病适用型肠内营养制剂。若患者病情进一步好转，允许恢复经口进食时，可从无脂流质起，逐渐过渡至低脂流质、低脂少渣半流质、低脂少渣软饭、低脂软饭。整个营养治疗过程中，应根据患者症状、胃肠耐受情况等动态调整营养治疗方案。

八、病例点评

肿瘤患者的营养支持很重要。以往大众对于肿瘤患者的营养支持存在着很多误区，都认为肿瘤患者不能给予高营养，避免助长肿瘤的生长。事实上很多肿瘤患者往往是肿瘤化疗疗效好，而在支持治疗方面不足，结果出现贫血、感染并发症导致死亡。本例就是淋巴瘤在化疗疗效尚可的情况下，并发重症胰腺炎，故在营养支持方面有更高的要求。本例患者存在的临床情况是重症胰腺炎不能正常进食，同时又合并了糖尿病，给予普通肠外营养支持不能够满足患者需求，又不能进食高糖类食物。本例的营养支持在患者治疗的各阶段，严格把握热量、碳水化合物和蛋白质的摄入量，人工地控制各营养成分的吸收，患者达到良好的疗效，为同类的病例提供了示范作用。

（病例提供：杨　凌　郭江睿　福建医科大学附属协和医院）

（病例点评：刘庭波　福建医科大学附属协和医院）

参考文献

[1]Arvanitakis M, Ockenga J, Bezmarevic M, et al.ESPEN guideline on clinical nutrition in acute and chronic pancreatitis[J].Clin Nutr, 2020, 39（3）：612 - 631.

[2] 中华医学会肠外肠内营养学分会 . 肠外肠内营养应用指南（2020）[J]. 中华肠内肠外医学杂志，2020，39（2）：119 - 132.

[3] 游倩，胡雯，石磊 . 2019 年《ESPEN 家庭肠内营养指南》解读 [J]. 中国全科医学，2020，23（5）：505 - 510.

[4] 焦广宇，蒋草勤 . 临床营养学 [M]. 第 3 版 . 北京：人民卫生出版社，2010.

［5］杜寿玲，陈伟，主译. Krause 营养诊疗学［M］. 北京：人民卫生出版社，2017.

［6］郭长江，田洪赋，白鑫. 现代营养治疗［M］. 北京：中国医药科技出版社，2016.

［7］中华中医药学会脾胃病分会. 急性胰腺炎中西医结合诊疗共识意见［J］. 临床肝胆病杂志，2017，11‑2052‑06.

［8］Crockett SD，Wani S，Gardner TB，et al. American gastroenterological association institute clinical guidelines committee. American gastroenterological association institute guideline on initial management of acute pancreatitis［J］. Gastroenterology，2018，154（4）：1096‑1101.

［9］Reintam BA，Malbrain ML，Starkopf J，et al. Gastrointestinal function in intensive care patients：terminology，definitions and management. Recommedations of the ESICM Working Group on Abdominal Problems［J］. Intensive Care Med，2012，38（3）：384‑394.

病例 18　转移性胰腺癌综合治疗后的 康复治疗

一、患者情况介绍

患者女性，56 岁，以"胰腺癌肝转移综合治疗后 1 周余"入院。患者 2021 年 9 月 5 日因上腹部疼痛伴皮肤巩膜黄染，查腹部 MRI 提示"胰腺头颈部异常密度灶，考虑胰腺癌可能大，伴肝内胆管、胰管扩张，远端胰腺萎缩，侵犯邻近结构（脾静脉、胆总管）；肝右叶异常密度灶，考虑转移；腹主动脉周围小淋巴结，考虑转移。" PET - CT 提示"胰腺头颈部囊实性占位病变，FDG 代谢增高，考虑恶性肿瘤，伴邻近肠系膜上静脉及胆总管侵犯，腹膜后淋巴结转移，肝转移。"9 月 10 日行超声内镜下胰腺穿刺，病理示腺癌。9 月 14 日内镜逆行性胆胰管造影（endoscopic retrograde cholangiopancreatography，ERCP）下行胰管、胆管支架植入术。肝功能好转后，于 9 月 23 日行肝转移瘤微波消融术。术后（2021 - 09 - 24 至 2022 - 05 - 13）按周期行局部化疗＋全身化疗，具体方案为：（第一天）肿瘤供血动脉灌注化疗；（第八天）静脉化疗；用药均为吉西他滨 1.0 g/m^2 ＋白蛋白结合型紫杉醇 125 mg/m^2。2022 年 6 月 14 日查 PET - CT 提示"胰腺癌伴肝转移治疗后，胰腺头颈部稍增粗伴囊性灶，未见 FDG 代谢增高；肝脏目前未见明显异常密度影及 FDG 代谢增高灶；左锁骨上小淋巴结，随访。"7 月 21 日行胰十二指肠切除术。术后继续吉西他滨 1.0 g/m^2 d1，d8 ＋白蛋白结合型紫杉醇 125 mg/m^2 d1，d8 方案化疗 5 程，末次化疗时间为 2022 年 12 月 5 日。患者每次化疗后都有不同程度的恶心、食欲缺乏、乏力，影响生活质量，多次化疗后近期血常规提示骨髓功能抑制，不能按期化疗，患者愈加焦虑。患者希望通过康复治疗缓解化疗后的不良反应，提高生活质量；恢复骨髓功能，以保障按周期化疗，提高疗效。

二、病例分析目标

1. 了解转移性胰腺癌综合治疗后的常见康复问题。
2. 改善转移性胰腺癌患者的生活质量。

三、康复概述

1. 一般康复治疗计划的目标　转移性胰腺癌综合治疗后的康复；缓解患者化疗后不良反应，提高生活质量。

2．康复治疗干预 宣教；进行营养不良筛查与营养支持治疗；化疗不良反应评估；积极的对症治疗；饮食指导；适量运动。

3．康复治疗注意事项 定期复查，评估病情，及时发现并处理治疗相关不良反应。

4．影响康复治疗的因素 患者的依从性；患者对化疗的敏感性。

四、疾病介绍

胰腺癌是公认的癌中之王。据流行病学统计，胰腺癌的发病率在国内外逐年上升，居新发恶性肿瘤排行榜前十位，病死率高，亦是恶性肿瘤相关性死亡的最常见原因之一。目前胰腺癌的临床诊治存在以下难点：首先，胰腺癌早期症状不明显，发病隐匿，＞75％患者在诊断时已是局部晚期或伴有转移，不适合手术治疗；其次，早期患者即使接受手术治疗，术后的复发率高，Groot VP 等人研究显示，胰腺癌术后 1 年复发率为 39％，2 年复发率为 61％；再次，对于不能手术的胰腺癌患者，西医最主要治疗手段是放化疗，靶向免疫治疗适用的患者极少，且胰腺癌对放疗不敏感，化疗可选择的药物少，易耐药，反应大；最后，中晚期患者临床症状重，生活质量低。

转移性胰腺癌患者常有腹痛、腰痛、腹胀、食欲缺乏、便秘、乏力、消瘦等症状。放化疗等抗肿瘤治疗在杀灭或抑制癌细胞生长的同时，会对人体正常细胞造成损伤，产生一系列不良反应，如抑制骨髓功能、导致消化功能紊乱、肝肾功能损伤等。这不仅影响患者的生活质量，还可能导致患者因不能耐受不良反应而中断或延期治疗，从而影响治疗效果。因此，科学、有效地管理化疗不良反应，加快患者的化疗后康复，对于保障患者安全、提高治疗效果具有重要意义。

五、检查、评估和诊断

患者女性，56 岁，因"胰腺癌肝转移综合治疗后 1 周余"入院。

现病史：患者 2021 - 09 - 05 因上腹疼痛伴皮肤巩膜黄染，查腹部 MRI 提示"胰腺头颈部异常密度灶，考虑胰腺癌可能大，伴肝内胆管、胰管扩张，远端胰腺萎缩，侵犯邻近结构（脾静脉、胆总管）；肝右叶异常密度灶，考虑转移；腹主动脉周围小淋巴结，考虑转移。"PET - CT 提示"胰腺头颈部囊实性占位病变，FDG 代谢增高，考虑恶性肿瘤，伴邻近肠系膜上静脉及胆总管侵犯，腹膜后淋巴结转移、肝转移。"2021 - 09 - 10 行超声内镜下胰腺穿刺，病理示腺癌。2021 - 09 - 14 ERCP 下行胰管、胆管支架植入术。肝功能好转后，2021 - 09 - 23 行肝转移瘤微波消融术。2021 - 09 - 24 至 2022 - 05 - 13 按周期行局部化疗＋全身化疗，具体方案为：（d1）

肿瘤供血动脉灌注化疗；（d8）静脉化疗；用药均为吉西他滨 $1.0\,g/m^2$ ＋白蛋白结合型紫杉醇 $125\,mg/m^2$。2022 - 06 - 14 查 PET - CT 提示"胰腺癌伴肝转移治疗后，胰腺头颈部稍增粗伴囊性灶，未见 FDG 代谢增高；肝脏目前未见明显异常密度影及 FDG 代谢增高灶；左锁骨上小淋巴结，随访。"2022 - 07 - 21 行胰十二指肠切除术。术后继续吉西他滨 $1.0\,g/m^2$ d1，d8 ＋白蛋白结合型紫杉醇 $125\,mg/m^2$ d1，d8 方案化疗 5 程，末次化疗在 2022 - 12 - 05。患者化疗后出现恶心、食欲缺乏、乏力，2022 - 12 - 10 查血常规提示白细胞 $1.8\times10^9/L$，中性粒细胞 $0.8\times10^9/L$，血小板 $110\times10^9/L$，血红蛋白 95 g/L。今为进一步治疗入院，入院时患者诉乏力、食欲缺乏、便秘，无明显腹痛腹胀。患者自发病以来，体重下降 20 kg。

既往史：无特殊。

体格检查：体温 36.3℃，呼吸 18 次/分，心率 85 次/分，血压 105/65 mmHg。神志清楚，精神尚可，脱发，面色偏黄，无特殊面容，形体消瘦，营养一般，发育正常，对答切题，言语清晰，语声正常，气息平顺，查体合作，自动体位，步行入院。舌淡暗，苔黄腻，脉细滑。心肺查体无特殊。腹平软，腹部见陈旧性手术瘢痕，无压痛及反跳痛，腹部未扪及包块，肠鸣音正常，移动性浊音（－）。双下肢无水肿。

诊断：①胰腺恶性肿瘤；②肝脏继发恶性肿瘤；③腹腔淋巴结继发恶性肿瘤；④梗阻性黄疸 ERCP 术后；⑤白细胞减少Ⅲ度；⑥粒细胞减少Ⅲ度；⑦贫血Ⅱ度；⑧恶性肿瘤中医治疗中。

六、治疗计划

（一）治疗目标

纠正白细胞减少、粒细胞减少；改善贫血；改善临床症状；改善营养状态；改善生活质量。

（二）治疗方法

1. 宣教　对患者进行化疗相关知识的教育，使其了解可能出现的不良反应及应对方法，增强患者的自我管理能力，提高治疗的依从性，减少患者焦虑、恐慌等不良情绪。患者白细胞减少、粒细胞缺乏，嘱其注意开窗通风，避免去人群聚集的场所，做好防护，避免感染。

2. 药物治疗　使用短效粒细胞集落刺激因子，使用铁剂，营养支持治疗。

3. 中药辨证治疗　结合患者舌脉，辨证为脾虚兼有湿热蕴结，施以处方：半枝莲 30 g，白花蛇舌草 15 g，蛇六谷 15 g，豆蔻 5 g，绞股蓝 30 g，薏苡仁 30 g，灵芝 30 g，陈皮 6 g，茯苓 15 g，半夏 10 g，焦山楂 15 g，焦神曲 15 g，14 剂，每日 1 剂。中药汤剂服用一般建议饭后半小时，早晚各一次；若服用后腹胀，也可小剂量、多次服用，以身体舒适为佳。中药汤剂宜温服，每周服用 5 天，休 2 天。

4. 饮食指导　告知胰腺癌的饮食原则：①营养丰富：建议高蛋白、富含纤维素、维生素的食物，避免高脂饮食；②膳食均衡：五大类食物即谷物；蔬菜水果；鱼、虾、禽、畜类、蛋类；奶及奶制品、豆及豆制品；油盐糖。均衡、多样化选择；③口味清淡：避免辛辣刺激、油腻之品，避免食物过冷过热；④少食多餐。患者消瘦，短期体重下降 20 kg，需要加强营养，建议高蛋白饮食，除了动物类蛋白（来源于蛋、奶、禽畜类、鱼虾等蛋白质），大豆蛋白（来源于黄豆、黑豆、绿豆、蚕豆、豌豆、扁豆、鹰嘴豆等的蛋白质）也是肿瘤患者重要的优质蛋白来源。大豆蛋白除了蛋白含量高，且氨基酸构成合理，脂肪酸含量低，特别适合素食者和需要控制动物性蛋白摄入的人群。患者有便秘，建议多吃高纤维素食物，如玉米、小米、燕麦等谷物；芹菜、菠菜、大白菜等蔬菜；香蕉、火龙果、西梅等水果。患者有贫血，建议多食用富含铁元素的食物，如动物肝脏、动物血、瘦肉、菠菜、木耳等；浓茶、咖啡、酒精抑制铁的吸收，避免使用；红枣、桂圆、红糖、黑芝麻、乌鸡等也有补益气血的功效。

5. 运动指导　鼓励患者参与适合自己体能情况和喜好的运动，如太极拳、八段锦、五禽戏或步行、慢跑、游泳、瑜伽等。合理运动既可以提高免疫力、促进胃肠蠕动，也有助于缓解压力、调节情绪。

6. 检查评估　使用粒细胞集落刺激因子后 24 小时复测血常规，评估白细胞、粒细胞的改善情况；每周量表评估症状、生活质量改善情况。

（三）再评估

1. 使用粒细胞集落刺激因子后 24 小时复测血常规示白细胞 $6.1×10^9/L$，中性粒细胞 $3.1×10^9/L$，血小板 $103×10^9/L$，血红蛋白 93 g/L。白细胞减少、粒细胞减少恢复正常，贫血仍为Ⅱ度。

2. 经过静脉营养支持、中药辨证治疗、饮食指导、运动指导，患者乏力、食欲缺乏均较前改善，体能评分较前提高。患者入院治疗前功能状态评分（karnofsky performance status，KPS）80 分，ECOG 评分 1 分，治疗后 KPS 评分 90 分，ECOG 评分 0 分。

3. EORTC 生命质量测定量表 QLQ - C30（V3.0）　了解有关患者的健康情况，请回答下面所有问题，这里的答案并无"对"与"不对"之分，只要求在最能反映患者情况的那个数字上画圈（病例 18 表 1）。

病例 18 表 1　欧洲癌症研究和治疗组织（EORTC）生命质量测定量表

在过去的一星期内：	没有	有点	相当	非常
1. 您从事一些费力的活动有困难吗，比如说提很重的购物袋或手提箱？	1	2	3	4
2. 长距离行走对您来说有困难吗？	1	2	3	4
3. 户外短距离行走对您来说有困难吗？	1	2	3	4
4. 您白天需要呆在床上或椅子上吗？	1	2	3	4
5. 您在吃饭、穿衣、洗澡或上厕所时需要他人帮忙吗？	1	2	3	4
6. 您在工作和日常活动中是否受到限制？	1	2	3	4
7. 您在从事爱好或休闲活动时是否受到限制？	1	2	3	4
8. 您有气促吗？	1	2	3	4
9. 您有疼痛吗？	1	2	3	4
10. 您需要休息吗？	1	2	3	4
11. 您睡眠有困难吗？	1	2	3	4
12. 您觉得虚弱吗？	1	2	3	4
13. 您食欲不振（没有胃口）吗？	1	2	3	4
14. 您觉得恶心吗？	1	2	3	4
15. 您有呕吐吗？	1	2	3	4
16. 您有便秘吗？	1	2	3	4
17. 您有腹泻吗？	1	2	3	4
18. 您觉得累吗？	1	2	3	4
19. 疼痛影响您的日常活动吗？	1	2	3	4
20. 您集中精力做事有困难吗，如读报纸或看电视？	1	2	3	4
21. 您觉得紧张吗？	1	2	3	4
22. 您觉得忧虑吗？	1	2	3	4
23. 您觉得脾气急躁吗？	1	2	3	4
24. 您觉得压抑（情绪低落）吗？	1	2	3	4
25. 您感到记忆困难吗？	1	2	3	4
26. 您的身体状况或治疗影响您的家庭生活吗？	1	2	3	4
27. 您的身体状况或治疗影响您的社交活动吗？	1	2	3	4
28. 您的身体状况或治疗使您陷入经济困难吗？	1	2	3	4

对下列问题，请在 1～7 之间选出一个最适合您的数字并画圈

29. 您如何评价在过去一星期内您总的健康情况？

1	2	3	4	5	6	7
非常差						非常好

30. 您如何评价在过去一星期内您总的生命质量？

1	2	3	4	5	6	7
非常差						非常好

治疗前后患者 EORTC 生命质量测定量表 QLQ‐C30（V3.0）自测结果：

（1）领域（维度）得分（粗分）的计算：为了统计分析和应用的方便，量表常分为一定的领域（domain）。领域是生命质量构成部分中的一个方面，也称为维度（dimension），分析时作为一个独立变量。EORTC QLQ-C30（V3.0）的 30 个条目，可分为 15 个领域，计有 5 个功能领域（躯体、角色、认知、情绪和社会功能）、3 个症状领域（疲劳、疼痛、恶心呕吐）、1 个总体健康状况／生命质量领域和 6 个单一条目（每个作为一个领域）。将各个领域所包括的条目得分相加并除以所包括的条目数即可得到该领域的得分（粗分 RS，Raw Score），即 RS ＝（Q1 ＋ Q2 ＋ Q？）／ n（病例 18 表 2）。

病例 18 表 2　QLQ‐C30（V3.0）各领域的计分方法（粗分 RS）

领域（维度）	性质	条目数	得分全距(R)	计分方法	治疗前	治疗后
躯体功能	功能型	5	3	（Q1+Q2+Q3+Q4+Q5）/5	2.6	1.6
角色功能	功能型	2	3	（Q6+Q7）/2	4	2
情绪功能	功能型	4	3	（Q21+Q22+Q23+Q24）/4	4	2
认知功能	功能型	2	3	（Q20+Q25）/2	2.5	1.5
社会功能	功能型	2	3	（Q26+Q27）/2	4	3
总健康状况		2	6	（Q29+Q30）/2	1	3
疲倦	症状型	3	3	（Q10+Q12+Q18）/3	3.7	1.7
恶心与呕吐	症状型	2	3	（Q14+Q15）/2	2.5	1
疼痛	症状型	2	3	（Q9+Q19）/2	1.5	1.5
气促	症状型	1	3	Q8	2	1
失眠	症状型	1	3	Q11	4	2
食欲丧失	症状型	1	3	Q13	4	2
便秘	症状型	1	3	Q16	4	1
腹泻	症状型	1	3	Q17	1	1
经济困难	症状型	1	3	Q28	4	4

（2）标化分的计算：为了使得各领域得分能相互比较，还进一步采用极差化方法进行线性变换，将粗分转化为在 0 ～ 100 内取值的标准化得分（standard score，SS）（病例 18 表 3）。此外，变换还有一个目的，即改变得分的方向。因为 QLQ‐C30 量表，除条目 29、30 外均为逆向条目（取值越大，生命质量越差），而在计分规则中明确规定：对于功能领域和总体健康状况领域得分越高说明功能状

况和生命质量越好，对于症状领域得分越高表明症状或问题越多（生命质量越差）。因此，计算功能领域的标化分时还要改变方向。具体说来，分别按下式计算（式中 R 为各领域或条目的得分全距）。

功能领域：$SS = [1 - (RS - 1) / R] \times 100$

症状领域和总体健康状况领域：$SS = [(RS - 1) / R] \times 100$

病例 18 表 3　治疗前后的标准化得分

	治疗前（分）	治疗后（分）
功能领域	- 437	- 203
症状领域	856.7	473.3
总体健康状况领域	0	33.3

七、病例讨论

本例患者以皮肤巩膜黄染为首发症状，诊断时已伴有肝、腹腔淋巴结转移，临床分期Ⅳ期，治疗以化疗为主。化疗是不可手术切除胰腺癌患者的治疗基础，但不是全部。将化疗与微创治疗、中医药治疗等措施联合可以提高治疗效果，如化疗药物的局部动脉灌注，提高肿瘤局部的药物浓度；胰腺肿瘤可以通过海扶刀（又称高强度聚焦超声治疗）局部灭活肿瘤；对于伴有寡肝转移的患者，肝肿瘤微波消融可以灭活肿瘤；对于伴有腹膜转移的患者，可以行腹腔热灌注化疗等。该患者经过以化疗为基础的综合治疗后，PET - CT 提示胰腺、肝、腹膜后淋巴结均未见明确 FDG 代谢增高灶，外科评估后行胰十二指肠切除术，术后行辅助化疗。化疗后患者出现骨髓抑制、乏力、食欲缺乏、便秘等不良反应，经对症支持治疗、中药辨证治疗、饮食指导、运动指导等综合康复手段，患者的不良反应缓解、症状减轻、体能评分、生活质量均有所改善。综上所述，化疗不良反应的管理是一项系统工程，需要医护人员、患者及家属的共同努力。通过科学、有效的管理方式，可以降低化疗不良反应的发生率，提高患者的生活质量，保障肿瘤治疗的顺利进行。

八、病例点评

Siegel RL 等人研究显示，转移性胰腺癌 5 年生存率为 3%，中位生存期为 6 ～ 9 个月。该病例初诊时即为转移性胰腺癌，经过以化疗为基础的综合治疗后转化成功，外科行胰十二指肠切除术，术后常规辅助化疗，总体取得了很不错的治疗效果。

但经过多程治疗后，患者营养状态、体能情况均较生病前明显下降，临床中除了对症药物治疗，日常调养对提高患者的生活质量也是至关重要的。现代研究认为胰腺癌是典型的生活方式癌，长期吸烟、高脂饮食、肥胖等是胰腺癌发病的高危因素。中国抗癌协会樊代明理事提出的抗肿瘤治疗理念——改变生活方式有时胜过治疗方法，尤为适合胰腺癌的调养。胰腺是重要的消化器官，所以胰腺癌患者的调养首当其冲是"节饮食"，建议营养丰富、膳食均衡、口味清淡、少食多餐。在传统中医理论和现代医学理论中，人的情绪与肿瘤的发生发展、治疗效果密切相关。胰腺癌患者因为患病、疾病或治疗引起的不适症状，很容易产生抑郁、焦虑、恐惧等不良情绪，进而形成恶性循环，所以良好的情绪调节是非常重要的，需要家属给予引导和支持，也可以寻求心理医生的帮助。此外，鼓励患者参与适合自己体能情况和喜好的运动，如太极拳、八段锦、五禽戏或步行、慢跑、游泳、瑜伽等。合理运动既可以提高免疫力、促进胃肠蠕动，也有助于缓解压力、调节情绪。

（病例提供：庄丽萍　复旦大学附属肿瘤医院）

（病例点评：陈　颢　复旦大学附属肿瘤医院）

参考文献

[1]Siegel RL, Miller KD, Wagle NS, et al.Cancer statistics, 2023[J].CA Cancer J Clin, 2023, 73（1）：17-48.

[2]郑荣寿，孙可欣，张思维，等.2015年中国恶性肿瘤流行情况分析[J].中华肿瘤杂志，2019，41（1）：19-28.

[3]Groot VP, Rezaee N, Wu W, et al.Patterns, timing, and predictors of recurrence following pancreatectomy for pancreatic ductal adenocarcinoma[J].Ann Surg, 2018, 267（5）：936-945.

病例 19　乳腺癌术后康复治疗

一、患者情况介绍

患者因触及右乳肿块，被确诊为"右侧乳腺癌"，在全麻下行右侧乳房肿瘤切除术，术后病理显示"乳腺非特殊性浸润性癌"，术后行多次放化疗后，口服来曲唑行内分泌治疗。右上肢出现轻度水肿、右手肿胀，同时伴有右手尺侧小指、无名指麻木刺痛感，右手及右上肢肌力下降，遂收住入院行康复治疗。

二、病例分析目标

1. 了解乳腺癌术后常见的康复问题。
2. 改善乳腺癌患者的生活质量。
3. 如何为乳腺癌患者选择相应的评估方法及治疗方法。

三、康复概述

1. 一般康复治疗计划的目标　增加活动参与，恢复肌力与耐力，预防上肢功能丧失，减轻疼痛与麻木，预防淋巴水肿，提高生活质量，减轻心理负担。

2. 康复治疗干预　功能锻炼，物理疗法，关节松动技术，运动疗法，心理支持，认知行为疗法，日常生活活动训练，健康宣教等。

3. 康复治疗注意事项　术后肩关节受限的预防和干预、淋巴水肿的预防和干预、感觉减退的教育、疼痛管理及心理健康教育等。

4. 影响康复治疗的因素　术后的癌因性疲乏、疼痛、心理因素。

四、疾病介绍

根据美国癌症协会发布的《2024 年癌症统计报告》数据显示，女性乳腺癌发病率占 2024 年预计新增病例总数的 32%，位居第 1 位，死亡率占 15%，位居第 2 位。近年来我国乳腺癌发病率以每年 3% 的速度逐步上升，目前全球约 11% 的乳腺癌发生在中国。

乳腺癌的康复是一个综合性的过程，涉及手术治疗、药物治疗、心理干预、营养支持及生活方式调整等多个方面。手术虽然是乳腺癌治疗的首选，但术后康复同样重要。部分患者在术后甚至出院后，会面临上肢淋巴水肿、肩关节活动范围受限、感觉障碍、疼痛等功能障碍，以及由于治疗引起的心理创伤和情绪压力等问题。这些问题不仅严重影响了患者的日常生活，降低其生活质量，还可能对预后产生不良影响。乳腺癌的早期康复在患者整体治疗中占据重要地位。通过系统、科学的早期康复，患者能够有效减轻术后疼痛、缓解肢体功能障碍，从而加速身体恢复，显著提高生活质量。此外，早期康复还有助于减少术后并发症的发生，增强患者对后续治疗的信心与耐受性。然而，目前在乳腺癌早期康复领域仍存在诸多局限。一方面，康复方案缺乏统一标准，个性化程度不足，难以满足不同患者的需求；另一方面，康复资源分布不均，部分地区和专业机构缺乏必要的康复设备和专业人员，导致康复效果参差不齐。

近年来，我国医疗水平不断提高，生物－心理－社会医学模式不断深入。在这一背景下，乳腺癌早期康复的理念和实践逐渐得到重视，更多的患者能够享受到专业的康复服务，从而更好地恢复健康，提高生活质量。本文报道了复旦大学附属华山医院静安分院的 1 例乳腺癌右侧乳腺肿瘤切除术后的康复案例，分析其康复治疗过程及治疗后取得的临床疗效，以提高相关医务人员对乳腺癌术后康复的认知。

五、检查、评估和诊断

现病史：2020 年 9 月自觉可触及右乳肿块，遂就诊完善相关检查后，确诊为"右侧乳腺癌"，在全麻下行右侧乳房肿瘤切除术，术后病理显示"乳腺非特殊性浸润性癌，前哨淋巴结 2/2，腋窝淋巴结 0/10。"术后行多次放化疗，2021 年 5 月结束放化疗后，口服来曲唑行内分泌治疗。术后患者右上肢出现轻度水肿，未给予重视。自 2024 年 1 月以来，患者出现右手肿胀，同时伴有右手尺侧小指、无名指麻木刺痛感，右手及右上肢肌力下降，现为求进一步治疗来我院门诊，以"上肢淋巴水肿"收入我科。患者自患病以来，睡眠、饮食可，大小便无特殊，体重无显著改变。

体格检查：神志清楚，精神尚可，右利手，步入病房，言语清晰，对答切题，营养良好，全身皮肤黏膜未见黄染，浅表淋巴结未触及，心肺未及异常。

入院评估：30 秒坐立站起试验 14 次；握力，左手 20.1 kg，右手 5.0 kg；癌症患者功能评估－认知功能量表中知觉的认知功能障碍＋知觉的认知能力为 16 分，所有子量表总分为 32 分；疼痛灾难化量表（pain catastrophizing scale，PCS）评分为 29 分，灾难化思维尚可；匹兹堡睡眠质量指数（PSQI）评分为 6 分，睡眠质量较好；躯体化症状自评量表（somatic symptom scale－China，SSS－CN）评分为 27 分，属于正常范围；广泛焦虑自评量表（generalized anxiety disorder 7，GAD－7）评分为 9 分，存在轻度焦虑；DASH 简式评分表（Quick DASH）评分为 48.75 分，存在上肢功能中度障碍。

诊断：①右侧上肢淋巴水肿；②右侧肩关节运动障碍；③疼痛；④轻度焦虑状态；⑤右侧乳腺肿瘤（切除术）。

六、治疗计划

（一）院内康复方案

患者入院后，进行康复评估，完善常规检查，排除康复禁忌，康复医学小组（康复医师、康复治疗师和康复护士）与患者讨论情况，制订康复目标。针对患者右侧淋巴水肿、右侧肩关节运动障碍（活动受限）、右侧感觉障碍（水肿导致）、疼痛（颈部、肩关节、前胸及手部），针对乳腺癌患者功能障碍，采取以下措施进行康复。

1. 淋巴水肿

（1）综合消肿治疗（complete decongestive therapy，CDT）

1）徒手淋巴引流：①打开淋巴结：包括开放区域淋巴结、开放中心淋巴结，每个部位 7～8 次循环；②上肢淋巴水肿手法引流：包括躯干引流、患肢引流，每个部位 7～8 次循环。

2）压力治疗：可使用空气波压力治疗仪代替人工按摩，加快炎症物质和代谢产物排出，促进淋巴水肿消除、淋巴水肿稳定器的患者需要长期穿戴压力袖套，促进淋巴回流心脏。

3）皮肤护理：教导患者进行皮肤护理，包括预防皮肤老化，避免太阳直射；蚊虫叮咬和各种细菌；选取温和、无刺激产品清洗皮肤。

4）功能锻炼：规律有效的功能锻炼可以加快淋巴循环，对减轻患肢水肿、改善肢体功能锻炼具有非常重要的作用。

（2）其他治疗

1）烘绑疗法：烘疗能降低组织中羟脯氨酸的含量，促进水肿组织内多余蛋白质的分解与吸收，减轻或消除组织水肿。

2）肌内效贴：将肌内效贴贴于人体表面以达到增加或保护肌肉骨骼系统，促进运动功能恢复。

2. 肩关节运动障碍

（1）肌肉牵伸：对患者肩关节牵伸，包括肩关节前屈、后伸、外展、内旋、外旋、水平外展及增加肩胛骨活动度。

（2）关节松动技术：包括肩关节的分离牵引、上下滑动、外展向足侧滑动、侧方滑动等。

（3）爬墙训练。

（4）理疗（低频、中频）：加强肌纤维收缩活动，增加组织间的相对运动，轻度松解粘连；同时，电刺激可使肌肉产生有节律的收缩，改善肢体血液和淋巴液循环、促进静脉和淋巴液的回流。

（5）镜像疗法：通过观察镜中健侧肢体的动作，产生视觉上的错觉，得到良性的视觉反馈，改善运动的不协调，促进运动功能的恢复，改善关节活动范围。

（6）肩关节数字药：在院内根据可穿戴的设备，结合关节松动技术等，对患者进行肩关节活动的指导及训练。

3. 感觉障碍　积极治疗原发疾病（淋巴水肿），同时教导患者进行皮肤护理，防止因淋巴水肿导致皮肤感觉减退。

4. 疼痛

（1）理疗（如低频、中频），调节感觉神经兴奋性，产生镇痛效果。

（2）激光：小功率激活对组织产生刺激、激活，改善血液循环，加速代谢产物和致痛物质排出；抑制致痛物质合成，提高痛阈，达到镇痛效果。

（3）虚拟现实技术：基于其提供沉浸式体验的能力，可以有效地分散患者的注意力，从而减轻疼痛感。

（4）认知干预：这些干预措施通常包括疼痛教育、认知重构、放松训练、应对策略训练等，通过帮助患者改变对疼痛的认知和评价、管理与疼痛相关的负面情绪、教导患者如何通过改变行为来管理疼痛等，旨在帮助患者建立起一套系统的疼痛管理能力。

（二）康复训练对乳腺癌各项指标的意义

有氧运动、伸展运动和抗阻运动已经被证明对乳腺癌患者是有效的运动，能够改善术后关节的挛缩和粘连，适度牵伸肌肉、韧带及关节，维持其良好的伸展性，促进淋巴和血液循环及患肢功能的恢复，预防肩关节活动障碍和淋巴水肿的发生。此外，定期运动有助于缓解绝经后乳腺癌患者的内分泌药物导致的骨骼肌肉疼痛。芳香化酶抑制药是治疗绝经后激素受体阳性的乳腺癌患者标准药物，服用芳香化酶抑制药带来的骨关节症状是其常见不良反应之一，约50%的患者在治疗中忍受疼痛，至少22%的患者因此不愿意配合治疗。Harrigan等人一项纳入172例乳腺癌患者随机临床试验，研究表明运动可以使关节痛改善29%。此外，改善营养和身体水平可以提高对化疗和内分泌治疗的依从性，从而提高乳腺癌的生存率。

（三）乳腺癌患者推荐的运动频率和时间

美国运动医学学院推荐，肿瘤患者每周应该进行至少 5 次中高强度体力活动，每次运动时间在 30 ～ 60 分钟。由于患者体力状况及肿瘤分期不同，建议每周保持至少一次 30 分钟以上的中强度体力活动。18 ～ 64 岁的成年乳腺癌患者，每周应该坚持 150 分钟中等强度的运动锻炼（大致为每周 5 次，每次 30 分钟）或者 75 分钟的高强度有氧训练，抗阻训练至少每周 2 次。如果合并有导致运动受限的慢性疾病，应该根据医师指导避免长时间的不运动状态。

七、病例讨论

（一）乳腺癌现状

目前乳腺癌已经成为女性最常见的癌症之一，作为危害女性健康的第一大杀手，在 2020 年全球大约 230 万例确诊病例，约占世界肿瘤病例的 1/4。在过去的几十年中，女性乳腺癌发病率呈现上升趋势，且患病人群逐渐趋向年轻化。近年来，随着手术的精准化切除病灶治疗，以及术后联合化学治疗、靶向治疗等方式的介入，乳腺癌患者的生存期逐步延长，伴随而来的是越来越多乳腺癌术后康复问题的显露。手术治疗帮助患者短期内解决肿瘤的困扰，术后并发症将会长期影响患者的生活质量，故而早期康复手段的介入显得尤为重要，在帮助患者减轻身体上负担的同时也能缓解心理压力所导致的躯体症状，提高生活质量。

本例患者为右侧乳房肿瘤切除术后，出现了患侧上肢淋巴水肿，同时伴右侧手皮肤感觉障碍，右侧肩关节运动障碍，患侧上肢出现疼痛症状，及右手和右上肢肌力下降的情况，目前精神尚可，睡眠、饮食基本正常。

（二）乳腺癌术后常见功能障碍

1. 上肢功能障碍及淋巴水肿　乳腺癌患者的治疗仍以手术治疗为主，淋巴回流障碍是乳腺癌根治术后发生上肢淋巴水肿的重要原因，手术过程中不可避免会对患者胸壁、淋巴系统网等造成破坏，导致术后出现肩关节活动受限、肢体乏力、疼痛、麻木、腋网综合征（axillary web syndrome，AWS），使血管内外胶体渗透压梯度降低，导致液体进入组织间隙形成水肿，增加了患者身体痛苦及心理焦虑，影响术后生活质量。

有研究表明，腋窝淋巴结转移、腋窝淋巴结清扫数目 ≥ 10 个、伤口愈合延迟、术后放化疗均为乳腺癌根治术后患者发生上肢淋巴水肿的危险因素，术后早期上肢功能锻炼为乳腺癌根治术后患者发生上肢淋巴水肿的保护因素。目前针对乳腺癌患者上肢功能障碍及淋巴水肿的干预措施有很多，例如徒手淋巴引流，从远心端开始沿近心端浅表淋巴管进行环状、旋转或勺状形式的手法推进按摩，来改善患者上肢淋巴水肿情况及针对性的抗阻力训练改善患者上肢功能。本例患者在术后主要表现为上肢淋巴水肿及肩关节的疼痛和活动障碍，早期的康复手段介入，能很好地帮助患者改善上述症状，提高生活质量。

2. 乳腺癌患者疼痛症状　乳腺癌术后患者常出现疼痛和上肢功能障碍，且癌症患者对疼痛预防、治疗和控制的需求日益增长，给疼痛界广大临床和科研工作者带来了一项极富时代性的挑战。该疼痛类型属慢性病理性神经痛，发生机制多为外周伤害性感受器受损造成，近年来其居高不下的发生率引起人们重视。有调查资料显示，乳腺癌根治术后发生疼痛综合征的概率在 13% ～ 52%，且可持续较长时间。长期慢性疼痛可给女性带来较大折磨，使其生活质量大幅降低，还可降低其后续治疗依从性，影响后续辅助治疗效果。本例患者的疼痛部位主要是颈部、肩关节、前胸及手部，可见患者上肢的一个广泛性疼痛，对患者的生活产生了较大的影响，故而加强对乳腺癌术后患者疼痛的关注并及时进行干预，对乳腺癌术后患者并发症的管理意义重大。

（三）乳腺癌康复现状

乳腺癌术后康复是指乳腺癌患者在术中、术后出现的一系列功能障碍进行的康复治疗，以最大限度地恢复正常的生理、心理功能，从而达到提高生命质量、恢复正常生活、重返病前社会的目的。近年来，国内外也有许多研究提到乳腺癌预康复的概念，这是指在乳腺癌术前进行的一系列康复干预措施，以提高患者对治疗不良反应的耐受，这可能在一定程度上减少了治疗后功能障碍的出现或障碍程度。

1. 上肢功能的康复　由于乳腺癌治疗以外科手术为主，故而术后上肢功能障碍是乳腺癌患者面对的首要问题。其中以淋巴水肿为经典，以及肩关节活动障碍、感觉障碍等，目前对于淋巴水肿的评估没有明确的规范，主要包括臂围的测量、查体、影像学及生物电阻抗法（bioimpedance spectroscopy，BIS）测量。干预上以国际公认的 CDT 为主，即手法引流、绷带包扎、皮肤护理与功能锻炼结合的综合治疗。关节活动障碍则采用关节松动技术、理疗等进行治疗。本例中患者接受评估后进行了 CDT，同时结合肩关节的松动、肩关节数字药指导、物理因子治疗等，右侧患肢的臂围有明显的缩小，同时感觉功能及肩关节的活动度得到了提高。

2. 疼痛的康复　部分患者虽然没有出现淋巴水肿，但也有疼痛症状。这可能是因为术后神经的损伤、手术部位的慢性炎症等，常伴随腋网综合征的出现。目前康复上主要通过物理疗法、音乐疗法、认知疗法及新兴技术，如虚拟现实技术等对其进行干预，本例中患者的颈部、肩关节、前胸及手部均有明显的疼痛，入院后采用以物理治疗为主，虚拟现实技术、认知干预、镜像疗法多种方式结合的治疗。

虽然目前乳腺癌康复治疗比较成熟，但也存在一些问题：①民众对于罹患乳腺癌可能出现的功能障碍认知尚有不足，即便出现了症状，也较少主动寻求治疗；②新兴治疗手段，例如乳腺癌数字疗法、虚拟现实技术的疗效尚有争议；③相关的行业规范、治疗指南等需要完善、更新。

（四）乳腺癌康复展望

随着医学科技的飞速进步，乳腺癌康复的展望充满了无限可能与希望。肿瘤治疗作为乳腺癌的康复不仅仅局限于生理层面的恢复，更涉及心理、社会等多方面的综合康复。在生理层面，随着精准医疗和个体化治疗方案的深入发展，乳腺癌患者将能够享受到更加精准、有效的手术治疗、药物治疗和放射治疗，从而大大提高治疗效果，减少并发症的发生。运动疗法、物理治疗等传统治疗手段是有效且经济的，同时，数字疗法和人工智能技术的结合，将能够提供更精准的运动建议和治疗方案，帮助患者恢复身体功能，提高生活质量。在关注乳腺癌患者普遍存在的体适能、淋巴水肿、关节活动障碍以外，未来的康复也应该注意到乳腺肿瘤治疗本身的特点，如放化疗、免疫及靶向治疗对患者带来的疲乏、恶心、呕吐、厌食、抑郁、焦虑及经济负担等不良反应，包括一些手术并发症如伤口的感染等，将康复的端口前移，发展预康复体系的建设，完善肿瘤康复的行业规范等。

需要强调的是，在心理和社会层面，乳腺癌康复也应得到更多的关注和支持。作为女性最常见的恶性肿瘤之一，患者群体基数大、性别特征明显，因此技术层面上的关注固然重要，但心理和社会的支持对于乳腺癌患者康复的重要性往往却被忽视，家庭成员的关怀照料、社会心理咨询和支持团体的建设，可以在很大限度上帮助患者缓解焦虑和压力，增强战胜疾病的信心。相信在未来，社会各界也将更加关注乳腺癌患者的康复需求，提供更多的康复资源和支持，让患者感受到社会的温暖和关爱。

综上所述，本例提供的临床资料和康复路径，有助于临床医生对乳腺癌患者康复理解，对该疾病康复思路和方法提供见解。今后将进一步开展更广泛、更深入地临床研究进行干预，为形成可推广的临床康复方案提供依据。

八、病例点评

乳腺癌作为女性最常见的恶性肿瘤之一，每年有大量的患者需要进行手术治疗，由于治疗后的手术创伤、躯体形象的改变、放化疗等多种治疗手段的作用，患者面临着淋巴水肿、上肢功能障碍、体适能的下降、心理的改变、认知下降等多种功能障碍，严重影响了患者的生活质量。随着近年来人们对乳腺癌术后淋巴水肿的认识，淋巴水肿等相关评估及治疗已较为成熟，然而对于其他的功能障碍仍缺乏一定的意识。为了促进乳腺癌患者的全面康复，本团队采用全周期、全方位的康复理念。该研究利用1例具体病例的系统康复治疗方案的描述，让大家能更好地体验这一策略的实施，树立全方位评估、治疗、康复的理念，具有一定的借鉴意义，可以促进我国乳腺癌患者术后多功能、全方位地康复，未来的工作也可以考虑包括更多的跨学科合作，以进一步提高治疗效果，改善患者生活质量，回归家庭、回归社会。

（病例提供：王宇靖　单子涵　罗秀佳　蓝扬帆　牛彦淇
复旦大学附属华山医院）

（病例点评：贾　杰　复旦大学附属华山医院）

参考文献

[1]Siegel RL, Giaquinto AN, Jemal A.Cancer statistics, 2024[J].CA Cancer J lin, 2024, 74（1）：12-49.

[2]Hong W, Dong E.The past, present and future of breast cancer research in China[J].Cancer Lett, 2014, 351（1）：1-5.

[3]Li T, Mello-Thows C, Brennan PC.Descriptive epidemiology of breast cancer in China: incidence, mortality, survival and prevalence[J].Breast Cancer Res Treat, 2016, 159（3）：395-406.

[4]Yfantis A, Intas G, Tolia M, et al.Health-related quality of life of young women with breast cancer.Review of the literature[J].J BUON, 2018, 23（1）：1-6.

[5] 韩静，宫晨，黄燕，等.康复治疗改善乳腺癌患者患侧上肢肿胀、疼痛及功能的临床疗效[J].中国康复，2017，32（05）：401-403.

[6] 赵鑫，王威，郑昕，等.人文关怀、早期康复护理联合对乳腺癌手术治疗患者功能锻炼恢复情况的影响[J].中华养生保健，2023，41（22）：131-134.

[7] 李冉，王娅，樊娅 . 穴位按摩结合早期康复训练对乳腺癌患者术后近中期预后情况的影响 [J]. 中西医结合护理（中英文），2022，8（09）：61 - 64.

[8] Ho PJ, Gernaat SAM, Hartman M, et al. Health - related quality of life in Asian patients with breast cancer：a systematic review[J]. BMJ Open, 2018, 8（4）：e020512.

[9] Ma PW, Feng FF, Shi ZA, et al. A dose - response meta - analysis of egg intake and breast cancer risk[J]. Journal of Nutritional Oncology, 2021, 6（2）：81 - 89.

[10] 曹方凝 . 渐进性康复训练对乳腺癌患者术后患侧活动度及淋巴水肿的影响 [J]. 中国妇幼保健，2018，33（18）：4148 - 4151.

[11] 高萍，彭昕 . 手法淋巴引流治疗乳腺癌术后上肢淋巴水肿的临床价值 [J]. 世界最新医学信息文摘，2019，19（82）：145.

[12] 尚英杰 . 乳腺癌根治术后患者发生上肢淋巴水肿的影响因素 [J]. 中国民康医学，2023，35（19）：10 - 13.

[13] 苏晓坡，郑思娣，邓艳娟，等 . 徒手淋巴引流联合抗阻运动对乳腺癌术后患者上肢淋巴水肿、腋网综合征及患肢功能的影响 [J]. 中外医学研究，2023，21（22）：93 - 96.

[14] Park YJ, Na SJ, Kim MK. Effect of progressive resistance exercise using thera - band on edema volume, upper limb function, and quality of life in patients with breast cancer - related lymphedema[J]. J Exerc Rehabil, 2023, 19（2）：105 - 113.

[15] 柳源，张晓剑 . 乳腺癌患者改良根治术后发生疼痛综合征的影响因素 [J]. 河南医学研究，2021，30（33）：6220 - 6223.

[16] 李秋博，贝佳惠，郭焕，等 . 乳腺癌改良根治术后并发疼痛综合征的相关因素研究 [J]. 数理医药学杂志，2022，35（05）：675 - 677.

[17] Líška, Dávd, sebastian rutkowski. Breast cancer rehabilitation. Rehabilitácia pri rakovine prsníka[J]. Klinicka onkologie：casopis Ceske a Slovenske onkologicke spolecnosti, 2021, 34（1）：14 - 19.

[18] Santa Mina D, Brahmbhatt P, Lopez C, et al. The Case for Prehabilitation Prior to Breast Cancer Treatment[J]. PM & R：the journal of injury, function, and rehabilitation, 2017, 9S2：S305 - S316.

[19] 陆篪琦，汤立晨 . 乳腺癌患者康复治疗的现状与展望 [J]. 上海护理，2017，17（06）：5 - 9.

[20] Fitzgerald Jones, Katie, et al. Lymphatic pain in breast cancer Survivors[J]. Lymphatic research and biology, 2022, 20（5）：525 - 532.

[21] Leclerc AF, Foidart - Dessalle M, Tomasella M, et al. Multidisciplinary rehabilitation program after breast cancer：benefits on physical function, anthropometry and quality of life[J]. European journal of physical and rehabilitation medicine, 2017, 53（5）：633 - 642.

[22] Julie B, et al. Exercise versus usual care after non - reconstructive breast

cancer surgery （UK PROSPER）：multicentre randomised controlled trial and economic evaluation[J].BMJ，2021，375：e066542.

[23]Andrea C，Patrizia M，Paola I，et al.Virtual reality and music therapy as distraction interventions to alleviate anxiety and improve mood states in breast cancer patients during chemotherapy[J].Journal of cellular physiology，2020，235（6）：5353－5362.

病例 20　乳腺癌：放疗后皮肤黏膜损伤的康复治疗

一、患者情况介绍

患者女性，51 岁，2022 年 3 月无明显诱因发现左侧乳腺肿物，7 月初行乳腺超声示"左乳头低回声占位伴钙化，BI－RADS Ⅴ级，左侧腋窝异常淋巴结"。穿刺病理提示"乳腺非特殊性浸润性癌"。2022 年 7 月行左侧乳房根治性切除伴同侧腋窝前哨淋巴结活检术，术后病理提示"（左乳肿物）乳腺非特殊型浸润性癌（Ⅱ～Ⅲ级），肿瘤大小约 2.0 cm×1.8 cm×2.5 cm，伴低－中级别导管原位癌，病理分期 $pT_2N_2M_0$。术后行 AC－T 方案共 8 周期，后拟行乳腺放疗。本次入院查见患者疲倦，气短，情绪不佳，咽中有痰、不咳嗽，指趾、腕踝关节疼痛，右臂抬举受限，纳可，寐差，二便调。患者希望通过康复治疗防治放射性损伤，缓解疲乏、睡眠、情绪问题，改善生活质量。

二、病例分析目标

1. 了解乳腺癌放疗常见的康复问题。
2. 改善乳腺癌放疗患者的生活质量。
3. 如何为乳腺癌放疗患者选择相应的评估方法。

三、康复概述

1. 一般康复治疗计划的目标　改善乳腺癌患者放疗后皮肤黏膜损伤，提高生活质量。

2. 康复治疗干预　艾迪注射液清热解毒、化痰软坚，复方苦参注射液清热利湿、凉血解毒、散结止痛以控制肿瘤病情。对患者进行口腔黏膜教育，指导患者口腔护理，予康复新液、中药代茶饮清热解毒、滋阴生津防治放疗所致的口腔黏膜损伤；二黄煎以清热解毒、活血化瘀、凉血止痛为法，外用防治放疗局部皮肤损伤。中药以疏肝健脾、化痰散瘀、解毒消积为法，配合营养饮食指导，心理支持缓解疲倦、气短、情绪、睡眠等问题。碳酸钙 D_3、金天格胶囊及运动锻炼防治骨相关事件。

3. 康复治疗注意事项　注意中药输注、口服过敏反应和局部感染监测。

4. 影响康复治疗的因素　抗肿瘤治疗、合并疾病、慢性感染等。

四、疾病介绍

我国乳腺癌每年新发病例约 41.6 万，死亡人数为 11.7 万人，位居女性恶性肿瘤新发病例首位，严重危害女性生命健康。随着乳腺癌治疗药物的更新和基于分子分型的精准诊疗模式的建立，乳腺癌综合诊疗水平逐年提升，但全球乳腺癌患者死亡病例居高不下。对临床分期如 0、Ⅰ、Ⅱ期及 $T_3N_1M_0$ 患者可选择进行初始手术，在需要保乳和根治性乳房切除术的患者中，放疗在手术后的乳腺癌治疗中起着重要作用，可以降低局部区域复发和远处转移风险，有助于延长无病生存期（disease free survival，DFS）和总生存期（overall survival，OS）。放射线的电离破坏作用对肿瘤细胞和正常组织细胞是非选择性的，乳腺癌放疗会引起不同程度的全身和局部不良反应，如放射性皮炎、放射性肺损伤、心脏毒性、血液学毒性反应、消化道反应等。其中，放射性皮炎（radiationdermatitis，RD）是由各种类型的电离辐射（如 β 射线、γ 射线、X 射线、质子射线及其他高能粒子射线等）照射而引起的皮肤、黏膜炎症损害。大约 85% 接受放射治疗的患者会出现中度至重度皮肤反应。研究表明，91.4% 的肿瘤患者在放疗期间会出现放射性皮肤损伤，因放射性皮炎程度严重而中断放疗进程的概率高达 58.1%。RD 表现为可逆性的毛发脱落、皮炎、色素沉着及不可逆性的皮肤萎缩，皮脂腺、汗腺的器质性损伤和永久性的毛发脱落，以致放射性坏死，继之形成溃疡。危险因素包括患者自身因素和治疗相关因素，治疗相关因素包括放射剂量和分割方案、联合治疗（如 EGFR 抑制药或化疗）等。

五、检查、评估和诊断

现病史：患者于 2022 年 3 月无明显诱因发现左侧乳腺肿物，无皮肤瘙痒，无乳头溢液、溢血，无皮肤红肿破溃，2022 年 7 月行乳腺超声显示"左乳头低回声占位伴钙化，BI－RADS Ⅴ级，左侧腋窝异常淋巴结"。乳腺钼靶"左乳外上象限不对称影伴多发小点状钙化"。穿刺病理提示"（左乳肿物）乳腺组织中见肿瘤细胞呈筛状及条索状浸润性生长，细胞异型性明显，可见核分裂象，结合免疫组化，考虑为乳腺非特殊性浸润性癌。（左腋窝淋巴结）纤维脂肪组织。免疫组化：ER（80%，+），PR（90%，+），HER2（1+），Ki－67（30%，+）"。患者于 2022 年 7 月行左侧乳房根治性切除伴同侧腋窝前哨淋巴结活检术，术后病理显示"（左乳肿物）乳腺非特殊型浸润性癌（Ⅱ～Ⅲ级，肿瘤大小约 2.0 cm×1.8 cm×2.5 cm，伴低－中级别导管原位癌；肿瘤侵犯皮肤真皮层，皮肤切缘未见癌。（左乳补切下缘腺体）乳腺组织，个别导管上皮非典型性增生。（左乳补切外缘腺体）乳腺非特殊型浸润性癌（镜下面积约 1.0 cm×0.7 cm），伴中级别导管原位癌。（左乳肿瘤后方胸肌筋膜）少许乳腺及纤维结缔脂肪组织内未见癌。（左乳房上切缘、内切缘，左乳房乳头后组织）乳腺组织内未见癌。（左乳房外切缘）乳腺组织，局部可见癌浸润。（左乳房下切缘）乳腺组织，个别导管上皮非典型性增生。（左乳补切外切缘、补切下切缘）乳腺组织内未见癌。送检淋巴结内可见癌转移（8/11）。免疫组化结果：CK5/6（-），ER（部分+），Calponin（-），P63（-），Ki-67（约 30%），病理分期：$pT_2N_2M_0$。术后行 AC-T 方案共 8 周期，后拟行乳腺放疗及中医药治疗入院。现主症：疲劳，气短，情绪不佳，咽中有痰、不咳嗽，指趾、腕踝关节疼痛，右臂抬举受限，食欲尚可，睡眠不佳，二便调。

既往史：否认肝炎、疟疾、结核等传染病史，否认高血压、冠心病、糖尿病、脑血管、精神病病史，否认外伤、输血史，否认药物、食物过敏史。

体格检查：体温 36.4℃，脉搏 82 次／分，呼吸 20 次／分，血压 126/77 mmHg。神志清楚，精神尚可，言语清晰，发育正常，形体适中，步入病房。头颅五官无畸形，眼睑无水肿，眼球运动正常，双侧巩膜无黄染，球结膜无充血水肿，睑结膜无苍白、出血，双侧瞳孔等大等圆，对光反射灵敏，双侧耳郭无畸形，口唇无苍白、发绀，伸舌居中，咽部无充血，双侧扁桃体无肿大。浅表淋巴结未及肿大。颈软无抵抗，气管居中，双侧颈静脉未见充盈，双侧颈动脉未见异常搏动，双侧甲状腺未及肿大。胸廓对称，左侧胸部可见手术瘢痕，双肺呼吸音清，未及干湿性啰音，心音有力，心率 82 次／分，心律齐，未及病理性杂音。腹平软，无压痛及反跳痛，腹部未及包块，肝脾肋下未触及，墨菲征（-），麦氏点无压痛，腹部叩诊鼓音，未叩及移动性浊音，肝区、脾区叩痛（-），双肾区无叩击痛，肠鸣音正常，4～5 次／分。脊柱、四肢无畸形，双下肢无水肿。双侧上下肢肌力 V 级，生理反射存在，病理反射未引出。舌淡红，边有齿痕，苔白，脉滑数。

诊断：①左乳浸润性癌根治术后　$pT_2N_2M_0$　腋窝淋巴结转移　AC-T　8 周期化疗后；②重度骨质疏松。

康复治疗评估：由于患者行左侧乳房根治性切除术后进行放疗，放疗期间发生皮肤红肿、疼痛，咽痛等放射相关不良反应，故采用 RTOG 急性放射损伤分级标准评估（病例 20 表 1），检查皮肤、黏膜部位损伤情况，对患者的放射性不良反应进行分级，指导后续的康复治疗和支持性措施。此外，患者在治疗过程中还出现疲劳、情绪不佳、寐差等症状，使用安德森（MD Anderson）症状问卷 - 中医版（MDASI - TCM）量表综合评估患者的症状负担和功能干扰。

病例 20 表 1　RTOG 急性放射损伤分级标准（部分）

器官组织	0	1 级	2 级	3 级	4 级	5 级
皮肤	√					
黏膜	√					

放疗前

第一部分：您的症状有多严重？

患者常有疾病本身或治疗相关引起的各种症状。我们想知道您在过去的 24 小时中，下列症状的严重程度。请在下列每一项从 0（无症状）至 10（能想象的最严重程度）之间选择一数字以表示症状的严重程度（病例 20 表 2）。

病例 20 表 2　症状严重程度的评估

	无症状					想象到的最严重的程度					
	0	1	2	3	4	5	6	7	8	9	10
1. 您疼痛最严重的程度为？					√						
2. 您疲劳（乏力）最严重的程度为？					√						
3. 您恶心最严重的程度为？			√								
4. 您睡眠不安最严重的程度为？					√						
5. 您苦恼（心烦）最严重的程度为？				√							
6. 您气短最严重的程度为？					√						
7. 您健忘最严重的程度为？				√							
8. 您胃口最差的程度为？				√							
9. 您瞌睡（昏昏欲睡）最严重的程度为？	√										
10. 您口干最严重的程度为？						√					
11. 您悲伤感最严重的程度为？					√						
12. 您呕吐最严重的程度为？		√									
13. 您疼痛麻木感最严重的程度为？					√						
14. 您出汗最严重的程度为？			√								
15. 您怕冷最严重的程度为？				√							

续表

	无症状			想象到的最严重的程度							
	0	1	2	3	4	5	6	7	8	9	10
16. 您便秘最严重的程度为？			√								
17. 您感觉口苦最严重的程度为？					√						
18. 您咳嗽最严重的程度为？				√							
19. 您感觉心慌最严重的程度为？			√								
20. 您手足心热最严重的程度为？					√						

第二部分：您的症状干扰您生活的程度？

各种症状经常干扰我们的感觉和活动。在过去 4 小时，您的症状对以下各个项目的干扰程度如何？请选择 0（症状未带来干扰）到 10（症状带来严重干扰）表示每个项目受症状干扰的程度（病例 20 表 3）。

病例 20 表 3　症状干扰程度的评估

	无症状			想象到的最严重的程度							
	0	1	2	3	4	5	6	7	8	9	10
1. 一般活动？							√				
2. 情绪？						√					
3. 工作（包括家务劳动）？								√			
4. 与他人的关系？			√								
5. 走路？				√							
6. 生活乐趣？					√						

六、治疗计划

（一）治疗目标

与患者合作制订了放疗期间预期目标：预防急性放射损伤的发生，降低急性放射损伤的程度。

1. 缓解放疗后皮肤黏膜损伤，改善患者咽痛、口干。

2. 缓解疲倦、气短、情绪、睡眠问题（MDASI - TCM 各项评分降低 1～2 分）。

在放疗结束后 2 个月预期目标包括：进一步改善情绪、睡眠和体力状况，继续营养、心理支持和康复措施，防治骨相关事件，MDASI - TCM 在上一次评估基础上各项评分降低 1～2 分，提高患者生活质量。

（二）治疗方法

患者本次入院拟行放疗，外用二黄煎以清热解毒、活血化瘀和凉血止痛，药物组成为黄连、关黄柏、虎杖等，放疗前 1 天与放疗间隔＞4 小时，20 分 / 次，2～3 次 / 日，外用范围为照射野皮肤，外用方式为均匀外用一层，使药物完全覆盖皮肤。患者放疗期间出现咽痛、口干，考虑放疗所致咽喉黏膜反应，对患者进行口腔黏膜护理教育，营养指导，建议戒烟、戒酒，避免刺激性食物，保持良好的口腔卫生，采用柔软的牙刷，每次进食后漱口。鼓励患者每日做张口、鼓腮、叩齿等锻炼，增加口腔黏膜皱襞与外界的气体交换，破坏厌氧菌的生存环境，防止继发感染。予康复新液含漱，一次 10 mL，一日 3 次以通利血脉、养阴生肌。配合中药代茶饮（菊花、枸杞子、蒲公英等）以清热解毒、滋阴生津为法进行治疗。

中药以疏肝健脾、化痰散瘀、解毒消积为法，药物组成为太子参、炒白术、夏枯草、川芎、金银花、连翘等，水煎服，每日一剂。同时配合营养饮食指导，嘱患者保持均衡营养，多摄入富含蛋白质、维生素和矿物质的食物，避免摄入过多的高糖、高脂肪食物，限制咖啡因和酒精的摄入。鼓励患者与家人、朋友或专业心理医生进行交流，分享自己的情绪和困扰，给予患者心理支持，以缓解患者疲劳、气短、情绪、睡眠问题。

由于患者有重度骨质疏松，故通过饮食或补充碳酸钙 D_3 片、金天格胶囊等药物治疗骨质疏松症，预防骨相关事件，建议患者进行有氧运动、力量训练和平衡训练，避免剧烈运动和高冲击运动，以免对骨骼造成损伤。

（三）再评估

在放疗期间，患者通过康复治疗完成了两个目标。通过中药口服、中药外用、药物注射、心理疗法、营养支持等，皮肤黏膜损伤轻微，放疗相关不良反应较快缓解，而且 MDASI - TCM 量表各项评分有所改善。

放疗结束后，中药以疏肝健脾、化痰散瘀、解毒消积为法，嘱患者继续保持适量活动，均衡饮食，补充钙剂，并坚持良好的睡眠习惯，2 个月后门诊随诊，MDASI - TCM 量表各项评分进一步改善。

放疗结束时（病例 20 表 4）

病例 20 表 4　RTOG 急性放射损伤分级标准（部分）

器官组织	0	1 级	2 级	3 级	4 级	5 级
皮肤			√			
黏膜		√				

第一部分：您的症状有多严重？

患者常有疾病本身或治疗相关引起的各种症状。我们想知道您在过去的 24 小时中，下列症状的严重程度。请在下列每一项从 0（无症状）至 10（能想象的最严重程度）之间选择一数字以表示症状的严重程度（病例 20 表 5）。

病例 20 表 5　症状严重程度的评估

	无症状			想象到的最严重的程度							
	0	1	2	3	4	5	6	7	8	9	10
1. 您疼痛最严重的程度为？				√							
2. 您疲劳（乏力）最严重的程度为？			√								
3. 您恶心最严重的程度为？	√										
4. 您睡眠不安最严重的程度为？			√								
5. 您苦恼（心烦）最严重的程度为？				√							
6. 您气短最严重的程度为？			√								
7. 您健忘最严重的程度为？			√								
8. 您胃口最差的程度为？			√								
9. 您瞌睡（昏昏欲睡）最严重的程度为？	√										
10. 您口干最严重的程度为？			√								
11. 您悲伤感最严重的程度为？				√							
12. 您呕吐最严重的程度为？	√										
13. 您疼痛麻木感最严重的程度为？	√										
14. 您出汗最严重的程度为？			√								
15. 您怕冷最严重的程度为？			√								
16. 您便秘最严重的程度为？			√								

续表

	无症状		想象到的最严重的程度									
	0	1	2	3	4	5	6	7	8	9	10	
17．您感觉口苦最严重的程度为？			√									
18．您咳嗽最严重的程度为？	√											
19．您感觉心慌最严重的程度为？			√									
20．您手足心热最严重的程度为？		√										

第二部分：您的症状干扰您生活的程度？

各种症状经常干扰我们的感觉和活动。在过去 4 小时，您的症状对以下各个项目的干扰程度如何？请选择 0（症状未带来干扰）到 10（症状带来严重干扰）表示每个项目受症状干扰的程度（病例 20 表 6）。

病例 20 表 6　症状干扰程度的评估

	无症状		想象到的最严重的程度									
	0	1	2	3	4	5	6	7	8	9	10	
1．一般活动？					√							
2．情绪？				√								
3．工作（包括家务劳动）？							√					
4．与他人的关系？			√									
5．走路？				√								
6．生活乐趣？				√								

放疗结束后 2 个月（病例 20 表 7）

病例 20 表 7　RTOG 急性放射损伤分级标准（部分）

器官组织	0	1 级	2 级	3 级	4 级	5 级
皮肤	√					
黏膜	√					

第一部分：您的症状有多严重？

患者常有疾病本身或治疗相关引起的各种症状。我们想知道您在过去的 24 小时中，下列症状的严重程度。请在下列每一项从 0（无症状）至 10（能想象的最严重程度）之间选择一数字以表示症状的严重程度（病例 20 表 8）。

病例 20 表 8　症状严重程度的评估

	无症状					想象到的最严重的程度					
	0	1	2	3	4	5	6	7	8	9	10
1. 您疼痛最严重的程度为？		√									
2. 您疲劳（乏力）最严重的程度为？	√										
3. 您恶心最严重的程度为？	√										
4. 您睡眠不安最严重的程度为？		√									
5. 您苦恼（心烦）最严重的程度为？			√								
6. 您气短最严重的程度为？		√									
7. 您健忘最严重的程度为？		√									
8. 您胃口最差的程度为？		√									
9. 您瞌睡（昏昏欲睡）最严重的程度为？	√										
10. 您口干最严重的程度为？	√										
11. 您悲伤感最严重的程度为？		√									
12. 您呕吐最严重的程度为？	√										
13. 您疼痛麻木感最严重的程度为？	√										
14. 您出汗最严重的程度为？		√									
15. 您怕冷最严重的程度为？			√								
16. 您便秘最严重的程度为？	√										
17. 您感觉口苦最严重的程度为？		√									
18. 您咳嗽最严重的程度为？	√										
19. 您感觉心慌最严重的程度为？		√									
20. 您手足心热最严重的程度为？		√									

第二部分：您的症状干扰您生活的程度？

各种症状经常干扰我们的感觉和活动。在过去 4 小时，您的症状对以下各个项目的干扰程度如何？请选择 0（症状未带来干扰）到 10（症状带来严重干扰）表示每个项目受症状干扰的程度（病例 20 表 9）。

病例 20 表 9　症状干扰程度的评估

	无症状			想象到的最严重的程度								
	0	1	2	3	4	5	6	7	8	9	10
1. 一般活动？			√								
2. 情绪？		√									
3. 工作（包括家务劳动）？				√							
4. 与他人的关系？		√									
5. 走路？		√									
6. 生活乐趣？		√									

七、病例讨论

放射性皮炎的发病机制涉及多种因素，包括凋亡相关基因的表达及生长因子的改变。放射线可引起 p53、Bax 和 B 细胞淋巴瘤 - 2（Bcl - 2）等多种凋亡基因的表达，诱导细胞进入凋亡状态。放射线还可以导致生长因子的低表达，影响创面的修复和愈合。此外，放射线产生的自由基和活性氧易损伤基底细胞，影响细胞的分裂增生及向表层迁移、角化，从而影响表皮细胞正常的新陈代谢而引起放射性皮炎。放疗初期，受照部位释放组织胺类物质，毛细血管通透性增加，出现一过性红斑、瘙痒；放疗后期，真皮层血管内细胞渗出导致红斑。随着放射剂量的增加，基底层细胞被破坏，导致干性脱皮、湿性脱皮，甚至溃疡坏死。

放射线为"火热毒邪"，为致病外因，中医认为热毒过盛是放射性皮肤损伤的初级阶段，邪热蕴蒸肌腠，进一步伤阴液，而致皮肤脱屑、红斑、瘙痒、溃疡。热邪蒸灼血液，而致血瘀，瘀血导致色素沉着、经络阻塞不通则痛。根据其病因病机和症状，可将放射性皮炎归属为中医学"火癍疮""丹""紫癜风"和"疮疡"范畴，可见"火热毒邪"是放射性皮炎的基本病因，"正气亏虚，阴虚为本，火热为标"是基本病机，而本虚标实则贯穿始终。中医药治疗可以有效缓解放射性皮肤黏膜损伤，当患者出现皮疹时，可根据不同病机辨证为风热型、湿热型、阴虚型与血虚型，分别采用疏风饮、龙胆泻肝汤、犀角地黄汤与养血润肤饮治疗；而口腔黏膜炎的则应首先辨清实证和虚证，实证以清热为主，虚证滋阴以清火，可以辨证为心脾积热、阴虚火旺、脾胃积热与热毒伤阴证，分别应用凉膈散、沙参麦冬汤、泻黄散及大黄黄连泻心汤治疗。

MASCC 皮肤毒性研究小组和《放射性皮炎的预防与治疗临床实践指南》支持用水清洗，用或不用温和肥皂，并允许使用止汗剂，并认为局部预防性类固醇对严重 RD 的发生率和瘙痒和灼烧症状有积极作用，磺胺嘧啶银乳膏可以降低皮炎评分。不建议使用三胺胶、外用硫酸酯、透明质酸、抗坏血酸等。《放射性皮炎的预防与治疗临床实践指南》建议：针对患者自身相关因素和治疗因素采取个性化的预防策略，对于有危险因素的患者，在放疗开始时即可采用放射性皮炎的预防措施，推荐联合多种预防模式及手段。非药物性预防根据患者的病情及分期，选择合适的放射治疗技术及分割模式。加强健康宣教、饮食及心理指导，减少辐射区域内的皮肤刺激、摩擦及过度日晒等。保持皮肤清洁干燥，可使用温水或中性肥皂进行局部清洗。不推荐无危险因素的患者放疗前常规使用外用保湿剂、凝胶、乳液或敷料。药物预防推荐对有高危因素患者的照射野使用低至中效外用糖皮质激素等。出现放射性皮炎后可以根据严重程度进行分级治疗：1 级放射性皮炎，进行一般皮肤护理措施，可使用外用皮质类固醇。2 和 3 级放射性皮炎，治疗包括预防继发皮肤感染及在皮肤脱皮部位使用敷料。可使用包括磺胺嘧啶银敷料等外用敷料治疗，合并感染时应采用外用和（或）全身性抗生素进行治疗。4 级放射性皮炎，需要中止放疗，并由多学科团队进行个体化治疗。

八、病例点评

患者系乳腺癌放疗后，出现放疗处皮肤发红、咽痛、口干，符合放射性皮肤黏膜炎的典型症状。案例中医特色明显，应用艾迪注射液清热解毒、化痰软坚，复方苦参注射液清热利湿、凉血解毒、散结止痛控制肿瘤病情；本例特色在于二黄煎外用改善放疗后局部皮肤灼热、疼痛。二黄煎组方精简，由黄连、关黄柏、虎杖等药物组成，具有清热解毒、活血化瘀和凉血止痛等作用，其有效成分具有抗炎、抗细菌、抗真菌和抗氧化等作用。其中，黄连性苦寒，具有清热燥湿、泻火解毒的作用，药理学认为其有抗病原微生物、抗细菌内毒素、抗炎、解热的作用；黄柏性苦寒，能清热燥湿，泻火除蒸，解毒疗疮，黄柏主要化学成分为生物碱类、柠檬苦素类及甾醇类，其中生物碱是黄柏中最重要的活性物质，包括小檗碱、药根碱、黄柏碱等，具有抗菌、抗炎、解热、抗溃疡、免疫调节、抗氧化等药理作用。两者相须配伍，可起协同作用以增疗效，共为君药。虎杖功效清热解毒、散瘀止痛，其主要成分为酚酸类、醌类及黄酮类，主要含有槲皮苷、槲皮素、虎杖苷、白藜芦醇等，具有抗炎作用；裸花紫珠味苦、微辛、平，具有解毒消肿、散瘀、收敛、止血、祛湿的功效，其化学成分主要包括黄酮类、苯乙醇苷类、萜类、挥发油和酚类等，具有抗菌消肿、止血凝血、消炎解毒、收敛等作用。中医学认为放射线是"火热毒邪"，其致病机制为热邪伤阴、气血凝滞、经络阻塞，虎杖和裸花紫珠同用能加强君药清热解毒的作用，此外两者能活血散瘀使脉络畅通，气血得以重新运行顺畅，通则不痛，故合为臣药。冰片辛香浓烈，历代均载记冰片辛香浓烈为百药之冠，其含有多种萜类成分，尚有葎草烯、β-榄香烯等。其味大辛，性善走窜，阳中之阳，能升能散，具有止痛通窍开闭之功，并有温和的防腐作用，故为佐使药。防治结合，有效防治患者放射性损伤，减轻患者痛苦。对患者的指导不局限于住院期间，通过对患者进行口腔黏膜教育，指导患者口腔锻炼等，有助于预防疾病的进一步发展，是一种综合而有效的康复措施。

（病例提供：杨景淇　刘　杰　中国中医科学院广安门医院）

（病例点评：刘　杰　中国中医科学院广安门医院）

参考文献

[1] Xia C, Dong X, Li H, et al. Cancer statistics in China and United States, 2022：profiles, trends, and determinants[J]. Chinese medical journal, 2022, 135（5）：584 - 590.

[2] Siegel RL, Miller KD, Wagle NS, et al. Cancer statistics, 2023[J]. Ca Cancer J Clin, 2023, 73（1）：17 - 48.

[3] Felipe Andrés Cordero da Luz, et al. The effectiveness of radiotherapy in preventing disease recurrence after breast cancer surgery[J]. Surgical Oncology, 2022, 41：101709.

[4] Chargari C, Kirov KM, Bollet MA, et al. Cardiac toxicity in breast cancer patients：from a fractional point of view to a global assessment[J]. Cancer treatment reviews, 2011, 37（4）：321 - 330.

[5] Chitapanarux I, et al. Hypofractionated whole breast irradiation with simultaneous integrated boost in breast cancer using helical tomotherapy with or without

regional nodal irradiation：a report of acute toxicities[J].Frontiers in Oncology, 2023, 13：1122093.

[6]Jiangzhou Zhang, Shuheng Bai, Xingzhou Zhang, et al.Clinical Study of 2 Radiotherapy Techniques for Semi‐Hepatic Alternating Radiotherapy on Diffuse Liver Metastasis in Patients with Breast Cancer[J].Technology in Cancer Research & Treatment, 2021, 20：15330338211051808.

[7]Salvo N, Barnes E, Van Draanen J, et al.Prophylaxis and management of acute radiation‐induced skin reactions：a systematic review of the literature[J]. Current Oncology, 2010, 17（4）：94‐112.

[8]Mateusz S.Chronic radiation‐induced dermatitis：challenges and solutions[J]. Clinical, Cosmetic and Investigational Dermatology, 2016, 9：473‐482.

[9]范铭，冯梅，袁双虎.放射性皮炎的预防与治疗临床实践指南[J].中华肿瘤防治杂志，2023，30（06）：315‐323.

[10]Wei J, Meng L, Hou X, et al.Radiation‐induced skin reactions：mechanism and treatment[J].Cancer management and research, 2018, 11：167‐177.

[11]Hymes SR, Strom EA, Fife C.Radiation dermatitis：clinical presentation, pathophysiology, and treatment 2006[J].Journal of the American Academy of Dermatology, 2006, 54（1）：28‐46.

[12]乔红丽，侯炜，王兵，等.放射性皮肤损伤的中药防治研究现状[J].北京中医药，2014，33（3）：231‐234.

[13]Liu J, et al.Compound kushen injection reduces severe toxicity and symptom burden associated with curative radiotherapy in patients with lung cancer[J]. Journal of the National Comprehensive Cancer Network 21.8（2023）：821‐830.

[14]林洪生.恶性肿瘤中医诊疗指南[S].北京：人民卫生出版社，2014：163.

[15]Wong RKS, Bensadoun RJ, Boers‐Doets CB, et al.Clinical practice guidelines for the prevention and treatment of acute and late radiation reactions from the MASCC Skin Toxicity Study Group[J].Supportive Care in Cancer, 2013, 21（10）：2933‐2948.

病例 21 胆囊癌伴梗阻性黄疸综合治疗后的康复治疗

一、患者情况介绍

患者女性，56 岁，因"胆囊癌姑息术后 1 个月，皮肤巩膜黄染 1 周"入院。患者因腹部不适就诊外院，查 MRI 提示"胆囊壁弥漫增厚，胆囊颈 - 肝门区异常信号肿块，考虑胆囊来源恶性肿瘤伴周围淋巴结转移。"PET - CT 提示"胆囊壁水肿、增厚，FDG 代谢增高，肝门部及腹膜后多发肿大淋巴结，FDG 代谢增高，恶性待排。"当地医院行姑息手术，胆囊未切除，具体不详，术后病理显示低分化腺癌。1 周前无明显诱因出现身目黄染、尿黄。今为求进一步治疗入院。入院时患者皮肤巩膜黄染，食欲缺乏，恶心欲吐，乏力，便秘。患者希望通过治疗及术后的康复手段尽快解决黄疸、改善肝功能指标、改善临床症状，以便后期接受抗肿瘤治疗。

二、病例分析目标

1．了解胆囊癌伴梗阻性黄疸的治疗及治疗后的快速康复。
2．改善胆囊癌伴梗阻性黄疸患者的生活质量。

三、康复概述

1．一般康复治疗计划的目标 胆囊癌合并梗阻性黄疸行减黄治疗后的快速康复；肝功能恢复后的抗肿瘤治疗；缓解患者化疗后不良反应，提高生活质量。

2．康复治疗干预 经皮肝穿刺胆道引流术（percutaneous transhepatic cholangial drainage，PTCD）减黄治疗；减黄治疗后患者的快速康复（包括进行营养不良筛查与营养支持治疗，梗阻性黄疸的抗菌药物应用，目标导向液体治疗，镇痛、预防应激性黏膜病变等积极的对症治疗）；肝功能恢复后的抗肿瘤治疗；饮食指导。

3．康复治疗注意事项 定期复查，评估病情，及时发现并处理治疗相关不良反应。

4．影响康复治疗的因素 患者的依从性，患者对化疗的敏感性。

四、疾病介绍

胆囊癌（gallbladder carcinoma，GBC）是最常见的胆道恶性肿瘤，恶性程度高且易复发和转移，故预后差，5 年生存率仅 5% ～ 15%。胆囊结石和慢性胆囊炎是胆囊癌形成的主要危险因素。外科切除是胆囊癌的首选治疗方法，然而超过半数的胆囊癌患者在初诊时即为进展期或伴有远处转移，大部分已失去手术机会，小部分患者可以通过转化治疗接受手术切除。对于不能手术的胆囊癌患者，放化疗是主要的治疗手段。放疗为晚期胆囊癌患者提供了肿瘤降期的可能，研究显示，术前辅助放疗增加了 R_0 切除的可能，术后放疗可防止 GBC 复发。化疗如 GC、GS、GEMOX 等方案是晚期胆囊癌常用的化疗方案。在临床诊疗过程中，仅部分 GBC 患者表现出靶向治疗敏感度。研究人员尝试针对胆管恶性肿瘤相关靶点行靶向治疗，如表皮生长因子受体、血管内皮生长因子，但治疗效果并不理想。结合高通量测序，筛选出个体特异性靶点，如 HER2 阳性患者，应用拉帕替尼、曲妥珠单抗联合帕妥珠单抗治疗，疗效显著。随着分子生物学技术的发展，特异度高、敏感度强的靶向药物仍在探索中，基因和分子靶向治疗潜力巨大。此外，免疫治疗也是胆囊癌的治疗选择之一。2022 年 9 月，美国食品药品监督管理局批准 Durvalumab（PD - L1 抑制药）与化疗联合用于患有局部晚期或转移性 GBC 患者，这是其首次批准在胆道癌中使用免疫疗法。虽然目前针对胆囊癌的治疗方式繁多，多种治疗方式联合也取得了一定效果，但胆囊癌总体预后仍不理想。因此早发现、早治疗尤为重要。

胆囊癌由于肿块可引起梗阻性黄疸，导致胆管内压升高、肝功能受损等一系列复杂的病理生理变化，同时对机体其他器官及功能，如胃肠道、循环系统、肾功能、凝血功能、免疫功能等均会造成严重影响。由于胆道系统特殊的解剖学特点及梗阻性黄疸复杂的病理生理学过程，患者具有治疗棘手、并发症多、恢复慢和住院时间长等特点。尽早解除梗阻，恢复胆道的连续性及胆汁的肠肝循环，加速肝功能及受损器官功能的恢复，降低术后并发症是梗阻性黄疸治疗的基本原则及患者快速康复的核心。

五、检查、评估和诊断

现病史：患者女性，56 岁，以"胆囊癌姑息术后 1 个月，皮肤巩膜黄染 1 周"为主诉入院。患者因腹部不适就诊外院，2024 - 02 - 01 查 MRI 提示"胆囊壁弥漫增厚，胆囊颈 - 肝门区异常信号肿块，考虑胆囊来源恶性肿瘤伴周围淋巴结转移"。PET - CT 提示"胆囊壁水肿、增厚，FDG 代谢增高，肝门部及腹膜后多发肿大淋巴结，FDG 代谢增高，恶性待排"。当地医院行姑息手术，胆囊未切除，具体不行，术后病理显示"低分化腺癌"。1 周前无明显诱因出现身目黄染、尿黄。今为求进一步治疗，门诊拟"梗阻性黄疸、胆囊癌姑息术后"收住入院。入院时患者皮肤巩膜黄染，食欲缺乏，恶心欲吐，乏力，便秘。

既往史：无特殊。

体格检查：体温 36.4℃，呼吸 18 次 / 分，心率 86 次 / 分，血压 119/62 mmHg。神志清楚，精神尚可，皮肤巩膜重度黄染，形体微胖，营养良好，发育正常，对答切题，言语清晰，语声正常，气息平顺，查体合作，自动体位，步行入院。心肺查体无特殊。腹平软，未见胃肠型及蠕动波，未见腹壁静脉曲张，全腹未及明显肿块，无肌卫，无压痛及反跳痛；肝脾肋下未触及，剑突下未触及；肠鸣音 4 次 / 分，移动性浊音（－），双下肢水肿（－）。舌淡红，苔黄厚腻，脉滑。

诊断：①胆囊恶性肿瘤；②肝门部及腹膜后淋巴结继发恶性肿瘤；③梗阻性黄疸。

六、治疗计划

（一）治疗目标

经皮肝穿刺胆道引流术（percuteneous transhepatic cholangio drainage，PTCD）减黄及术后的快速康复；肝功能恢复后的抗肿瘤治疗；缓解患者化疗后不良反应，提高生活质量。

（二）治疗方法

1. PTCD 减黄术　患者入院后查肝功能示：总胆红素 201.5 μmol/L，直接胆红素 199.0 μmol/L，间接胆红素 2.5 μmol/L，碱性磷酸酶 372.2 U/L，丙氨酸氨基转移酶 434.1 U/L，天冬氨酸氨基转移酶 190.9 U/L，乳酸脱氢酶 115 U/L，谷氨酰转移酶 906 U/L，总蛋白 60.7 g/L，白蛋白 38.2 g/L。磁共振胰胆管成像（magnetic resonance cholangiopancreatography，MRCP）检查提示胆囊癌姑息术后，胆囊壁弥漫增厚，胆囊颈－肝门区占位，其以上水平胆道梗阻性扩张，请结合临床及其他检查；腹腔少许积液。患者胆囊癌伴肝门、腹膜后淋巴结转移，肿块压迫胆管，胆汁排泄不畅，导致高位胆道梗阻，遂行 PTCD 减黄术。

2. PTCD 术后患者的快速康复

（1）宣教：患者全身皮肤巩膜黄染、恶心欲吐、食欲缺乏，易出现焦虑、恐惧等心理障碍。向患者及家属就梗阻性黄疸治疗方案和相关症状处理等内容进行沟通宣教。积极的心理辅导可以有效缓解患者的焦虑和恐惧，减轻围术期应激反应对身体的不良刺激，促进术后康复。

（2）肝脏储备功能评估：患者术前 Child-Pugh 分级为 Child B，术前、术后均配合甘草酸苷、阿拓莫兰、腺苷蛋氨酸保肝、利胆。

（3）营养不良的筛查与营养支持治疗：患者初发病，平素营养良好，身高

163 cm，体重 80 kg，BMI　30.11。患者发病以来食欲缺乏，恶心欲吐，进食少，予肠外营养联合肠内营养，静脉补充氨基酸、维生素、电解质、糖盐等液体。同时嘱患者清淡饮食，少食多餐。

（4）梗阻性黄疸的抗菌药物应用：患者梗阻性黄疸，既往胆道姑息术后，是合并胆道感染的高危人群，虽然患者入院时无明确感染证据，我们仍然早期给予左氧氟沙星抗感染，PTCD 术后行胆汁培养。

（5）预防应激性黏膜病变：使用质子泵抑制药预防应激性黏膜病变。

（6）复查：1 周后复查肝功能示：总胆红素 35.9 μmol/L，直接胆红素 33.4 μmol/L，间接胆红素 2.5 μmol/L，碱性磷酸酶 157.7 U/L，丙氨酸氨基转移酶 160.2 U/L，天冬氨酸氨基转移酶 58.1 U/L，乳酸脱氢酶 60 U/L，谷氨酰转移酶 249 U/L，总蛋白 69.8 g/L，白蛋白 44.3 g/L。Child - pugh 分级为 Child A。

3. 肝功能恢复后的抗肿瘤治疗　患者肝功能恢复后开始行抗肿瘤治疗，予 GP 方案静脉化疗。顺铂为高致吐性化疗药物，化疗前联合使用昂丹司琼、地塞米松和阿瑞吡坦，化疗结束后给予 2 天的阿瑞吡坦。

4. 饮食指导　胆囊癌患者化疗期间饮食原则：①营养丰富：建议高蛋白、富含纤维素、维生素的食物，避免高脂饮食；②膳食均衡：五大类食物即谷物；蔬菜水果；鱼、虾、禽、畜类、蛋类；奶及奶制品、豆及豆制品；油盐糖。均衡、多样化选择；③口味清淡：避免辛辣刺激、油腻之品，避免食物过冷过热；④少食多餐。

5. 运动指导　鼓励患者参与适合自己体能情况和喜好的运动，如太极拳、八段锦、五禽戏或是步行、慢跑、游泳、瑜伽等。合理运动既可以提高免疫力、促进胃肠蠕动，也有助于缓解压力、调节情绪。

6. PTCD 引流管护理　固定好引流管，防止滑脱；每日记录引流量、观察胆汁颜色，如有异常，及时就诊；每周更换引流袋。

（三）再评估

1. 患者 PTCD 减黄术后一周复查肝功能，提示肝功能较前好转，术前 Child - Pugh 分级为 Child B，术后为 Child - Pugh 分级为 Child A。

2. 经 PTCD 减黄、营养支持、对症治疗、饮食指导、运动指导等综合康复治疗，患者临床症状乏力、食欲缺乏、恶心等症状较前明显改善。

3. 实体瘤疗效评估　患者肝功能恢复后开始行 GP 方案化疗，拟 3 个疗程后复查腹部增强 MRI 评估肿瘤情况，疗效评估标准采用 RECIST1.1 实体瘤疗效评价标准。

七、病例讨论

本例患者胆囊癌伴肝门、腹膜后淋巴结转移，外院行姑息手术，病理诊断已明确，因出现梗阻性黄疸就诊我科。梗阻性黄疸临床表现明显，易引起患者焦虑、恐惧心理。梗阻性黄疸除了引起胆管、肝功能受损，对机体其他器官及其功能也会造成严重影响。梗阻性黄疸时，胃黏膜处于低灌注状态，高胆红素血症和高胆汁酸血症可损害胃黏膜细胞，并使其释放组胺，造成局部毛细血管通透性增加，胃黏膜屏障受损，易发生应激性溃疡。梗阻性黄疸时，因胆盐竞争结合心肌膜上的 $Na^+ - K^+ - ATP$ 酶，以及胆汁酸对心脏的毒性作用，使心肌收缩力下降，造成心排血量减少，血管反应性降低，末梢循环阻力降低，导致全身有效循环血容量减少，严重者甚至发生心力衰竭。梗阻性黄疸时，全身循环功能障碍，导致肾血流量明显减少，加之合并内毒素血症及高胆红素血症的毒性作用，患者围术期易并发急性肾衰竭。梗阻性黄疸影响患者维生素 K 的吸收、凝血因子合成降低，造成凝血酶原时间延长，导致凝血功能障碍。梗阻性黄疸时，肝脏 Kupffer 细胞功能及网状内皮系统受损，T 细胞和 B 细胞功能受抑制，肠道细菌发生移位，导致机体免疫功能降低，易引起围术期感染。该患者入院后完善相关检查，结合患者临床表现，主要存在肝功能、胃肠功能损伤，心、肾、免疫、凝血等功能未见明显受损，综合评估后行了 PTCD 减黄术，术后患者肝功能、胃肠功能快速缓解。

梗阻性黄疸患者易合并胆道感染，胆汁培养中革兰阴性杆菌最常见，其中以大肠埃希菌、克雷伯菌属及铜绿假单胞菌为代表。对于胆道梗阻及多次胆道手术史合并感染的患者，均应早期使用广谱抗菌药物，同时留取胆汁行细菌培养及药物敏感试验。抗菌药物使用疗程可因感染程度不同而有所差异。如病情需要可延长抗菌疗程，同时应警惕出现耐药菌群及真菌感染。可先给予经验性用药，首选广谱抗菌药物，覆盖革兰阴性菌、革兰阳性菌甚至厌氧菌，必要时可考虑联合用药。待药物敏感试验结果报告后及时换用敏感抗菌药物进行针对性治疗。应注意抗菌药物对肝肾功能的影响。该患者梗阻性黄疸，既往胆道手术史，便秘易发生肠道菌群移位，所以在没有明确感染证据的基础上，我们也预防使用了广谱抗生素至术后第 3 天。

梗阻性黄疸的减黄治疗是快速康复的核心。常用减黄方式包括 PTCD、内镜下胆道支架植入术（endoscopic biliary stenting，EBS）、内镜下鼻胆管引流术（endoscopic nasobiliary drainage，ENBD），应根据梗阻部位及病因进行选择。对于良性疾病，内镜下胆道引流术（endoscopic biliary drainage，EBD）应作为急性胆管炎的首选治疗方法，包括 ENBD 和 EBS，其中 EBS 对胆管的引流有效，并有利于随后的取石。恶性胆道梗阻患者行减黄,可根据梗阻部位选择不同减黄方式,高位梗阻多采用PTCD,而远端胆管梗阻多采用EBS和ENBD。一项Meta分析结果显示,与EBD相比,PTCD后发生胆管炎和胰腺炎的风险较小,但应注意PTCD有导致肿瘤种植转移的风险。

该患者经过减黄治疗及术后的快速康复,术后很快开始接受化疗,我们也对可能出现的化疗不良反进行处理及定期的随访评估。

八、病例点评

本病例就诊时伴有梗阻性黄疸,促进患者快速康复的核心是PTCD减黄术及术后保肝、利胆、抗感染、预防应激性黏膜病变、液体治疗、营养支持治疗等综合康复手段。通过这些有效的康复手段患者很快开始接受化疗,不仅提高患者的生活质量,也保障了抗肿瘤治疗的顺利进行。

(病例提供:庄丽萍　复旦大学附属肿瘤医院)

(病例点评:陈　颢　复旦大学附属肿瘤医院)

参考文献

[1]Li M, Liu F, Zhang F, et al.Genomic ERBB2/ERBB3 mutations promote PD-L1-mediated immune escape in gallbladder cancer:a whole-exome sequencing analysis[J].Gut, 2019, 68 (6):1024-1033.

[2]Zhu Z, Luo K, Zhang B, et al.Risk factor analysis and construction of prediction models of gallbladder carcinoma in patients with gallstones[J].Front Oncol, 2023, 13:1037194.

[3]任泰,李永盛,耿亚军,等.中国2010-2017年胆囊癌治疗模式及预后分析[J].中华外科杂志,2020,58(9):697-706.

[4]Gholami S, Colby S, Hopwitz DP, et al.Adjuvant chemoradiation in patients with lymph node-positive biliary tract cancers:secondary analysis of a single-arm clinical trial (SWOG 0809) [J].Ann Surg Oncol, 2023, 30 (3):1354-1363.

[5]Zhang YJ, Zuo CM, Liu LG, et al.Single-cell RNA-sequencing atlas reveals an MDK-dependent immuno-suppressive environment in ErbB pathway-mutated gall-bladder cancer[J].J Hepatol, 2021, 75 (5):1128-1141.

[6]Javle M, Borad MJ, Azad NS, et al.Pertuzumab and trastuzumab for HER2-positive,

metastatic biliary tract cancer (MyPathway)：A multicentre, open-label, phase 2a, multiple basket study[J].Lancet Oncol, 2021, 22（9）：1290-1300.

[7]Kassab J, Saba L, Gebrael G, et al.Update on immunotherapy in the management of gallbladder cancer[J].Immunotherapy, 2023, 15（1）：35-42.

[8] 中华医学会外科学分会胆道外科学组，白求恩公益基金会肝胆专业委员会，中华外科杂志编辑部.加速康复理念在梗阻性黄疸规范治疗中应用的专家共识 [J]. 中华外科杂志，2021, 59（4）：241-248.

[9]Wang N, Yu H, Ma J, et al.Evidence for tight junction protein disruption in intestinal mucosa of malignant obstructive jaundice patients[J].Scand J Gastroenterol, 2010, 45（2）：191-199.

[10] 朱明德，方驰华.梗阻性黄疸对心脏的损害及机制 [J]. 中华肝胆外科杂志，2006, 12（1）：66-67.

[11]Uslu A, Tasli FA, Nart A, et al.Human kidney histopathology in acute obstructive jaundice：a prospective study[J].Eur J Gastroenterol Hepatol, 2010, 22（12）：1458-1465.

[12]Bleier JI, Katz SC, Chaudhry UI, et al.Biliary obstruction selectively expands and activates liver myeloid dendritic cells[J].J Immunol, 2006, 176（12）：7189-7195.

[13]Gomi H, Solomkin JS, Schlossberg D, et al.Tokyo Guidelines 2018：antimicrobial therapy for acute cholangitis and cholecystitis[J].J Hepatobiliary Pancreat Sci, 2018, 25（1）：3-16.

[14]Sauvanet A, Boher JM, Paye F, et al.Severe jaundiceincreases early severe morbidity and decreases long-term survival after pancreaticoduodenectomy for pancreatic adenocarcinoma[J].J Am Coll Surg, 2015, 221（2）：380-389.

[15]Mukai S, Itoi T, Baron TH, et al.Indications and techniques of biliary drainage for acute cholangitis in updated Tokyo Guidelines 2018[J].J Hepatobiliary Pancreat Sci, 2017, 24（10）：537-549.

[16]Tang Z, Yang Y, Meng W, et al.Best option for preoperative biliary drainage in klatskin tumor：a systematic review and meta-analysis[J].Medicine (Baltimore), 2017, 96（43）：e8372.

病例 22　膀胱癌：尿失禁、下肢淋巴水肿及疲乏的康复治疗

一、患者情况介绍

患者 76 岁，男性，2 年余前于当地肿瘤医院诊断为"膀胱癌"，术后出现尿失禁及双下肢水肿。1 年前因腰痛加重于当地进行手术治疗后缓解，但下肢水肿及尿失禁仍加重。

尿失禁让患者具有病耻感，为了处理漏尿，患者的睡眠质量下降。入院后发现患者下肢肿胀，但未发生纤维化。下肢力量和活动度稍有受限。肿胀的肢体使患者不敢过多的活动，并且感觉沉重，活动无耐力。

患者希望能够通过康复治疗改善生活质量，改善睡眠质量，提高活动耐力，能完成日常活动并增加社交。

二、病例分析目标

1. 了解膀胱癌术后常见的并发症。
2. 膀胱癌术后尿失禁的治疗。
3. 制订改善患者并发症、癌因性疲乏的康复措施，并改善患者生活质量。

三、康复概述

1. 一般康复治疗计划的目标　改善尿失禁，减少下肢水肿，增加活动并提高生活质量。
2. 康复治疗干预　盆底肌功能训练、淋巴水肿综合消肿、心理指导和日常生活训练。
3. 康复治疗注意事项　患者是否并发肾脏问题，从患者需求出发。
4. 影响康复治疗的因素　癌因性疲乏，对盆底肌训练的接受度。

四、疾病介绍

膀胱癌（bladder cancer，BC）是一种起源于膀胱组织的恶性肿瘤，目前膀胱癌的病因尚不清楚，与接触致癌物、吸烟等因素有关。具有易转移、易复发的特点。多见于 40 岁以上人群，男性发病率高于女性。其临床症状缺乏特异性，误诊风险较高。膀胱癌的早期症状多为无痛性、间歇性血尿，当病情进展到晚期会出现尿频、

尿急、尿痛等症状，严重影响患者的日常生活。目前以手术治疗为主，但由于机体应激和手术操作的影响，术后尿失禁、吻合口瘘等并发症的风险较高。有膀胱癌危险因素或任何年龄的肉眼血尿患者，应及时进行膀胱镜、肾功能和上尿路影像学检查。

膀胱癌是全球第十大常见癌症，近年发病率和病死率均呈上升趋势。根据欧洲泌尿外科协会于 2021 年发布的膀胱癌临床指南，建议在新辅助化疗后行根治性膀胱切除术（radical cystectomy，RC）。RC ＋盆腔淋巴结清扫术是目前肌层浸润性膀胱癌（muscle‐invasive bladder cancer，MIBC）的标准治疗方法，可避免肿瘤复发和远处转移，提高患者生存率。原位新膀胱术（orthotopic neobladder，ONB）是目前 RC 术后常用的尿流改道术。与其他类型尿流改道患者比较，ONB 术后患者可实现控尿和经尿道正常排尿，避免腹壁造口及相关并发症的发生。

尿失禁（urinary incontinence，UI）是 ONB 术后常见的并发症，显著影响患者生活质量。膀胱癌患者的自身因素（年龄、性别、糖尿病和肥胖）、手术因素（肠管类型、神经血管束及盆腔器官的保留情况）、术后功能恢复锻炼可能是膀胱癌患者 ONB 术后并发 UI 的危险因素。正常人控尿是完整的神经系统反射、膀胱逼尿肌及尿道括约肌间复杂的相互作用。ONB 术中切断了患者控尿相关神经反射通路，破坏了膀胱颈和前列腺尿道等负责控尿排尿正常解剖学结构，同时替代肠管与天然膀胱的运动方式和工作机制不同，共同导致患者 ONB 术后并发 UI。原位新膀胱术还切除了前列腺部尿道和膀胱颈部，阻断了正常的神经环路，加之术后新膀胱与原膀胱的生理解剖不同，与尿道外括约肌没有协同关系，大脑皮层新的储尿排尿反射未建立，因此尿失禁是原位新膀胱术后患者面临的主要问题。

由于膀胱癌复发率较高，患者需要定期复诊。即使没有癌症迹象，各项检查也可能会带来很大的压力，很容易出现情绪化和担心。膀胱癌患者的生活质量受肿瘤病灶数、分化程度、并发症、合并基础疾病等因素影响。

五、检查、评估和诊断

主诉：双下肢肿胀、漏尿 2 年余，腰椎术后水肿加重。

现病史：患者 20 年余前因长期弯腰劳作后逐渐出现腰部酸痛，伴左下肢麻痛，腰部活动不利，就诊于当地医院诊断为"腰椎间盘突出症"，予以手术治疗（具体术式不详），腰椎术后腰痛缓解、下肢肿胀加重。2 年余前因血尿在当地肿瘤医院诊断为"膀胱癌"，予以内镜及放化疗治疗，术后双下肢水肿。遂由门诊拟"尿失禁，下肢水肿"收入院。患者自发病以来，无间歇性跛行，无潮热、盗汗，无夜间痛甚，无进行性消瘦。现腰部活动不利，平素易疲乏，纳可，小便有时失禁。

既往史：发现肺结节 10 余年，未系统诊疗。10 余年前因不慎跌倒致右肩肌腱断裂（具体不详），予以手术治疗，目前仍有 3 个钛合金钢钉在体内。否认高血压、糖尿病、冠心病、慢性肾病等重大器官疾病史；否认肝炎、肺结核、伤寒等传染病病史；否认其他手术、外伤、中毒、输血史。

体格检查：体温 36.3℃，脉搏 81 次 / 分，呼吸 19 次 / 分，血压 104/64 mmHg。神志清楚，表情自然，发育正常，营养中等，形体适中，无特殊面容，面色无华，言语清晰，语声正常，对答切题，气息平顺，未闻及特殊气味。步行入院，自动体位，查体合作。无胸膜摩擦音。心前区无隆起，心尖冲动处位于第 5 肋间左锁骨中线内 0.5 cm，触诊未触及震颤，心相对浊音界无明显扩大，心率 81 次 / 分，心律齐，A2 ～ P2，各瓣膜听诊区未闻及病理性杂音，未闻及心包摩擦音，周围血管征（-）。腹部平坦，腹软，无压痛及反跳痛，未扪及包块，肝脾肋下未触及，麦氏点无压痛，墨菲征（-）。肝区无叩击痛，脐周叩诊呈鼓音，移动性浊音（-），双肾区无叩击痛、肠鸣音 4 次 / 分，未闻及腹部血管杂音。肛门及外生殖器未及异常。双下肢轻度水肿。腰背部可见长约 5 cm 手术瘢痕。

诊断：①腰痛；②膀胱术后（膀胱癌综合治疗后）；③肺诊断性影像异常（肺结节）；④前列腺增生；⑤肌肉骨骼系统其他部位诊断性影像检查的异常所见；⑥肺囊肿；⑦肾挛缩。

康复治疗评估：

（1）患者的主要康复问题是解决小便功能障碍即尿失禁，由盆底治疗师在获得患者知情同意后为其进行 PERFECT 盆底肌指检（病例 22 表 1）。为了更了解患者的排尿规律，治疗师指导患者进行了一次排尿日记（病例 22 表 2），发现患者在活动及睡眠时可能漏尿。

（2）患者双下肢于手术后出现肿胀，未伴有皮肤纤维化。由临床医生排查心脏疾病及肾脏疾病，下肢血栓及常规血液检查，并结合膀胱癌手术及放化疗病史，诊断为下肢淋巴水肿Ⅰ期，凹陷征（+），Stimmer 征（-）。治疗师对其淋巴水肿进行下肢围度测量（病例 22 表 3）、MMT 及 ROM 评估（病例 22 表 4）。

（3）患者诉经膀胱癌治疗后疲乏，之前喜爱的活动现在感觉无法提起精神去完成。生活质量受到了很大的影响。作业治疗师使用癌因性疲乏量表（cancer fatigue scale, CFS）评估患者的疲乏程度评估得分为 37 分。生活质量量表简表（WHO quality of life - BRIEF, WHO QOL - BRIEF）从躯体领域、心理领域、社会领域及生活领域四方面来评估膀胱癌患者的生活质量，生理领域得分为 64 分，心理领域得分 80 分，社会领域得分 68 分，生活领域得分 80 分。并通过访谈了解患者患病前在家做一些家务，最喜欢的活动是和朋友下象棋和逛公园。

病例 22 表 1　PERFECT 盆底肌指检

单项	内容	评估
P：Power 力量	测量最大主动收缩肌力	2 级：有明显张力增加，但没有提升
E：Endurance 耐力	肌肉维持最大主动收缩至 10 秒	4 秒
R：Repititons 重复次数	肌肉维持最大主动收缩的重复次数	5 次
F：Fast 快速收缩	完成 10 次快速有力的收缩 - 放松	6 次
E：Every 每次		
C：Contraction 收缩		
T：Timed 时间		

病例 22 表 2　排尿日记

	排尿		饮水（类型、量）	有无尿急	有无漏尿
	时间	尿量（mL）			
起床后	第一次排尿量	230			
	6：30		250 mL（粥）		
	7：30	150			
上午	10：20	130		是	
	11：00		200 mL（水）		
	12：20	160			是
	13：00		200 mL（汤）		
	14：40	220			
下午	16：00	140	200 mL（水）	是	
	17：00	120	250 mL（粥）		
	18：20	150			
入睡时间	21：00	120			
夜间	23：20	160			
	03：10	110			是
	起床后第一次排尿量	240			

病例 22 表 3　下肢淋巴水肿围度测量（cm）

部位	左侧	右侧
掌中	21	23.3
踝关节	23.3	24
踝关节上 10 cm	26	24
踝关节上 20 cm	34	35.5
膝关节	35	35
膝关节上 10 cm	42.5	44
膝关节上 20 cm	50.5	52.5
大腿根	62	62.5

病例 22 表 4　肌力与活动度

检查项目	左侧活动度	右侧活动度	左侧肌力	右侧肌力
髋屈曲	130°	120°	5	4^+
髋后伸	15°	10°	4^+	4^+
膝屈曲	135°	135°	4^+	4
膝伸直	0°	0°	4^+	4^+
踝跖屈	0°	0°	5	4^+
踝背伸	20°	20°	5	5

六、治疗计划

（一）治疗目标

1. 2 周内的预期目标　与患者合作制订 2 周内实现的预期目标：①提高盆底肌力量和耐力；②改善双下肢淋巴水肿；③增加娱乐活动的参与度。

2. 4 周内的预期结果　在 4 周内达到的预期结果包括：①减少漏尿次数；②指导患者淋巴水肿自我维护方法；③改善疲乏，提高生活满意度。

（二）治疗方法

1. 尿失禁

（1）盆底肌激活手法：患者膝胸位，盆底治疗师坐于床旁，戴上手套，润滑操作手指，将手指（示指、中指）缓慢伸入肛门内，并按盆底肌肉由浅到深、由内到外用指腹触摸和按压 3 遍，然后被动牵拉相应的肌肉 10 秒，不放松，嘱咐患者主动收缩持续 5～10 秒，再进行进一步拉伸相应肌肉 10 秒。

（2）盆底肌训练：患者坐位、卧位或站立姿势，放松下肢、腹部、臀部肌肉的情况下自主收缩会阴及肛门括约肌，维持 5～10 秒，然后放松 10 秒，以上动作为一组次，50 组次为一组，每日 3 组，长期坚持。

（3）排尿方式指导：排尿时尽量采取蹲位或半坐位，每次排尿前手掌放在膀胱最高点位置，嘱患者憋气用力，用四指轻轻地向下按压膀胱，起到刺激和压迫膀胱排尿的作用。

（4）饮水指导：每天饮水量约 2000 mL，睡前 2 小时停止饮水，避免摄取浓茶、酒、咖啡等刺激性饮料。

（5）排尿日记记录：记录每日排尿情况，包括 24 小时排尿次数、排尿间隔时间、尿失禁次数、夜尿次数、每次排尿量和有无排尿伴随症状等。

2. **淋巴水肿综合消肿疗法** 由于患者为双侧轻度淋巴水肿，淋巴水肿治疗师在使用综合消肿疗法为患者双下肢进行治疗，并指导患者购买压力裤维持治疗效果。在院治疗期间，规律为患者进行徒手淋巴引流。同时指导患者淋巴水肿自我管理知识，在出院前教会患者自我引流的方法及居家运动。

徒手淋巴引流每日进行一次，一周 5 次，每次 40 分钟，进行 4 周。引流嘱患者为仰卧位，在患侧肢体从远端向近端沿浅表淋巴管走行用泵送、固定圆、铲形手法进行抚摩。顺序为：①激活，腋窝淋巴结，腹股沟淋巴结；②排空，将双侧下腹部淋巴液向上引流至腋窝淋巴结；③大腿引流，将大腿前内侧淋巴液引流至腹股沟淋巴结，大腿后侧淋巴液推向大腿前侧，再引流至腹股沟淋巴结；④小腿引流，将小腿前内侧淋巴液引流至腹股沟淋巴结，小腿后侧淋巴液推向腘窝淋巴结，再引流至腹股沟淋巴结。抚摩手法需轻柔，以不造成局部皮肤发红为宜。

压力波治疗每次 20 分钟，每天 1 次，每周 5 次，进行 4 周。患者平卧位，患肢与心脏水平，暴露患肢及肩部，以 12 节气囊的套袖包裹整个下肢，自患肢远端开始以适当压力向近端循环充气加压。根据水肿程度，30～45 mmHg 逐渐加压。治疗中密切观察患肢皮肤颜色变化。

3. **心理指导** 让家属与患者共同制订癌因性疲乏问题解决后最想做的事、最想去的地方。写下对未来生活的展望，鼓励患者给自己制订化疗后计划完成的任务，期待患者完成计划，增加患者对美好生活的向往，感受家庭亲人的支持，回归社会。每次 20 分钟，每周 1 次，进行 4 周。

4. 作业疗法　治疗师根据患者需求和爱好,带领患者参加家务活动,例如整理、晾晒衣物,整理床铺,烹饪等。每周 5 次,每次 20 分钟,进行 4 周。每周安排下棋的小组活动。每周 2 次,每次 30 分钟,进行 4 周。

（三）再评估

患者住院 4 周治疗后出院,完成预期目标。通过盆底治疗师的手法治疗和功能锻炼指导,PERFECT 评分均有改善（病例 22 表 6）,包括重复次数和快速收缩也得到了进步。患者排尿日记配合度高,记录的漏尿次数减少,一周漏尿次数少于 3 次,有时一天内都无漏尿情况。

经过淋巴水肿治疗、额外的功能训练后,患者围度减小（病例 22 表 7）,活动度和肌力也得到了改善,除了右侧髋屈曲肌力仍为 4^+ 级,其余均为正常。患者表示肢体沉重感也得到缓解,活动感觉更敏捷。

病例 22 表 6　PERFECT 盆底肌指检

单项	内容	治疗前评估	治疗后评估
P: Power 力量	测量最大主动收缩肌力	2 级: 有明显张力增加,但没有提升	4 级: 张力增加,良好的收缩且肛门后壁可抗阻抬高
E: Endurance 耐力	肌肉维持最大主动收缩至 10 秒	4 秒	7 秒
R: Repititons 重复次数	肌肉维持最大主动收缩的重复次数	5 次	6 次
F: Fast 快速收缩	完成 10 次快速有力的收缩－放松	6 次	8 次

病例 22 表 7　下肢淋巴水肿围度测量（cm）

部位	左侧治疗前	左侧治疗后	右侧治疗前	右侧治疗后
掌中	21	20.5	21	20.6
踝关节	23.3	22.9	24	23
踝关节上 10 cm	26	25	24	24.3
踝关节上 20 cm	34	33.3	35.5	35.4
膝关节	35	35	35	34.7

续表

部位	左侧治疗前	左侧治疗后	右侧治疗前	右侧治疗后
膝关节上 10 cm	42.5	42.3	44	43.1
膝关节上 20 cm	50.5	50.7	52.5	50.4
大腿根	62	62.6	62.5	62.5

生活质量方面，患者表示在漏尿改善后，睡眠得到了改善，疲劳感随之减少，思维也较之前敏捷。由于下肢沉重感下降，肌力增加，患者也更愿参与日常活动。在作业治疗师带领下，他重拾了之前的爱好，并从中获得乐趣，也对未来和家人的相处及社交有了更多的期待。CFS 得分降至 15 分。WHO QOL - BRIEF 再次评估，生理领域得分由 64 分增长至 80 分，社会领域得分由 68 分增长至 82 分。

七、病例讨论

（一）尿失禁

彭丽仁等人的研究结果显示，干预后观察组膀胱容量、尿流率、膀胱逼尿肌压力均显著高于对照组。原位新膀胱术后患者参与控尿及排尿神经通路的完整性被破坏，膀胱 - 括约肌的协调机制消失，同时肠代新膀胱没有感觉功能和主动收缩能力，导致患者术后尿失禁的发生率高。为使患者适应新的排尿方式，提高排尿功能和控尿能力，术后进行康复锻炼尤为重要。研究发现，术后盆底肌锻炼（pelvic floor muscle training，PFMT）可减少膀胱癌患者原位新膀胱术后并发尿失禁的发生，有效规律的 PFMT 可提高患者尿道、肛门、阴道等周围参与控尿的肌肉张力和协调性。术后长期 PFMT 可整体改善参与控尿盆底肌强度，促使神经兴奋性的恢复，增强新膀胱控尿能力，从而改善原位新膀胱术后膀胱癌患者尿失禁。新膀胱无原膀胱的解剖结构，不具备与尿道外括约肌的协同关系，生理性排尿反射减弱，感觉功能及主动收缩能力降低，易导致患者术后出现尿失禁等排尿功能障碍，严重影响患者的生活质量。因此，改善患者术后尿失禁、恢复排尿功能具有重要意义。

（二）下肢淋巴水肿

下肢淋巴水肿是子宫颈瘤、子宫内膜癌手术治疗行盆腔或腹主动脉旁淋巴结清扫术后常见的并发症之一。行盆腔淋巴结清扫术后下肢淋巴水肿的发生率各家报道不一，在 5% ～ 40%，下肢淋巴水肿严重影响术后患者的日常生活及生活质量，因此对其预防及治疗应加以重视。膀胱癌手术也涉及盆腔淋巴结清扫，但目前未见文献报道膀胱癌术后的下肢淋巴水肿。淋巴水肿的机制是手术破坏淋巴系统，蛋白质渗出并不正常地累积到组织间隙中，导致淋巴液回流受阻，致使患侧肢体肿胀、疼痛、继发感染、乏力和肢体功能障碍等。患者常需终生忍受患肢外观异常，易感乏力、反复感染、患肢功能障碍等，严重影响患者术后生活质量。

目前，CDT 已被推荐为治疗淋巴水肿的标准疗法。国际通用的 CDT 包括专业化徒手淋巴引流、弹力绷带压迫、患肢功能锻炼及个性化皮肤护理等四步。

（三）生活质量

根据世界卫生组织的定义，生活质量指的是一个人在其生活的文化和价值体系背景下对自己在生活中的位置的感知，以及对其目标、期望、标准和关注点的感知。大量临床研究显示，对膀胱癌患者实施科学有效的干预措施是提高其生活质量的关键。

1. 心理指导　患者接受膀胱癌治疗后，会出现意志薄弱、缺乏自信心及希望水平不高，不能耐受化疗。因此心理指导是非常必要的。梅婷婷等人的研究显示，包含心理指导的个案管理干预后，膀胱癌患者癌因疲乏的程度得到减轻。

2. 运动疗法　运动干预对疲劳的有益影响在统计学上都是显著的。大量研究均支持锻炼在临床实践中的作用，最好是有监督的锻炼干预。一项荟萃分析比较了药物、运动、心理干预及运动和心理联合干预的效果，结果显示，运动干预对癌因性疲乏的改善效果最明显。有监督的运动干预对疲劳的影响显著大于无监督的运动干预。渐进式肌肉放松训练加常规护理在改善癌症相关性疲乏、焦虑、抑郁、睡眠质量方面比常规护理有更积极的效果。一项随机临床试验表明有氧运动（如太极）改善了睡眠（昼夜节律）、心理困扰和身体功能，其中太极在睡眠和生存方面表现出更大的益处。

3. 作业治疗　现有研究表明作业治疗可以改善乳腺癌患者的生活质量，特别是整体健康、身体健康、社会健康、认知功能、疲乏和角色功能。作业治疗师以有针对性的培训、焦虑管理、放松训练和团体治疗，帮助患者改善其身心健康及生活质量。

八、病例点评

在膀胱癌术后患者中，尿失禁是一个常见的功能障碍，其不仅增加了日常的不便，更给患者带来挫败感，降低自尊感。此病例还出现了下肢淋巴水肿，是多种功能障碍困扰的患者。因此，医治护团队应当对膀胱癌患者的功能状况进行及时评估，并采取相应的管理措施，以便制订出更为合理的治疗方案，从而优化治疗效果。然而，目前的研究样本量较少，未能有较高的证据来证明盆底肌训练对膀胱癌术后尿失禁的作用。此外，膀胱癌术后患者淋巴水肿暂未有报道，只能通过其他类型淋巴水肿作为证据指导治疗。故未来研究需通过多中心、大样本量的研究设计及长期跟踪来深入探讨。目前提升运动自我效能，即个体在参与运动活动中形成的行为能力和成效的主观判断与信心，有助于鼓励患者持续参与规律性运动，进而改善其衰弱状态，提高生活质量。

（病例提供：程　昊　福建中医药大学附属康复医院）

（病例点评：杨珊莉　福建中医药大学附属康复医院）

参考文献

[1] 彭丽仁，王惠芬，刘玥，等. 盆底肌训练联合电刺激生物反馈用于原位新膀胱术后患者尿失禁干预 [J]. 护理学杂志，2022，37（19）：17 - 20.

[2] Sung H, Ferlay J, Siegel RL, et al. Global cancer statistics 2020：GLOBOCAN estimates of incidence and mortality worldwide for 36 cancers in 185 countries [J]. CA Cancer J Clin, 2021, 71（3）：209 - 249.

[3] Witjes JA, Bruins HM, Cathomas R, et al. European association of urology guidelines on muscle - invasive and metastatic bladder cancer：summary of the 2020 guidelines [J]. Eur Urol, 2021, 79（1）：82 - 104.

[4] Sperling CD, Lee DJ, Aggarwal S. Urinary diversion：core curriculum 2021 [J]. Am J Kidney Dis, 2021, 78（2）：293 - 304.

[5] Grimm T, Grimm J, Buchner A, et al. Health - related quality of life after radical cystectomy and ileal orthotopic neobladder：effect of detailed continence outcomes [J]. World J Urol, 2019, 37（11）：2385 - 2392.

[6] 杨成才，詹辉，陈戬，等. 膀胱癌患者原位新膀胱术治疗后并发尿失禁的危险因素研究进展 [J]. 山东医药，2022，62（6）：91 - 94.

[7] 胡阳，岳露，范晓玲，等. 肌层浸润性膀胱癌患者的生活质量现状及影响因素调查研究 [J]. 现代泌尿生殖肿瘤杂志，2023，15（3）：150 - 154.

[8] 赵蕾，陈怡婷，吴燕萍，等. 加速康复外科理念对膀胱术后患者并发症、排尿通畅率及睡眠质量的影响 [J]. 世界睡眠医学杂志，2023，10（9）：2028 - 2030.

[9] Xiao CX, Zhang W, Lin BX. The effect of action research on neobladder function training in patients with orthotopic ileal neobladders：a prospective cohort study [J]. Urol J, 2021, 18（5）：525 - 529.

[10]Goode PS, Burgio KL, Johnson TM, et al.Behavioral therapy with or without biofeedback and pelvic floor electrical stimulation for persistent postprostatectomy incontinence:a randomized controlled trial[J].Jama,2011,305(2): 151 - 159.

[11]Park P, Hashmi M.Occupational Therapy for the head and neck cancer patient[J]. Cancer Treat Res, 2018, 174：225 - 235.

[12]Mustian KM, Alfano CM, Heckler C, et al.Comparison of pharmaceutical, psychological, and exercise treatments for cancer - related fatigue：a meta - analysis[J].JAMA Oncol, 2017, 3 (7)：961 - 968.

[13]Jk VANV, Sweegers MG, Peeters PHM, et al.Moderators of exercise effects on cancer - related fatigue：A meta - analysis of individual patient data[J].Med Sci Sports Exerc, 2020, 52 (2)：303 - 314.

[14]Wang Y, Yang L, Ling G, et al.The efficacy of progressive muscle relaxation training on cancer - related fatigue and quality of life in patients with cancer：A systematic review and meta - analysis of randomized controlled studies[J].Int J Nurs Stud, 2024, 152：104694.

[15]Takemura N, Cheung DST, Fong DYT, et al.Effectiveness of aerobic exercise and tai chi interventions on sleep quality in patients with advanced lung cancer：a randomized clinical trial[J].JAMA Oncol, 2024, 10 (2)：176 - 184.

病例 23 直肠癌保肛术后复发转移：前切除综合征的康复治疗

一、患者情况介绍

患者 77 岁，男性，2020 年 1 月 14 日于上海市某医院行直肠镜检查显示"距肛门 10 cm 见一菜花样肿物，质脆，边界清，占整个肠腔 1 周，肠腔狭窄，内镜不能通过，考虑为直肠 MT。"排除手术禁忌证，于 1 月 19 日在全麻下行腹腔镜下直肠 Dixon 术，手术顺利。术后，患者出现大便次数增多，每日 10～15 次，便稀，不成形。2020 年 4 月底至 5 月中旬，行放疗 28 疗程，放疗过程中逐渐出现大便失禁，夜间尤甚，严重影响患者正常睡眠。2022 年 1 月 11 日复查腹部 CT 显示"肝 8 段转移，考虑疾病进展（progressive disease，PD）"。医生建议患者进一步行姑息性治疗，患者以先前不能耐受化疗不良反应及严重的胃肠功能障碍为由未能按疗程规律治疗。现为求进一步改善生活质量，按时完成化疗疗程，来到肿瘤科就诊。

患者入院后发现其因长期排便功能失常，以及排便后肛周疼痛感，严重影响患者正常生活及睡眠，更使其失去了正常的社交能力，加之化疗带来的不良反应，给患者带来身体及心理上的沉重负担。

二、病例分析目标

1. 了解肠癌术后晚期复发转移患者常见的康复问题。

2. 改善肠癌术后晚期复发转移患者的生活质量。

3. 为肠癌术后晚期复发转移患者选择相应的评估方法。

三、康复概述

1. 一般康复治疗计划的目标 恢复肠道功能，改善患者排便困难、便意频繁、排便失禁；提高患者控便能力；缓解患者肛门坠胀感。

2. 康复治疗干预 盆底肌功能训练、艾灸联合中药汤剂内外同治、经肛门灌洗。

3. 康复治疗注意事项 患者自尊心的保护，循序渐进，指导患者学会胃肠道自我管理。

4. 影响康复治疗的因素。

四、疾病介绍

结直肠癌（colorectal cancer，CRC）是全球第三大最普遍的癌症，死亡率位居所有癌症的第二位。

直肠是肠癌的好发部位，其中大约 70% 的肿瘤发生于中低位直肠。随着医学技术的进展，腹腔镜下保肛根治术成为一种主流治疗趋势，与开腹手术相比大大减小了创伤，更为患者避免了造口带来的心理上的负担。然而在切除病变部位的同时，手术会损伤周围神经及肌肉，肠道结构亦随之改变，导致患者术后排便反射通路改变，严重影响患者的生活质量。

直肠癌患者术后以排便困难、大小便失禁、排便不尽感、排气失禁及尿失禁为主要表现，称为低位前切除综合征（low anterior resection syndrome，LARS）。其发病机制包括：肛门内括约肌功能障碍、肛管排便感觉功能减退、直肠肛门神经通路损伤、直肠管容积减少等。一项关于结肠癌重度低位前切综合征的 Meta 发现，重度 LARS 的风险因素包括放化疗、全直肠系膜切除术（total mesorectal excision，TME）、肿瘤距肛缘距离，新辅助治疗虽然能为保肛提供机会，但由于放疗时辐射影响了肠道的正常生理，大大提高了 LARS 的发生率；另外超重和肥胖，使手术视野变窄，出血量增多及手术时间延长，增加了 LARS 的风险。

国际上 LARS 目前尚未形成系统的诊疗规范，治疗主要包括以药物对症治疗、顺行性灌肠、骶神经刺激和经皮胫骨神经刺激疗法及骨盆底康复训练等为主。

中医学无 LARS 的病名，但根据其症状可大致归属于"泄泻"范畴，其病机之本乃脾胃虚弱，清阳不升，气机升降失司，以致飧泄无度。中医学具有简、便、廉、验的优点，许多研究也表明了中医药治疗 LARS 的有效性，如补中益气汤能够显著减少脾胃虚损型低 LARS 患者的排便次数，缓解患者症状。针灸可以有效治疗 LARS 患者每日及夜间排便次数增多的症状。艾灸可有效改善直肠癌术后 LARS 相关腹泻患者的肠胃功能，且相比于口服蒙脱石散药物治疗，温和灸双侧足三里、关元、神阙的疗效更持久，有效提高了患者的脾胃功能。

五、检查、评估和诊断

主诉：肠癌术后 4 年余，排便失禁 3 年。

现病史：患者 2020 年 1 月 14 日于上海市某医院行直肠镜检查显示"距肛门 10 cm 见一菜花样肿物，质脆，边界清，占整个肠腔 1 周，肠腔狭窄，内镜不能通过，考虑为直肠 MT。"排除手术禁忌证，于 1 月 19 日在全麻下行腹腔镜下直肠 Dixon 术，手术顺利。术后，患者出现大便次数增多，每日 10～15 次，便稀，不成形。

2020 年 4 月底至 5 月中旬，行放疗 28 疗程，放疗过程中逐渐出现大便失禁，夜间尤甚，严重影响患者正常睡眠。2020 年 6 月 3 日至 2020 年 10 月 11 日患者行一线第 1～6 疗程 XELOX 方案：奥沙利铂 200 mg d1＋卡培他滨 1500 mg 2 次／日 d2～14 1 次／3 周后因严重骨髓抑制，暂停化疗。2022 年 1 月 11 日复查腹部 CT 显示"肝Ⅷ段转移，考虑 PD"。遂于 2022 年 1 月 26 日至 2022 年 3 月 15 日行一线 1～3 程 XELOX＋贝伐珠单抗方案化疗程，具体：奥沙利铂 200 mg 静脉滴注 d1＋卡培他滨 1500 mg 2 次／日口服 d1～14＋安维汀 400 mg 静脉滴注 d1 1 次／3 周，后因患者不能耐受化疗不良反应，未按时治疗。后经床位医生评估，于 2022 年 6 月 29 日调整方案行一线第 4 程化疗联合靶向治疗：卡培他滨 1500 mg 2 次／日口服 d1～14＋贝伐珠单抗 400 mg 静脉滴注 d1 1 次／3 周。患者因严重的胃肠道功能障碍及化疗后骨髓抑制，未能规律治疗。分别于 2022 年 8 月 26 日至 2023 年 12 月 2 日行一线 5～7 程化疗加靶向治疗：卡培他滨 1000 mg 2 次／日口服 d1～14＋贝伐珠单抗 400 mg 静脉滴注 d1 1 次／3 周。2023 年 12 月 11 日上腹部增强 MRI 显示"肝Ⅵ段转移瘤，较 2023-03-22 明显增大，考虑 PD"。2023 年 12 月 12 日、2024 年 1 月 5 日、2024 年 1 月 31 日行 1～3 程化疗＋靶向治疗：XELOX＋贝伐珠单抗：奥沙利铂 200 mg 静脉滴注 d1＋卡培他滨 1500 mg 2 次／日口服 d1～14＋贝伐珠单抗 400 mg 静脉滴注 d1 1 次／3 周。患者现为求进一步中西医结合治疗，遂至我院门诊，完善相关检查，门诊拟"直肠癌术后前切综合征康复"入院。现患者神志清楚，精神萎靡，乏力、食欲缺乏，小便正常，大便失禁，15～20 次／日，每次量少，排便后肛周疼痛，夜寐差。

既往史：否认高血压、糖尿病等慢性病史。

体格检查：腹部见一长约 10 cm 瘢痕。腹部外形平坦对称，无局部隆起，无腹壁静脉曲张，无胃肠型及蠕动波。触诊腹壁柔软，全腹部无压痛及反跳痛，无无肌卫，无液波震颤，未触及腹部肿块。肝脏肋下未触及。胆囊肋下未触及，无压痛，墨菲征（-），脾脏未触及肿大，无压痛，无摩擦感。全腹部叩诊鼓音，无移动性浊音，肾区无叩击痛等。

诊断：①直肠恶性肿瘤（重度前切除综合征）；②肝继发恶性肿瘤；③焦虑状态；④睡眠障碍；⑤低蛋白血症。

康复治疗评估：该患者为低位直肠癌保肛术后，术中损伤了肛门括约肌及周围神经，影响了肛门控便能力，导致大便失禁。LARS 评分得分 32 分，为重度前切除综合征；考虑其排便失禁得分较高，进一步行徐忠法"5 项 10 分制"量表评估肛门功能，得分小于 4 分（控便能力 1 分，排便次数 0 分）。患者便后产生肛门处的持续疼痛坠胀感，影响睡眠，视觉模拟评分 7 分；匹兹堡睡眠质量评分 18 分，显示睡眠障碍、入睡困难及日间功能障碍得分较高，故考虑针对这些方面对患者的睡眠质量进行改善；营养科根据 NRS－2002 营养风险评估为中度营养障碍。SDS 得分 65 分，评估为中度抑郁，SAS 表得分 66 分，评估为中度焦虑。

六、治疗计划

1. 治疗目标

（1）3 周内的预期目标：与患者合作制订了在 3 周内实现的预期目标：①改善肛门控便能力，缓解肛门坠胀感及排便后肛周疼痛感；②提高睡眠质量；③缓解焦虑抑郁情绪；④纠正营养不良状态。

（2）6 周内的预期目标：在 6 周内达到的预期结果：① LARS 评分 21～29 分、Wexner 粪失禁评分 4 分；②睡眠质量提高，PSQI 评分 10 分；③恢复患者正常社交功能，SDS 评分小于 53 分；SAS 评分小于 50 分；④正常的营养状态。

2. 治疗方法

（1）盆底肌功能训练：一项随机试验调查了直肠癌手术后盆底肌肉训练的有效性，研究发现盆底肌训练组在术后 6 个月内肠道症状发生比例较低，且恢复速度更快。考虑患者为高龄肿瘤患者，无法耐受经典的抬臀提肛及凯格尔（Kegel）运动，康复师指导患者采用腹式呼吸联合双腿交叉提肛运动：患者取站位或平卧位，放松腹部，经鼻吸气时放松膈肌，腹部下沉，用大腿和臀部的力量协助用力夹紧会阴部，然后想象控制便意的感觉收缩肛周肌肉并逐渐增加力量收缩上提肛周肌群，保持此动作 5 秒，缓慢放松 10 秒，重复训练 5 次，5 次为 1 组，每日 5 组，循序渐进。

（2）中药坐浴联合艾灸及口服汤药：患者长期有肛周排便后胀痛感，缓解肛周不适是提高患者生活质量的重要环节。我院药房将黄柏、金银花、连翘、蒲公英浓煎，康复师嘱其将浓煎药物倒入坐浴盆内并加入 1000 mL 温水进行坐浴，维持 10～15 分钟，每周 5 次，持续 2 周。再以艾条温和灸足三里（双）、关元、神阙，每穴 20 分钟，每日 1 次，持续治疗 2 周。床位医生根据患者症状，以脾肾同调、补脾疏肝原则辨证论治，予口服中药汤剂，每日 1 次，维持 2 周。

（3）经肛门灌洗：是一种简单又廉价的排空直肠的方法，早在 1989 年 Iwama 等人就指出了其能够提高肠道功能紊乱患者的控便能力，显著改善患者生活质量。肛门灌洗是指在肛门内插入导管，液体通过导管流入肠道，向近端进行灌洗，灌洗装置通常由灌肠袋、直肠管、控制器和泵组成。康复师建议，为了预防恶心等不良反应的发生，患者最好于餐前 2 小时或餐后 2 小时进行灌洗，康复师指导患者在水袋内注入 800 mL 温水，待括约肌松弛后缓慢插入导管，缓慢充气使导管固定于肠内，用手动泵缓慢灌肠注入纯净水，随后将球囊放气，拔除导管，使液体在肠内保留约 5～8 分钟后排出粪便。每日 1～2 次，睡前可再进行一次，以保证睡眠质量。

3．再评估

（1）患者在康复 3 周期间，在康复师指导下学会了盆底肌功能训练方法，能够坚持每日康复训练，肛门控制能力得到改善。患者还基本掌握了温和灸法，在中药汤剂内外同治下，肛周肿胀疼痛感明显好转。经肛门灌洗方面，患者能够在家属帮助下完成经肛门灌洗，但是在排便失禁及排便次数增多方面尚未有明显好转。睡眠质量方面，患者因肛周疼痛的缓解，入睡困难明显改善，但是仍存在夜间排便的情况。另外患者的焦虑抑郁情绪明显好转。营养康复方面，患者在营养师的建议下合理膳食，体重达到正常范围。

（2）患者在康复治疗 6 周后，排便失禁情况基本消失，排便次数控制在 3～5 次，排便量较前明显增多，规律排便使患者能够生活自理，并且克服了之前因排便失禁带来的社交恐惧，焦虑抑郁情绪消失。患者形成了睡前肛门灌洗的习惯，大大提高了睡眠效率，使其日间功能明显改善。营养方面，在遵循营养师制订的饮食方案后，患者达到了理想体重，能够进一步支持其姑息性化疗的开展。

七、病例讨论

根治性手术切除是直肠癌的首选治疗方法，而括约肌保留手术是目前主流的手术方式，新辅助治疗的发展尤其扩大了手术适应证，这使目前高达 80% 的直肠癌患者符合保肛术的条件。手术为患者保留了肛门的正常生理功能，但是 80% 的患者术后会产生以排便困难、大小便失禁、排便不尽感、排气失禁及尿失禁为主要表现的临床综合征，即 LARS。

LARS 根据具体临床表现分为两类。第一类主要表现为大便失禁和排便次数增加，称为急迫性粪失禁，重度 LARS 患者可能排便达每日 10 次以上；另一种表现为便秘、排空不完全、排便困难。排便异常为 LARS 患者生活带来了严重的负面影响，造成了焦虑、抑郁及社交障碍。但在临床中 LARS 患者胃肠道功能恢复缓慢，一般胃肠道症状在手术后 12 个月内减轻，很大一部分患者在手术后 15 年仍存在排便困难等问题，不乏一些因不能耐受肠道功能障碍患者寻求腹壁造瘘。

目前对于 LARS 的治疗仅为对症治疗，尚未形成完善的指南及方案。目前常用的缓解大便失禁的药物包括洛哌丁胺，是阿片受体激动药，能够减缓肠道收缩和传播，但有中毒性结肠炎等不良反应。以雷莫司琼为代表的 5 - 羟色胺受体拮抗药已被尝试用于缓解 LARS 症状，但仍未能够彻底根除 LARS 患者胃肠功能障碍。

盆底肌功能训练及经肛门灌洗是目前临床上常用的非药物疗法。盆底康复通过恢复肌肉力量和盆腔收缩的协调性及降低患者感知直肠膨胀的阈值，对于 LARS 患者的有效性亦被证实。另一项评估经肛门冲洗治疗 LARS 的多中心随机试验证实，经肛门冲洗可减轻 LARS 的症状并改善生活质量，防止粪便泄漏或夜间排便。

中医认为泄泻病机之本为脾胃虚弱，清阳不升，气机升降失司，中医从整体观念出发，本着治病求本的原则，为患者病辨证论治，重塑患者阴平阳秘的状态。

八、病例点评

肠癌术后患者排便功能失常及肛周不适感，严重影响患者日常生活，需要尽早综合康复治疗。本例 6 周的康复治疗使患者恢复了正常生活，为后期治疗及长期生存奠定了基础。

（病例提供：姚嘉麟　孙晨冰　龚亚斌
上海中医药大学附属岳阳中西医结合医院）
（病例点评：龚亚斌　上海中医药大学附属岳阳中西医结合医院）

参考文献

[1]Morgan E, Arnold M, Gini A, et al.Global burden of colorectal cancer in 2020 and 2040：incidence and mortality estimates from GLOBOCAN[J].Gut，2023，72（2）：338 - 344.

[2] 徐云鹤，柳越冬. 直肠癌前切除综合征病因及中西医治疗概况 [J]. 辽宁医学杂志，2022，36（02）：93 - 97.

[3]Yin L, Fan L, Tan R, et al.Bowel symptoms and self - care strategies of survivors in the process of restoration after low anterior resection of rectal cancer[J]. BMC Surg, 2018, 18（1）：35.

[4] 李兴旺，胡军红. 直肠癌术后前切除综合征的研究进展 [J]. 中华结直肠疾病电子杂志，2019，8（02）：170 - 175.

[5] 王傲，张敬，黄维，等. 结直肠癌重度低位前切除综合征危险因素的 Meta 分析 [J]. 四川医学，2022，43（08）：793 - 798.

[6]Sun W, Dou R, Chen J, et al.Impact of long - course neoadjuvant radiation on

postoperative low anterior resection syndrome and Quality of life in Rectal cancer: post hoc analysis of a randomized controlled trial[J].Ann Surg Oncol, 2019, 26 (3): 746 - 755.

[7] 卜旻淳，曹先东，周波 . 直肠癌保肛根治术后低位前切除综合征危险因素分析及列线图预测模型构建 [J]. 安徽医科大学学报，2021，56（10）：1632 - 1636.

[8] 王兆京，还向坤，吴冠楠，等 . 补中益气汤加减治疗急迫失禁型低位前切除综合征（脾胃虚损证）的临床研究 [J]. 中医药导报，2021，27（02）：80 - 83.

[9] 桂林，刘云肖，郭伶俐，等 . 针灸治疗中低位直肠癌前切除术后综合征 [J]. 辽宁中医杂志，2010，37（08）：1579 - 1580.

[10] 邓大一，羌晓华，周勇 . 艾灸对直肠癌术后低位前切除综合征相关腹泻的疗效观察 [J]. 中国中西医结合外科杂志，2021，27（06）：841 - 845.

[11]Asnong A, D' Hoore A, Van Kampen M, et al.The role of pelvic floor muscle training on low anterior resection syndrome: a multicenter randomized controlled trial[J].Ann Surg, 2022, 276 (5): 761 - 768.

[12] 沈红波，王晶，翁晓奇 . 直肠癌术后盆底肌训练对盆腔功能、控尿能力和性生活质量的影响 [J]. 中国性科学，2022，31（05）：76 - 80.

[13] 沈笑 . 脾肾同调汤联合复方黄柏液治疗直肠前切除综合征的临床观察 [D]. 山东中医药大学，2022.

[14]Iwama T, Imajo M, Yaegashi K, et al.Self washout method for defecational complaints following low anterior rectal resection[J].Jpn J Surg, 1989, 19 (2): 251 - 253.

[15]Rosen H, Robert - Yap J, Tentschert G, et al.Transanal irrigation improves quality of life in patients with low anterior resection syndrome[J].Colorectal Dis, 2011, 13 (10): 335 - 338.

[16]Gosselink MP, Darby M, Zimmerman DD, et al.Long - term follow - up of retrograde colonic irrigation for defaecation disturbances[J].Colorectal Dis, 2005, 7 (1): 65 - 69.

[17] 谭人福，牟绍玉 . 经肛门灌洗治疗低位前切除综合征的研究进展 [J]. 护士进修杂志，2013，28（07）：632 - 634.

[18]Monson JR, Weiser MR, Buie WD, et al.Practice parameters for the management of rectal cancer (revised) [J].Dis Colon Rectum, 2013, 56 (5): 535 - 550.

[19]Fomenko OY, Kashnikov VN, Alekseev MV, et al.Rehabilitation program for patients with low anterior resection syndrome[J].Vopr Kurortol Fizioter Lech Fiz Kult, 2020, 97 (5): 52 - 59.

[20]Gu J, Pan H.Prevention and management of anterior resection syndrome[J].Zhonghua Wei Chang Wai Ke Za Zhi, 2016, 19 (4): 366 - 369.

[21]Ram E, Meyer R, Carter D, et al.The efficacy of sacral neuromodulation in the treatment of low anterior resection syndrome: a systematic review and meta -

analysis[J].Tech Coloproctol，2020，24（8）：803–815.

[22]He S，Liu Z，Li L，et al.Improvement of low anterior resection syndrome beyond 2 years after total mesorectal excision[J].J Surg Oncol，2022，125（3）：448–456.

[23]Martellucci J.Low Anterior Resection Syndrome：A Treatment Algorithm[J].Dis Colon Rectum，2016，59（1）：79–82.

[24]McKenna NP.Low Anterior Resection Syndrome[J].Dis Colon Rectum，2019，62（12）：1420–1422.

[25]Pieniowski EHA，Bergström CM，Nordenvall CAM，et al.A randomized controlled clinical trial of transanal irrigation versus conservative treatment in patients with low anterior resection syndrome after rectal cancer surgery[J].Ann Surg，2023，277（1）：30–37.

病例 24　转移性结肠癌综合治疗后的康复治疗

一、患者情况介绍

患者男性，45 岁，病理诊断为乙状结肠癌伴同时性肝转移，分别予 FOLFOX 方案化疗 2 疗程。基因检测示"*KRAS、NRAS、BRAF* 基因均未见突变；MSS。"予西妥昔单抗＋FOLFOX 方案化疗一疗程。治疗后患者胸背及面部出现重度皮疹，常见不良事件评价标准（common terminology criteria for adverse events，CTCAE）分级Ⅲ级，考虑为西妥昔单抗用药反应，患者难以耐受，要求停用西妥昔单抗。行肝肿瘤微波消融术，术后联合 FOLFOX 方案第 4 程化疗。后行直肠癌根治术（Dixon）＋膀胱部分切除术，术后病理显示"（乙状结肠）高 - 中分化溃疡型腺癌，大小约 4.5 cm×3.0 cm×2.0 cm，浸润至固有肌层外纤维脂肪组织；脉管内癌栓（＋），神经侵犯（＋），切缘（－），淋巴结转移情况：1/36（转移数／淋巴结总数）见癌转移；（膀胱）未见癌累及"。后行 FOLFOX 方案化疗＋贝伐珠单抗靶向治疗。患者治疗后出现手足麻木、刺痛，这成为患者最大的困扰，影响患者的生活质量，患者希望通过康复治疗改善手足麻木的症状。

二、病例分析目标

1. 了解转移性结肠癌综合治疗后的常见康复问题。
2. 改善转移性结肠癌患者的生活质量。
3. 了解化疗引起的周围神经毒性的康复问题。

三、康复概述

1. 一般康复治疗计划的目标　转移性结肠癌综合治疗后的康复；化疗引起的周围神经毒性的康复；缓解患者化疗后不良反应，提高生活质量。

2. 康复治疗干预　宣教；进行营养不良筛查与营养支持治疗；化疗不良反应评估；积极的对症治疗；饮食指导；适量运动。

3. 康复治疗注意事项　定期复查，评估病情，及时发现并处理治疗相关不良反应。

4. 影响康复治疗的因素　患者的依从性；患者对化疗的敏感性。

四、疾病介绍

结直肠癌是国内外最常见的恶性肿瘤之一，也是恶性肿瘤相关性死亡的主要原因。随着消化内镜技术的发展及对危险人群筛查的开展，早期结直肠癌的诊断比例逐渐提高。手术治疗是早期结直肠癌最有效的治疗手段。新辅助放化疗或新辅助化疗后进行根治性切除序贯进行辅助治疗是局部进展期结直肠癌的最佳治疗模式。全身治疗则是不可切除的结直肠癌肝转移的首选治疗方式，除了提高生活质量和延长生存时间外，有效的全身治疗可将不可切除的病灶转变为可切除的病灶。

肝转移是结直肠癌血液转移最常见的靶器官。15%～25%的结直肠癌患者在确诊时即同时合并肝转移，而另有15%～25%的患者将在结直肠癌原发灶根治术后发生肝转移，其中80%～90%的肝转移灶无法获得根治性切除。肝转移根治性切除后患者的中位生存期为35个月，5年生存率为30%～57%。而未行肝转移灶根治性治疗的患者中位生存期为6.9个月，5年生存率低于5%。可见有效的肝转移治疗策略是影响结直肠癌患者预后的关键因素。手术完全切除肝转移灶是结直肠癌肝转移患者首选的根治性治疗手段，35%～58%的患者可在术后实现长期生存。因此，对于肝转移灶可完全切除且剩余肝脏体积足够（30%以上）的可切除者，应积极行手术治疗。除了手术切除，肝肿瘤微波或射频消融、立体定向放射治疗（stereotactic body radiationtherapy，SBRT）也可以使肝转移病灶彻底毁损，达到无疾病证据状态。但并不是所有肝转移在诊断时均适合根治性治疗，可先接受转化治疗。

化疗是结直肠癌肝转移转化治疗和术后辅助治疗的基础，常用药物如奥沙利铂、氟尿嘧啶、伊利替康等。奥沙利铂等导致的周围神经毒性是最常见的剂量限制性毒副反应之一，常表现为麻木、疼痛。周围神经毒性不仅严重影响患者的生活质量，还常导致患者无法按疗程、剂量完成治疗，以致肿瘤复发进展。研究显示，奥沙利铂化疗后患者发生急慢性周围神经毒性的可能性高达90%。目前研究显示，主要是由于化疗药物损伤背根神经节，可能与氧化应激、炎性刺激、线粒体功能障碍、离子通道改变及神经元轴突转运等机制相关。目前西医多采用抗氧化剂、离子通道调节剂、神经保护剂等对症治疗。中医药防治周围神经毒性的疗效得到广泛认可，其毒副反应低，且患者依从性好。

五、检查、评估和诊断

患者男性，45岁，以"诊断乙状结肠癌肝转移16个月余，乙状结肠癌术后11个月余"为主诉入院。

现病史：患者于2022年8月因腹胀外院就诊，查超声提示"肝右后叶

3.2 cm×2.0 cm 稍高回声结节"。2022 年 10 月 15 日 MRI 提示"肝散在占位，转移瘤？"2022 年 11 月 20 日 PET－CT 提示"①乙状结肠冗长，局部明显不规则增厚伴肠腔狭窄至闭塞，FDG 代谢明显增高，考虑乙状结肠癌，侵犯周围肠系膜脂肪间隙，侵犯膀胱壁可能；②肝脏多发混杂密度结节，较大者位于肝右后叶下段伴出血和 FDG 高代谢，考虑肝多发转移；③病灶周围腹膜、左髂总动脉旁、两髂总动脉前见多发增大淋巴结，FDG 代谢不同程度增高，考虑淋巴结转移。"2022 年 11 月 23 日我院肠镜显示"乙状结肠距肛门 35 cm 处，可见环周不规则新生物，表面破溃，管腔狭窄，内镜无法通过"。病理显示"（乙状结肠）腺癌"。2022 年 11 月 27 日、2022 年 12 月 21 日分别予 FOLFOX 方案化疗 2 疗程。2022 年 12 月 24 日我院基因检测示"KRAS、NRAS、BRAF 基因均未见突变；MSS。"2023 年 1 月 11 日予西妥昔单抗＋FOLFOX 方案化疗，1 疗程。治疗后患者胸背及面部出现重度皮疹，CTCAE 分级Ⅲ级，考虑为西妥昔单抗用药反应，患者难以耐受，要求停用西妥昔单抗。2023 年 2 月 7 日肝肿瘤微波消融术，术后联合 FOLFOX 方案第 4 程化疗。2023 年 3 月 8 日行直肠癌根治术（Dixon）＋膀胱部分切除术，术后病理显示"（乙状结肠）高－中分化溃疡型腺癌，大小约 4.5 cm×3.0 cm×2.0 cm，浸润至固有肌层外纤维脂肪组织；脉管内癌栓（＋），神经侵犯（＋），切缘（－），淋巴结转移情况：1/36（转移数／淋巴结总数）见癌转移；（膀胱）未见癌累及"。2023 年 4 月 20 日、2023 年 5 月 12 日、2023 年 6 月 7 日行 FOLFOX 方案化疗＋贝伐珠单抗靶向治疗。患者治疗后出现手足麻木，CTCAE 分级Ⅱ级。为求进一步治疗收住入院，入院时诉手足麻木、刺痛，食欲一般，二便正常。

既往史：无特殊。

体格检查：体温 36.5℃，呼吸 18 次／分，心率 78 次／分，血压 115/82 mmHg。神志清楚，精神尚可，面色正常，无特殊面容，形体正常，营养一般，发育正常，对答切题，言语清晰，语声正常，气息平顺，查体合作，自动体位，步行入院。心肺查体无特殊。腹平软，腹部见陈旧性手术瘢痕，无压痛及反跳痛，腹部未扪及包块，肠鸣音正常，移动性浊音（－）。双下肢无水肿。舌淡暗，苔黄腻，脉细滑。

诊断：①结肠恶性肿瘤；②肝部继发恶性肿瘤；③周围神经毒性Ⅱ度；④恶性肿瘤维持化学治疗；⑤恶性肿瘤中医治疗中。

六、治疗计划

（一）治疗目标

缓解周围神经毒性，改善营养状态，改善生活质量。

（二）治疗方法

1. 宣教　对患者进行化疗所致周围神经毒性相关知识的教育，使其了解可能出现的症状及应对方法，增强患者的自我管理能力，提高治疗的依从性，减少患者焦虑、恐慌等不良情绪。嘱患者注意手脚保暖，平时多使用暖手宝和手套，避免接触冷水、冷空气和金属物品等；手脚尽量不接触刺激性液体，如消毒液、洗衣粉等，并减少四肢皮肤的摩擦。

2. 留置中心静脉导管，避免从四肢大静脉输注化疗药物。

3. 药物治疗　甲钴胺片 0.5 mg 口服治疗，3 次／日，为期 1 个月。

4. 中药辨证治疗　黄芪桂枝五物汤加减，具体组方：生黄芪 15 g，桂枝 9 g，白芍 15 g，鸡血藤 30 g，当归 15 g，生姜 3 g，党参 15 g，炒白术 10 g，地龙 15 g，全蝎 3 g。8 剂，每日 1 剂，用水煎后分两次口服，约 200 mL／次。

5. 饮食指导　①口味清淡：避免辛辣刺激、油腻之品，避免食物过冷过热；②多食用易消化的食物：如汤类、粥类等；菠菜、火龙果、西红柿等食物富含丰富的维生素和膳食纤维，肠癌患者可以适量食用，也可视情况适当延长饭菜的蒸煮时间；③少食多餐。

6. 运动指导　鼓励患者参与适合自己体能情况和喜好的运动，如太极拳、八段锦、五禽戏或步行、慢跑、游泳、瑜伽等。合理运动既可以提高免疫力、促进胃肠蠕动，也有助于缓解压力、调节情绪。

7. 检查评估　每周量表评估症状、生活质量的改善情况。

（三）再评估

1. 周围神经毒性分级　患者治疗前周围神经毒性分级 2 级，治疗后周围神经毒性分级 1 级，分级标准如病例 24 表 1。

病例 24 表 1　周围神经毒性分级标准

级别	临床表现
0	未见周围神经毒性
1	患者出现轻度感觉异常，肌腱反射感觉迟钝
2	中度感觉丧失，有无力感
3	肌腱感觉异常已使四肢功能受到影响
4	瘫痪

2. 体能评分　患者治疗前 KPS 评分 80 分，ECOG 评分 1 分，治疗后 KPS 评分 90 分，ECOG 评分 0 分（病例 24 表 2）。

病例 24 表 2　体能评分

状态	评分（分）		状态
	KARNOFSKY	ECOG	
正常，无主诉	100	0	完全正常，能毫无限制地进行所有正常活动
能进行正常活动，轻微的疾病症状和体征	90	0	
勉强进行正常活动	80	1	体力活动受限，不能进行剧烈的体力活动，但可以走动，并能从事轻体力活动或办公室工作
能自理，不能进行正常活动或工作	70	1	
偶尔需要照顾，但基本可以自理	60	2	可以走动，生活可自理，但不能进行任何工作，白天卧床时间不超过 50%
偶尔更多照顾和经常的医疗护理	50	2	
不能自理，需要特殊护理和帮助	40	3	生活勉强可以自理，白天超过 50% 的时间需要卧床或坐在椅子上休息
严重不能自理，有住院指征但无死亡迹象	30	3	
严重疾病，必须住院，必须积极支持治疗	20	4	完全丧失活动能力，生活严重不能自理，必须卧床或使用轮椅
病危	10	4	
死亡	0	5	死亡

3. NRS 疼痛评分　患者治疗前 NRS 评分 3 分，平时服用塞来昔布 100 mg　1 次 /12 小时止痛；治疗后 NRS 评分 0 分，停用止痛药（病例 24 表 3）。

病例 24 表 3　NRS 疼痛评分标准

分值	疼痛程度
0 分	无疼痛，患者没有任何疼痛感觉
1～3 分	轻度疼痛，患者疼痛可以忍受，且生活正常，睡眠不受干扰
4～6 分	中度疼痛，患者疼痛明显，不能忍受，影响睡眠，常需服用镇痛药物

续表

分值	疼痛程度
7～10 分	重度疼痛，患者疼痛比较剧烈，难以忍受，需使用镇痛药物，睡眠严重受到干扰，同时出现自主神经功能紊乱的症状，如头晕、恶心、呕吐等，或被动体位（为减轻痛苦而被迫采取的体位）的临床症状

七、病例讨论

当前，如何有效防治结直肠癌是一项重要课题。随着现代饮食模式向高热量和高脂肪方向转变，人群肥胖率及空腹血糖水平呈上升趋势，工作方式趋向于久坐，而体力运动下降，这些因素相关的结直肠癌疾病负担将可能增加。因此，提倡健康的生活饮食方式，增加膳食纤维及钙的摄入，加强体力运动，减少吸烟及饮酒的频率、红肉及加工肉的摄入量，并基于各地区结直肠癌危险因素的差异因地制宜地开展高危人群的健康教育，是降低结直肠癌发病率的有效途径。结肠镜检查是结直肠癌筛查最有效的手段，持续的结直肠癌筛查被证实可显著降低结直肠癌死亡率乃至发病率。制订与自身医疗资源相匹配的筛查策略，有助于降低结直肠癌疾病负担。

该患者结肠癌伴同时性肝转移，经过转化治疗后，肝内病灶行根治性消融术。后行结肠癌根治术，术后辅助 FOLFOX 方案化疗联合贝伐珠单抗靶向治疗。患者出现奥沙利铂导致的周围神经毒性，表现为手脚麻木、刺痛，严重影响生活质量。经对症支持治疗、中药辨证治疗、饮食指导、运动指导等综合康复手段，患者的不良反应缓解、症状减轻，体能评分、生活质量均有所改善。综上所述，化疗不良反应的管理是一项系统工程，需要医护人员、患者及家属的共同努力。通过科学、有效的管理方式，可以降低化疗不良反应的发生率，提高患者的生活质量，保障肿瘤治疗的顺利进行。

八、病例点评

结直肠癌同时性肝转移的手术顺序包括同期切除和分期切除，分期切除包括原发灶优先、肝脏优先。推荐对原发灶、肝转移灶及患者全身状态进行评估，最终决定治疗顺序。该患者结肠癌伴同时性肝转移，经转化治疗后切除原发灶，后评估肝转移灶也可行根治性切除，予肝肿瘤微波消融术彻底灭活肿瘤。对于可切除的肝转移灶，手术完全切除肝转移灶是目前首选的治愈性手段。当患者不能耐受手术，或预期剩余肝脏体积过小，推荐选择消融治疗或者立体定向放射治疗作为替代治疗。该患者肝内转移灶为寡转移，为了保留更多的肝组织，采用了肝肿瘤微波消融术。目前的 Meta 分析结果显示，接受消融治疗的边缘复发率和肝内复发率均高于接受手术切除的患者。消融治疗主要适用于直径＜3 cm 的病灶，对于＞3 cm 病灶消融后的复发率明显增加。射频消融与微波消融的疗效整体相似，但对于血管周围病灶和直径较大的病灶，微波消融似乎更具有优势。

（病例提供：庄丽萍　复旦大学附属肿瘤医院）
（病例点评：陈　颢　复旦大学附属肿瘤医院）

参考文献

[1]Siegel RL, Miller KD, Wagle NS, et al.Cancer statistics, 2023[J].CA Cancer J Clin, 2023, 73 (1): 17 - 48.

[2]Qiu H, Cao S, Xu R.Cancer incidence, mortality, and burden in China: a time-trend analysis and comparison with the United States and United Kingdom based on the global epidemiological data released in 2020[J].Cancer Commun, 2021, 41 (10): 1037 - 1048.

[3]Tomasello G, Petrelli F, Ghidini M, et al.FOLFOXIRI plus bevacizumab as conversion therapy for patients with initially unresectable metastatic colorectal cancer: a systematic review and pooled analysis[J].JAMA Oncol, 2017, 3 (7): e170278.

[4]Chen W, Zheng R, Baade PD, et al.Cancers tatistics in China, 2015[J].CA Cancer J Clin, 2016, 66 (2): 115 - 132.

[5]中国医师协会外科医师分会，中华医学会外科分会胃肠外科学组，中华医学会外科分会结直肠外科学组,等.中国结直肠癌肝转移诊断和综合治疗指南(2023版)[J].中国普通外科杂志，2023, 32 (1): 1 - 29.

[6]deJong MC, Pulitano C, Ribero D, et al.Rates and patterns of recurrence following curative intent surgery for colorectal liver metastasis: an international multi-institutional analysis of 1669 patient[J].Ann Surg, 2009, 250 (3): 440 - 448.

[7]Norén A, Sandström P, Gunnarsdottir K, et al.Identification of inequalities in the selection of liver surgery for colorectal liver metastases in Swede[J].Scand J Surg, 2018, 107 (4): 294 - 301.

[8]Norén A, Eriksson HG, OlssonL I.Selection for surgery and survival of synchronous

colorectal liver metastases：a nationwide study[J]．Europ J Cancer（Oxford，England：1990），2016，53：105-114.

[9]Renehan AG，MalcomsonL，Emsley R．Watch-and-wait approach for rectal cancer：concepts of a subject-specific method[J]．Lancet Gastroenterol Hepatol，2017，2（9）：627.

[10]Choti MA，Sitzmann JV，Tiburi MF，et al．Trends in long-term survival following liver resection for hepatic colorectal metastases[J]．Ann Surg，2002，235（6）：759-766.

[11]Shady W，Petre EN，Gonen M，et al．Percutaneous radio frequency ablation of colorectal cancer liver metastases：factors affecting outcomes-a 10-year experience at a single center[J]．Radiology，2016，278（2）：601-611.

[12]Petrelli F，Comito T，Barni S，et al．Stereotactic body radiotherapy for colorectal cancer liver metastases：asystematic review[J]．Radio ther Oncol，2018，129（3）：427-434.

[13]Teng C，Cohen J，Egger S，et al．Systematic review of long-term chemotherapy-induced peripheral neuropathy（CIPN）following adjuvant oxaliplatin for colorectal cancer[J]．Support Care Cancer，2022，30（1）：33-47.

[14] 张红颖，吴艾平，魏国利，等．铂类导致周围神经毒性机制的研究进展 [J]．重庆医学，2023，52（6）：935-940.

[15]Yang G，Wang G，Sun J，et al．The prognosis of radiofrequency ablation versus hepatic resection for patients with colorectal liver metastases：a systematic review and meta-analysis based on 22 studies[J]．Int J Surg，2021，87：105896.

[16]Siperstein AE，Berber E，Ballem N，et al．Survival after radiofrequency ablation of colorectal liver metastases：10-year experience[J]．Ann Surg，2007，246（4）：559-565.

[17]Facciorusso A，DiMaso M，Muscatiello N．Microwave ablation versus radiofrequency ablation for the treatment of hepatocellular carcinoma：a systematic review and meta-analysis[J]．Int J Hyperthermia，2016，32（3）：339-344.

[18]Shady W，Petre EN，Do KG，et al．Percutaneous microwave versus radiofrequency ablation of colorectal liver metastases：ablation with clear margins（A0）provides the best local tumorcontrol[J]．J Vasc Interv Radiol，2018，29（2）：268-275.

病例 25 男性输尿管肿瘤术后继发下肢重度淋巴水肿的康复治疗

一、患者情况介绍

患者老年男性，慢性病程。患者主要表现为发现右下肢肿胀 2 年，站立行走费力，近 2 周下肢肿胀加重。既往 4 年前因输尿管恶性肿瘤行右肾、右输尿管切除术（高级别乳头状尿路上皮癌）；术后放化疗。查体示右下肢象皮样肿胀，右下肢皮肤发红，右下肢皮肤弹性明显减退，大腿内侧、小腿外侧触之质硬，足背及踝关节部位皮肤明显角化。Stemmer 征（+），Pitting 征（+）。右小腿体积较对侧增加 85%，右大腿体积较对侧增加 90%。对患者进行为期 21 天的综合消肿康复治疗。经治疗，肢体围度及肿胀体积较前缩小，皮肤角质化明显改善。

二、病例分析目标

1. 了解泌尿系肿瘤继发性淋巴水肿的康复评估、康复诊断。
2. 了解男性重度淋巴水肿的综合消肿治疗方法，维持期相关康复治疗手段。
3. 了解淋巴水肿患者的日常宣教内容。

三、康复概述

1. 一般康复治疗计划的目标　患者肢体肿胀改善、皮肤质量改善。
2. 康复治疗干预　皮肤护理与宣教、淋巴负压引流及加压包扎治疗、物理因子治疗。
3. 康复治疗注意事项　诊断男性皮肤特征，强化消肿治疗强度。
4. 影响康复治疗的因素　皮肤感染、皮肤清洁度情况。

四、疾病介绍

肾盂输尿管癌是泌尿外科常见的恶性肿瘤之一，属于尿路上皮癌的一种，占尿路上皮癌的 5%～10%。目前根治性手术切除是肾盂输尿管癌的主要治疗手段。肾盂输尿管肿瘤恶性程度高，周围淋巴管丰富，常在术后早期发生淋巴结转移。术中附加淋巴清扫可在一定程度上延长患者的生存时间。对肾盂输尿管肿瘤实行区域淋巴清扫不仅能够明确肿瘤的临床分期，还能够有效延长患者的生存时间。因此，对肾盂输尿管恶性肿瘤施行完全腹腔镜根治性肾盂输尿管切除术联合区域淋巴结清扫术，能够清除潜在的淋巴结转移病灶，从而有效提高治疗的有效性和彻底性。继发性淋巴水肿是指潜在性疾病（如恶性肿瘤、手术创伤、感染、放疗等）的损坏，其中占多数为手术对盆腔淋巴管及周围组织的损伤，使淋巴管破坏及减少，及放化疗后淋巴管狭窄、闭塞、纤维化的影响，阻碍了下肢淋巴回流，富含蛋白质及细胞代谢物的淋巴液在细胞外间隙积聚，导致软组织肿胀，慢性炎症，久之形成不可逆的组织纤维化和异常脂肪沉积。而淋巴液富含蛋白质，长期刺激使结缔组织异常增生，脂肪组织为大量纤维组织替代，进一步加重淋巴液回流障碍，形成恶性循环。随着病情发展，皮肤及皮下组织极度增厚，皮肤表面角化、粗糙，形成象皮肿病变，甚至出现溃疡，病程过久使关节功能下降。该疾病多发生于四肢，下肢多见，可造成患者患肢肿胀、功能障碍、皮肤溃烂等，影响患者的生活质量。

五、检查、评估和诊断

现病史：患者于 2 年前无明显诱因出现右侧下肢远端肿胀，站立行走后加重，休息后缓解，无皮肤红肿等，当时未予重视。症状逐渐加重，蔓延至同侧大腿、小腿，伴皮肤变硬，以小腿外侧为著。曾于外院就诊考虑皮肤感染予抗感染治疗。近 4 个月长时间步行后肿胀进一步加重，出现下肢沉重、僵硬、站立行走、上下楼梯困难。门诊以"淋巴水肿康复"收住入院。患者自发病以来，一般情况可，精神尚可，情绪正常，无发热，无咳嗽咳痰，无胸闷气短，饮食尚可，大小便正常。体重明显增加。

既往史：4 年前因输尿管恶性肿瘤行右肾、右输尿管切除术（高级别乳头状尿路上皮癌）；术后放化疗。高血压 10 年，口服药物硝苯地平控释片 30 mg、1 次／日及倍他乐克缓释片 47.5 mg、1 次／日，血压控制在 140 ～ 150/80 mmHg。高脂血症病史 5 年，口服瑞舒伐他汀 10 mg 每晚一次。

辅助检查：人体成分分析：体重 95.7 kg（BMI 33.04），身体总水分 45.5 L，水分成分 47.5%，脂肪成分 35%。

康复评估：外观：右下肢象皮样肿胀（病例 25 图 1），皮肤发红，皮肤弹性明显减退，大腿内侧、小腿外侧触之质硬，足背及踝关节部位皮肤明显角化。Stemmer 征（+），Pitting 征（+）。

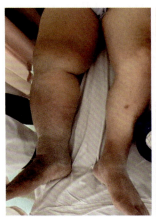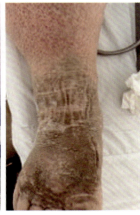

病例 25 图 1　患者皮肤外观

围度测量：右小腿体积较对侧增加 85%，右大腿体积较对侧增加 90%。双下肢围度：足背：左／右＝23.9 cm/24.6 cm；踝关节：左／右＝22.9 cm/28.3 cm；髌骨下 20 cm 处：左／右＝36.6 cm/44 cm；髌骨上 20 cm 处：左／右＝50.9 cm/58.1 cm。双下肢关节活动度正常。

神经系统评估：双下肢深、浅感觉对称，双下肢肌力Ⅴ级。病理征阴性。

日常生活活动能力：MBI 评分 90 分。

康复诊断：①淋巴水肿康复（右下肢，Ⅲ期，重度）：右下肢肿胀，运动功能障碍，日常生活活动能力受限，社会参与能力下降；②右侧输尿管癌术后；③高血压 3 级（极高危）；④高脂血症。

六、治疗计划

（一）治疗目标

1. 2 周内实现的近期目标　①右下肢肿胀减轻，皮肤角化改善，弹性改善；②改善步行、上下楼梯等日常生活动作。

2. 6 周内达到的远期康复目标　①维持患侧下肢围度较健侧增粗 50% 以内；②日常生活完全自理，回归家庭。

（二）治疗方法

1. 皮肤护理与宣教　嘱患者日常治疗及休息中保持患侧下肢皮肤清洁，足踝皮肤角质化明显部位，适当予尿素软膏润肤。患侧下肢皮肤避免受伤，防止皮肤过敏或反复受损。患者足趾关节拥挤，指导其在清洁后修剪趾甲，嘱患者勿将趾甲修剪过短，降低因受损而感染的概率，可在脚趾间隙垫柔软棉制物，保持其功能位。加强患者的自我保护意识，日常中应尽量避免受伤、虫蚊叮咬，穿宽松裤子及鞋袜。禁忌热浴、桑拿，沐浴时应轻柔地擦拭皮肤。

2. 负压淋巴回流治疗（病例 25 图 2） 患者取平卧位，使用空气波压力治疗仪自远心端向近心端循环加压充气，依次按压足部、脚踝、小腿、膝盖、大腿，促进淋巴回流。1 小时 / 次，2 次 / 日，压力 15 ～ 30 mmHg，压力从 15 mmHg 开始，以患者适宜的压力为准。过程中应密切观察患者感受及患肢的皮肤颜色变化，气压治疗结束后，予泵送法、旋转法、滑抚法按压肿胀处皮肤。

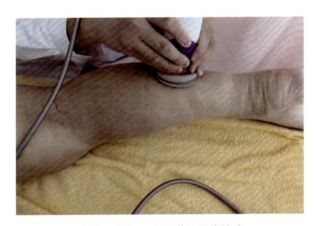

病例 25 图 2 负压淋巴回流治疗

3. 弹力绷带加压包扎（病例 25 图 3） 予填充型弹力绷带加压包扎患肢，以增强淋巴系统的输送功能，降低淋巴液的集聚情况。包扎前再次确认患者有无皮肤瘙痒感、有无患肢的疼痛等其他不适情况。在局部皮肤不规则处予绷带包扎时垫上棉垫，并以"8"字交叉缠绕包扎以防松脱。包扎均从远心端（足部）开始缠绕直至近心端（大腿根部），包扎的压力梯度由近心端向远心端逐级递增，一般压力为 30 ～ 40 mmHg，连续包扎 18 ～ 22 小时后，患者可自行拆除绷带。

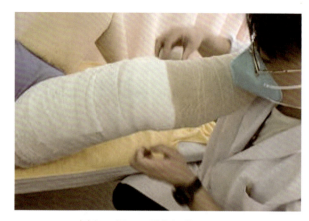

病例 25 图 3　弹力绷带加压包扎

4. 功能锻炼　指导患者配合进行功能锻炼，尽量在腹式呼吸下进行髋、膝、踝关节锻炼，包括髋关节内收外展运动、膝关节伸屈运动、踝关节环绕及伸屈、足趾关节的伸展弯曲运动，并进行踩单车动作、下肢抬高动作，每个动作做 20 ～ 30 次，持续 10 分钟。通过康复踏车训练锻炼心肺功能，每日 1 次，每次 20 分钟（病例 25 图 4）。

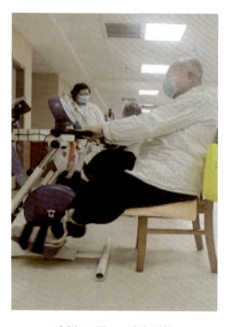

病例 25 图 4　踏车训练

5. 冲击波治疗（病例 25 图 5）　选择直径 15 mm 冲击波探头，治疗前将耦合剂涂抹于患侧下肢小腿外侧、大腿内侧等皮肤纤维化明显的区域，治疗时患者保持仰卧放松体位，采用冲击波探头对上述区域进行 2000 次冲击治疗，设置冲击波压力强度为 100 ～ 200 kPa，冲击频率 8 Hz。上述冲击波治疗每周进行 2 次，每次治疗中间至少间隔 3 天。

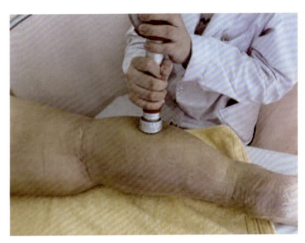

病例 25 图 5　冲击波治疗

（三）再评估

外观：右下肢肿胀减轻（病例 25 图 6），右下肢皮肤轻度发红，皮肤弹性明显减退，小腿外侧皮肤触之质硬，足背及踝关节部位皮肤少量角化。Stemmer 征（+），Pitting 征（－）。

围度测量：右小腿较对侧增加 60%，右腿较对侧增加 65%。双下肢围度：左/右：足背 23.9 cm/23.9 cm；踝关节 22.9 cm/26.5 cm；髌骨下 20 cm：36.6 cm/39.9 cm；髌骨上 20 cm：50.9 cm/57.3 cm。双下肢关节活动度正常。

神经系统评估：较前无变化。

日常生活活动能力：MBI 评分 95 分。

辅助检查：人体成分分析：体重 93.6 kg（BMI 31.74），身体总水分 42.1 L，水分成分 49.1%，脂肪成分 32.3%。

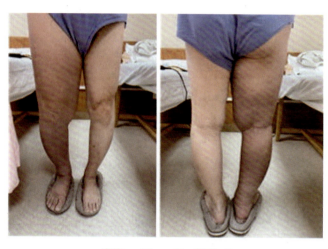

病例 25 图 6　双下肢外观

七、病例讨论

相较于女性，男性的皮肤有以下特征：①较多的毛发：男性身体上的毛发通常比女性更浓密，包括面部、胸部、背部及其他部位。由于雄激素的作用，男性生长的毛发通常更粗、更黑；②较丰富的皮脂分泌：男性皮肤的皮脂腺比女性更活跃，因此男性通常有更多的油脂分泌；③角质层较厚：男性皮肤的角质层通常较厚，这也使得男性的皮肤相对于女性来说更具有抵抗外界刺激和保护作用；④较多的汗腺：男性的汗腺数量相对较多，这也使得男性在运动或高温环境下更容易出汗。因此，男性淋巴水肿患者的综合消肿治疗显得更为困难，目前尚未有相关临床指南治疗。

本例患者的康复治疗包含四个主要内容：①皮肤照护；②压力治疗；③淋巴引流（manual lymphatic drainage，MLD）；④消肿运动。皮肤照护的内容主要是患者卫生宣教，包含：正确的清洁方法以减少皮肤菌落、保持皮肤湿润以避免干裂、避免淋巴水肿的危险因素、如何观察自己的皮肤及皮下组织，以尽早发现初期的淋巴水肿。

淋巴水肿的压力治疗，可以分为两个等级，第一等级为多层次的低弹性包扎以治疗淋巴水肿为目的；第二等级为压力臂套或足套以维持疗效为目的。但针对本例患者，予以多层次的低弹性包扎，有研究显示，该治疗方法是效果最好的治疗方法之一，单一治疗就可以改善 26% 的肿胀或下降 200 ～ 250 mL 的肿胀体积。本例患者的压力治疗由治疗师进行包扎，但出院前，患者也应必须学会简单的居家自我包扎方式。

综合性消肿治疗包含两个时期，第一个时期是积极介入期，在院内由治疗师执行；第二个时期是维持期，由患者自我执行，又称为居家消肿治疗（self decongestive therapy or modified decongestive therapy，SDT/MDT）。在第一时期，患者每天接受综合性消肿治疗，含 30～40 分钟的淋巴引流、20～30 分钟的消肿运动、再由治疗师进行多层次包扎，视症状严重程度持续 2～4 周，直到患肢已显著消肿，患肢与健侧手的围度相差 2 cm 以内，或是患肢与健侧的体积差异在 150 mL 以内，并且皮下组织已显著地软化，则视为第一期治疗成功并可进入第二期的治疗。本例患者执行了良好的综合性消肿治疗，约 21 天已改善 12.7% 的肢体围度、20% 的肿胀体积。第一期介入期结束后，就进入第二期的居家消肿治疗期，可能是重度淋巴水肿患者更应严格执行康复计划的关键时期。在此时期，患者仍然需要每天自行执行皮肤照护、自我淋巴引流、居家消肿运动、24 小时的压力臂套或足套穿着，直到患肢的淋巴水肿程度稳定不再恶化为止。患者可定期回诊，若发现患部淋巴水肿有恶化的现象，可以再进行短期的淋巴水肿积极治疗。

若是患肢在积极治疗期中，淋巴水肿不但无法稳定，甚至持续恶化，则需要检查是否有异常的过敏、蜂窝织炎，甚至癌症复发。对于曾经发生淋巴水肿的患者，或是有风险会发生淋巴水肿的患者，登高时，也建议使用压力式臂套或足套，来预防淋巴水肿的再发。

八、病例点评

对于已经确诊的继发性淋巴水肿，目前仍无根治手段。肢体的明显肿胀不仅给患者带来身体上的痛苦，还影响其行动、穿衣、社交等，严重降低了患者的生活质量。CDT 治疗方案可以改善患者淋巴水肿的症状及患肢体积。尤其针对重度淋巴水肿患者，采用足疗程的负压淋巴疗法、穿戴加压服饰结合强化治疗后，III 期下肢淋巴水肿体积仍可有明显的改善。此外，即便加压治疗的方法、时间和持续时间目前尚存在较大的异质性在重度临床水肿的治疗中，但该病例的治疗中，仍体现了足够压力及足够时间的加压治疗，可增强淋巴引流，改善患肢水肿情况。

（病例提供：冯雨桐 北京清华长庚医院）

（病例点评：潘 钰 北京清华长庚医院）

参考文献

[1]Yoshihara M, Shimono R, Tauru S, et al. Risk factors for late-onset lower limb lymphedema after gynecological cancer treatment: a multi-institutional retrospective study[J]. Eur J Surg Oncol, 2020, 46 (7): 1334-1338.

[2]Carlson JW, Kauderer J, Hutson A, et al. the lymphedema and gynecologic cancer (LEG) study: incidence and risk factors in newly diagnosed patients[J]. Gynecologic Oncology, 2020, 156 (2): 467-474.

[3]Rebegea LF, Stoleriu G, Manolache N, et al. Associated risk factors of lower limb lymphedema after treatment of cervical and endometrial cancer[J]. Exp Ther Med, 2020, 20 (6): 181.

[4]Ki EY, Park JS, Lee KH, et al. Incidence and risk factors of lower extremity lymphedema after gynecologic surgery in ovarian cancer[J]. Int J Gynecol Cancer, 2016, 26 (7): 1327-1332.

[5]Torre LA, Islami F, Siegel RL, et al. Global cancer in women: burden and trends[J]. Cancer Epidemiol Biomarkers Prev, 2017, 26 (4): 444-457.

[6]Rockson SG, Keeley V, Kilbreath S, et al. Cancerassociated secondary lymphoedema[J]. Nat Rev Dis Primers, 2019, 5 (1): 22.

[7]Wu X, Liu Y, Zhu D, et al. Early prevention of complex decongestive therapy and rehabilitation exercise for prevention of lower extremity lymphedema after operation of gynecologic cancer[J]. Asian J Surg, 2021, 44 (1): 111-115.

[8]International Society of Lymphology. The diagnosis and treatment of peripheral lymphedema: 2020 consensus document of the international society of lymphology[J]. Lymphology, 2020, 53 (1): 3-19.

[9]Pereira DG JM, Gerreiro GMDF, Barufi S, et al. Intensive treatment of lower-limb lymphedema and variations in volume before and after: a follow-up[J/OL]. Cureus, 2020, 12 (10): 10756.

[10]Borman P, Koyuncu EG, Yaman A, et al. The comparative efficacy of conventional short-stretch multilayer bandages and velcro adjustable compression wraps in active treatment phase of patients with lower limb lymphedema[J]. Lymphatic Research and Biology, 2021, 19 (3): 286-294.

病例 26　宫颈癌术后：下肢淋巴水肿，居家管理及回归工作

一、患者情况介绍

患者女性，50 岁，12 年前于当地肿瘤医院诊断为"宫颈恶性肿瘤"，行全子宫切除术，术后行多周期化疗同步配合放疗。定期复查未见肿瘤复发。6 年前无诱因出现左下肢水肿，呈非凹陷性，抬高下肢及夜间休息后明显减轻，不影响行走，未进行治疗。多年来肿胀时轻时重，为求进一步改善来院。入院后视诊发现患者左下肢肿胀明显，伴有纤维化。本次康复治疗希望控制下肢肿胀，恢复工作和生活。

二、病例分析目标

1. 了解宫颈癌治疗后出现下肢淋巴水肿的原因及影响因素。
2. 理解居家自我管理淋巴水肿的重要性。
3. 日常生活任务对下肢淋巴水肿的影响。

三、康复概述

1. 一般康复治疗计划的目标　降低肢体肿胀，使用能量节约技术规划日常任务，回归家庭，回归社会。
2. 康复治疗干预　徒手淋巴引流、带泡沫块衬垫绷带包扎、运动疗法、能量节约技术。
3. 康复治疗注意事项　淋巴水肿纤维化部位解决方法。
4. 影响康复治疗的因素　绷带加压的依从性，日常生活任务对水肿的影响。

四、疾病介绍

我国国家癌症中心报告，宫颈癌发病率居我国女性生殖系统恶性肿瘤之首，且发病年龄呈年轻化趋势。目前临床主要治疗方式是手术，标准根治术仍是子宫广泛性切除＋盆腔淋巴结切除术。下肢淋巴水肿（lower extremity lymphedema，LEL）是宫颈癌根治性子宫盆腔淋巴切除术后最常见的并发症之一。最常见的手术原因是局部淋巴结切除术，放化疗也会增加风险。宫颈癌根治性手术后下肢淋巴水肿的发生率为 1.2%～47.6%，可能是由于不同的诊断标准、手术和放射治疗及患者的危险因素。LEL 一旦发生难以逆转，以进行性加重为特点，尚无有效的治

愈方法。可能与 LEL 相关的危险因素有关，包括放疗、淋巴结切除数、蜂窝织炎、体重指数和运动不足。当淋巴系统无法维持组织液的平衡时，就会发生 LEL，由于蛋白液在组织间隙积聚，从而导致腿部肿胀，患者可能有相关的紧绷感、沉重感、功能限制和心理困扰，这些都会影响生活质量。LEL 治疗的障碍因素主要为缺乏规范化管理流程、证据应用配合度不高、健康教育落实不到位、延续护理服务有待提升、自我护理重要性认知不足。2022 年的一项研究发现，文化程度高、术前 / 术后长时间站立或坐位等身体保持同一姿势、术后上班、术后做家务与农活是宫颈癌术后 LEL 发生的危险因素。而夫妇同住与夫妇＋子女同住、术前日常劳动强度大、术前规律运动、术后运动频次高是保护因素。

与单纯的 LEL 相比，会阴部位特殊，容易发生多种并发症，比如会阴水肿破溃渗出、心理抑郁、行动不便等，严重影响患者的生活质量。黄苑芳等人的研究提示年龄、淋巴结清扫数目、放疗持续时间、每日站立时间和体力活动程度均影响宫颈癌患者治疗后会阴及下肢水肿发生率。研究还显示宫颈癌治疗后淋巴水肿发生率为 43.1%，水肿部位分布最多的地方在会阴，占 34.0%。由于会阴及下肢外形改变，患者自尊心及自信心受挫，进而引发焦虑、抑郁等心理问题。单纯 CDT 治疗对会阴水肿的疗效不理想。间歇充气加压装置（intermittent pneumatic compression，IPC）基于一个简单而有效的物理原理，对人体的不同部位施加不同模式、不同大小、不同时间的外部间歇性压力，可以有效地将作用力传递到会阴部，改善水肿，促进淋巴回流。

虽然危险的不良反应很少见，但淋巴水肿的心理后果可能会使人衰弱。Ryan 等人的研究表明，在 LEL 患者中，27% 报告了继发于诊断的经济负担，51% 报告了日常活动的改变。伴随这种情况的审美和功能紊乱会导致抑郁、焦虑的负面情绪。严重时，淋巴水肿会影响患者的日常生活能力。宫颈癌术后患者生存率随着医疗水平的提高也逐渐升高，患者的需求从生存需求逐渐转换为对生活质量的需求。所以 LEL 的治疗也是目前宫颈癌术后康复应该关注的问题。

五、检查、评估和诊断

主诉：宫颈癌综合治疗后 12 年余，左下肢肿胀 6 年余。

现病史：患者 12 余年前因"阴道不规则出血"阴道镜检查提示宫颈恶性肿瘤，排除手术禁忌证后于全麻下行全子宫切除手术（具体手术不详），术顺。术后行多周期化疗同步配合放疗（具体不详），过程顺利，未诉明显不适。此后定期复查未见肿瘤复发。6 年前无明显诱因出现左下肢肿胀，呈非凹陷性，抬高下肢及夜间休息后明显减轻，不影响行走，无肢体红肿热痛，无恶心呕吐，无腹胀腹痛，无二便失禁等不适，未就诊，左下肢肿胀时轻时重。今为求进一步诊治就诊于我院，门诊拟"宫颈癌综合治疗后左下肢淋巴水肿"收住入院。患者自发病以来，精神、食欲、睡眠尚可，二便正常，体重无明显减轻。

既往史：否认高血压、冠心病、2 型糖尿病、慢性肾病病史；否认乙肝、结核、伤寒等传染病史；否认其他重大手术、外伤、中毒、输血史；否认地方病史，否认职业病史，预防接种史不详。否认食物及药物过敏史。否认 2 周内到过国内中高风险地区，亦未接触中高风险地区人员及境外人员；否认其他疫区、疫水接触史。否认粉尘、特殊毒物、放射性物质长期接触史。否认嗜好烟酒。否认有特殊药物嗜好及其他不良嗜好。否认性病及冶游史。

体格检查：体温 36.6℃，脉搏 77 次 / 分，呼吸 20 次 / 分，血压 116/82 mmHg。神志清楚，形体偏瘦，营养一般，发育正常，面色正常，无特殊面容，气息平顺，未闻及特殊气味，语声正常，言语清晰，对答切题，诊查配合，自动体位，步行入院。全身皮肤黏膜无黄染、皮疹及出血点。头颅无畸形，无压痛；双眼各方向活动自如，无复视及震颤，双侧瞳孔等大等圆，直径约 3 mm，对光反射灵敏；睑结膜无苍白、淤血、充血；角膜透明，无溃疡；巩膜无黄染；脊柱、四肢及关节无畸形。四肢肌力、肌张力正常。KPS 评分 85 分。枕后、双侧耳前、双侧耳后、须下、双侧下颌、右侧颈前、双侧颈后、双侧锁骨上、双侧滑车上、双侧腋窝、双侧腹股沟、双侧腘窝浅表淋巴结未触及。腹部平坦，腹部可见约 10 cm 一陈旧性手术瘢痕，愈合可，未见胃肠型及蠕动波，未见腹壁静脉曲张；全腹无明显压痛及反跳痛；肝脾肋下未触及，墨菲征（-），麦氏点无压痛，双侧肋脊点、肋腰点无压痛；移动性浊音（-），肠鸣音 4 次 / 分，未闻及腹部血管杂音。右下肢无明显水肿，Stemmer 征（-），皮肤未见纤维化、破损，肤温无升高；左下肢中重度非凹陷性水肿，Stemmer 征（+），肢体抬高水肿不消失，足背处皮肤局部可见轻度纤维化，肤温稍升高。左侧足背动脉搏动减弱，右侧正常。会阴部水肿，轻度纤维化。舌淡红，苔白厚，脉细涩。

诊断：①左下肢淋巴水肿；②宫颈癌术后；③高脂血症。

康复治疗评估：患者右下肢视诊见肿胀，触诊伴有皮肤纤维化。由临床医生排查心肾疾病，上肢血栓及常规血液检查，并结合宫颈癌手术及放疗病史，诊断为"下肢淋巴水肿Ⅲ期"。淋巴水肿治疗师对其进行下肢围度测量（病例 26 表 1），MMT 及 ROM 评估，肌力与活动度正常。由于患者会阴部肿胀，淋巴水肿对其进行专门的会阴部评估（病例 26 表 2）示会阴部有轻度水肿，阴唇颜色变深，阴唇亮度提高，但无疼痛症状，得分为 1 分。

作业治疗师与患者进行访谈，患者表示希望肿胀得到控制后，能回归工作。作业治疗师带领患者总结日常任务及工作计划表（病例 26 表 3），为后续学习能量节约技术安排日常生活做准备，以达到减少水肿的作用。

病例 26 表 1　下肢淋巴水肿围度测量（cm）

部位	左侧	右侧
踝关节	27.3	26.2
踝关节上 10 cm	35.6	25.4
踝关节上 20 cm	44.1	36.4
膝关节	43.3	37.9
膝关节上 10 cm	58.6	51.1
膝关节上 20 cm	64.6	60.5
大腿根	68.3	69.9
腰围	93	

病例 26 表 2　会阴水肿四度法

0 分	会阴部无水肿现象，阴唇厚度、外观正常
1 分	会阴部有轻度水肿，阴唇颜色变深，阴唇亮度提高，但无疼痛症状
2 分	会阴部有中度水肿，阴唇有一定肿胀，阴唇颜色变深，阴唇亮度提高，偶尔会有疼痛感
3 分	会阴部有明显水肿，阴唇有明显肿胀，阴唇颜色变深，阴唇亮度提高，触碰有疼痛感
4 分	会阴部有严重水肿，阴唇有一定肿胀并有破溃、流液现象，伴有疼痛感

病例 26 表 3　日常任务及工作计划表

时间	任务	持续时间	备注
7：00	做早饭	30 分钟	
7：30	上班	20 分钟	骑电动车
8：00	交班	20 分钟	站立
9：00	查房	30 分钟	步行

续表

时间	任务	持续时间	备注
9：30	坐班	无固定	久坐
11：00	买食材	20 分钟	手提
14：00	打麻将	4 小时	一周一次
14：30	坐班	3 小时	久坐
17：00	做晚饭	40 分钟	
19：00	做家务	1～2 小时	

六、治疗计划

（一）治疗目标

1. 2 周内实现的预期目标 ①改善左下肢水肿，减少围度；②改善会阴部水肿；③完成日常任务和工作时间计划。

2. 4 周内达到的预期结果 ①学会淋巴水肿的自我管理，自我引流及绷带包扎；②使用能量节约技术优化日常和工作任务；③回归生活，回归工作。

（二）治疗方法

1. 综合消肿疗法

（1）徒手淋巴引流：患者卧位，淋巴水肿治疗师进行徒手淋巴引流。每次 40 分钟，每周 5 次，持续 4 周。

1）头颈部淋巴结激活：轻柔地按压，从胸骨到肩峰；肩胛带的被动活动；颈部淋巴结的激活；枕部激活；腮腺分叉处激活；项部三角区：在斜方肌的下行部分固定打圈；肩峰处：在肩峰和锁骨上窝之间固定打圈，向锁骨上窝方向施压；最后仍为轻抚法。

2）腹部淋巴结激活：轻抚法：从耻骨轻轻按压至胸骨，再返回，后在上腹部轻柔画圈按压，最后沿着结肠走向轻柔按摩；刺激乳糜池；腰方肌按摩技术；结肠的改良疗法：按摩手法同乳糜池按摩，沿着降结肠，横结肠和升结肠向乳糜池方向按压施力；配合呼吸运动，在吸气相轻微用力抵抗呼吸方向或做挤压动作。

3）下肢的淋巴引流：激活腹股沟淋巴结；大腿前侧引流；两拇指交替平行髌骨进行 5 次环转运动；激活腘窝淋巴结；小腿前侧引流；手置于小腿后侧进行 7 次泵式运动；在跟腱和脚踝处进行 5 次固定打圈；足背引流。

4）下肢背侧淋巴引流：引流大腿后侧；激活腘窝淋巴结；引流小腿后侧；足底进行 7 次环转运动。

（2）间歇式气动压缩：每次 20 分钟，每日 1 次，每周 5 次，持续 4 周。患者取平卧位，患肢与心脏水平，暴露患肢，以 12 节气囊的压力裤包裹整个患肢至腹部，调整时间至 30 分钟，压力 40 ～ 45 mmHg，自患肢远端开始以适当压力向近端循环充气加压。治疗中密切观察患肢皮肤颜色变化。

（3）带泡沫棉垫的压力绷带包扎

1）使用棉布保护套，50% 交叠，从远端到近段缠绕水肿的肢体。

2）用纱布条缠绕手指。

3）一字缠绕带泡沫棉垫至全部肢体。

4）低弹性绷带以一字缠绕的方法由远端向近端缠绕，50% 交叠。

（4）自我管理指导

1）自我引流：患者出院前，淋巴水肿治疗师应教会患者自我引流的方法。①自我引流的注意事项：手与皮肤需直接接触，避免增加摩擦力。引流速度应缓慢，力度应轻柔，避免引起皮肤发红。每个步骤可重复 15 ～ 20 次，肿胀严重之处可适当增加次数。建议自我淋巴引流至少 1 ～ 2 次 / 日，20 ～ 30 分 / 次，在早晨佩戴压力制品前及晚上脱下压力制品睡觉前进行。如遇皮肤发生感染、发炎、破损破溃等特殊情况，应暂停自我引流；②引流步骤：先激活区域淋巴结，包括锁骨上、腋窝、腹股沟。进行腹式呼吸，激活腹部淋巴结。排空腹部淋巴结，从腹股沟处引流至腋窝。再依次引流大腿外侧、前侧、内侧（往同侧腹股沟方向）、膝关节、腘窝淋巴结、小腿内侧、外侧、踝关节及足背。

2）自我绷带包扎：在日常包扎绷带时，给患者讲解包扎原理及方法，并分步骤带患者练习走完包扎。提供绷带包扎讲解视频供患者反复学习。保证患者出院前学会正确的自我绷带包扎方法。

2. 作业疗法　因患者希望返聘继续工作，并表示返聘工作较正式岗位轻松。作业治疗师根据能量节约技术，结合患者日常安排，患者的主要问题有：同一任务与姿势持续时间长、未使用省力方式完成较重的任务、未安排休息时间。

首先治疗师告诉患者能量节约技术的基本原则：

（1）物品摆放有序化：将物品摆放在容易取用的位置，以减少寻找和移动物品所需的时间和体力。

（2）活动程序合理化：根据特定工作或生活任务的规律，确定最合理的流程或程序，以减少不必要的重复劳动。

（3）操作动作简化：尽量采用坐位进行活动，并减少不必要的伸手、弯腰等动作，以降低身体负担。

（4）劳动工具化：在搬动物品或进行劳动时，尽量使用推车或其他省力的工具。

（5）活动省力化：在进行活动时，尽量消除重力影响，例如采取推、拉等活动，而不是提、托等活动，以减轻体力消耗。

这些策略旨在减少不必要的动作和劳动，降低体力消耗，从而帮助个体更轻松地完成日常生活任务。然后让患者自己思考解决方法，在计划表中进行修改（病例 26 表 4）。以达到维护下肢淋巴水肿的程度，并能参与工作。

病例 26 表 4　日常及工作任务优化

时间	任务	持续时间	备注	优化方法
7：00	做早饭	30 分钟		提前准备食材，缩短做饭的时间
7：30	上班	20 分钟	骑电动车	佩戴压力制品
8：00	交班	20 分钟	站立	提早出发，在到达单位后进行抬腿休息
9：00	查房	30 分钟	步行	佩戴压力制品
9：30	坐班	无固定	久坐	下肢肿胀感觉增加时，变化体位或进行运动
11：00	买食材	20 分钟	手提	使用推车以减轻下肢负担
14：00	打麻将	4 小时	1 周 1 次	缩短打麻将时间，寻找其他爱好代替
14：30	坐班	3 小时	久坐	下肢肿胀感觉增加时，变化体位或进行运动
17：00	做晚饭	40 分钟		让家属帮助准备食材
19：00	做家务	1～2 小时		使用智能电器替代，如洗碗机、拖地机

（三）再评估

患者住院 4 周治疗淋巴水肿后，下肢围度改善（病例 26 表 5）。会阴部四度法得分为 1 分，但亮度和疼痛较前改善。并在治疗的同时熟练掌握了淋巴水肿的自我管理。也与作业治疗师共同制订了出院后省力的任务完成方法。患者表示更加有信心回归工作。

治疗后使用淋巴水肿量表，分三部分记录患者主观感觉（病例 26 表 6）。共计 10 个评价点，计算总分判断，治疗主观感觉变化程度。评价标准：每个评价点 0～10 分，共 100 分。分四个等级：临床治愈，76～100 分；显效，51～75 分；有效，26～50 分；无效，0～25 分。患者评分为 85 分。

病例 26 表 5　治疗后下肢淋巴水肿围度测量（cm）

部位	左侧治疗前	左侧治疗后	右侧治疗前	右侧治疗后
踝关节	27.3	26.7	26.2	23.8
踝关节上 10 cm	35.6	35.4	25.4	25.3
踝关节上 20 cm	44.1	43.8	36.4	36.5
膝关节	43.3	43.3	37.9	37.6
膝关节上 10 cm	58.6	54.8	51.1	51
膝关节上 20 cm	64.6	63.8	60.5	60
大腿根	68.3	67.7	69.9	69.2
腰围	治疗前 93		治疗后 90	

病例 26 表 6　患者主观感觉评价

第一部分　治疗评价	
治疗手法力度	10 分
IPC 力度	8 分
低弹绷带压力	9 分
压力短裤压力	8 分
皮肤舒适度	7 分
第二部分　疗效评价	
下肢活动改善	10 分
会阴部感觉变化	9 分
生活质量	8 分
自信的恢复	7 分
第三部分　对整体治疗的接受度	9 分
总分	85 分

七、病例讨论

（一）自我管理

由于患者有明确的出院重返生活及工作的诉求，学会自我管理来控制 LEL 的进展就尤为重要。患者能够理解淋巴水肿的基本知识，学会加重缓解的因素，掌握自我引流和绷带包扎的方法，能够大大减缓肿胀的发生。

淋巴水肿的自我管理是通过采取一系列自我护理和康复措施来减轻术后淋巴水肿的临床症状和对生活的影响。治疗师应加强健康教育，提高患者的自我管理意识和淋巴水肿知识。目前还少有对于 LEL 患者自我管理的证据。但是在乳腺癌后淋巴水肿的研究中可以看到，通过及时记录临床症状，医生提供专业的康复指导，包括早期运动、自我康复训练、心理和情绪调整、定期自我监测等。临床上可通过积极采取上述自我管理方法，有效预防乳腺癌术后淋巴水肿的发生，缓解相关临床症状，从而促进患者正常生活功能的恢复和生活质量的提高。Temur 等人的研究发现，在研究结束时，接受自我管理的干预组未观察到淋巴水肿的发生，而对照组中有 61.2% 的患者出现了淋巴水肿。且干预组生活质量更高。

（二）会阴部水肿治疗

会阴水肿往往是患者长时间的控腿，抬高下肢使淋巴液在会阴最低点大量沉积，加之术后的积液引流不尽，造成了阴唇、阴阜、小腹水肿。IPC 俗称空气压力波，是基于充气加压的物理原理，对人体的不同部位施加不同模式、不同大小的外部间歇性压力，起到改善淋巴循环障碍、促进静脉回流、改善下肢动脉血流等临床作用，尤其可以对会阴部起到加压消肿作用。目前少有对会阴部淋巴水肿的系统研究。陈佳佳等人对 2019 年 11 月至 2021 年 6 月，接受治疗的妇科肿瘤术后 LEL 合并会阴部水肿的患者 32 例进行研究，分别使用 A 组采用 CDT ＋压力短裤的方式进行，治疗组采用 IPC ＋压力短裤的方式进行治疗；C 组采用 CDT ＋ IPC ＋压力短裤的方式进行治疗；D 组采用 CDT ＋ IPC ＋压力短裤及会阴部绷带包扎的方式进行，治疗。研究发现 C、D 方法患者的主观感受优于前两组，而 D 组各项评估的改善均优于其他三组。

（三）能量节约技术

术前／术后长时间站立或坐位等身体保持同一姿势、术后上班、术后做家务与农活是宫颈癌术后 LEL 发生的危险因素。所以合理安排日常生活中的任务对于 LEL 的患者是非常有必要的。

能量节约技术是一种用于体力和活动能力下降者提高日常活动效率和持续时间的方法，主要原则包括通过平衡休息和活动来调整活动节奏，轻重任务交替，活动缓慢进行；使用简化工作的方法，例如提前计划、优先排序、使用节省劳动力的小工具及在必要时求助他人；避免进行超出个人能力范围且无法立即停止的活动；调整环境以满足能量节约的要求。

这些策略旨在减少不必要的动作和劳动，降低体力消耗，从而帮助个体更轻松地完成日常生活任务。能量节约技术通过这些手段，降低了体力负担，从而减少了因活动引起的不适。这对于患有淋巴水肿的患者来说尤为重要。此外，能量节约技术还能提高生活质量。通过减少体力消耗和疼痛，患者能够更轻松地完成日常活动，如穿衣、洗漱、做饭等，从而提高了生活自理能力。这有助于他们保持积极的心态，更好地融入社会。

每个人的具体情况不同，因此在使用能量节约技术时，应根据个体需求进行定制化的评估和调整。

八、病例点评

在宫颈癌术后患者中，淋巴水肿是常见的康复问题，目前已逐渐引起重视。有越来越多的研究来支持康复治疗对淋巴水肿的治疗是非常重要的。但由于患者对于疾病的认知非常缺乏，且各类因素影响患者无法长期来到康复机构进行治疗。这些都会影响患者术后回归正常的生活。所以，让患者理解疾病、知晓自我管理的方法，是康复应该关注的部分。但是基于循证医学的证据目前还非常缺乏。未来也需要更多的研究，以优化自我管理的方法，让患者能真正的回归生活。

（病例提供：程　昊　福建中医药大学附属康复医院）
（病例点评：杨珊莉　福建中医药大学附属康复医院）

参考文献

[1] 刘高明，胡进，刘媛媛，等. 宫颈癌术后下肢淋巴水肿影响因素的病例对照研究 [J]. 护理学杂志，2022，37（1）：32-35.
[2] Wang X, Ding Y, Cai HY, et al. Effectiveness of modified complex decongestive physiotherapy for preventing lower extremity lymphedema after radical surgery

for cervical cancer：a randomized controlled trial[J].Int J Gynecol Cancer, 2020, 30 (6)：757 - 763.

[3]Dessources K, Aviki E, Leitao MM JR.Lower extremity lymphedema in patients with gynecologic malignancies[J].Int J Gynecol Cancer, 2020, 30 (2)：252 - 260.

[4]Mendivil AA, Rettenmaier MA, Abaid LN, et al.Lower - extremity lymphedema following management for endometrial and cervical cancer[J].Surg Oncol, 2016, 25 (3)：200 - 204.

[5] 吕永利，耿力，王焕焕，等 . 宫颈癌根治术后下肢淋巴水肿患者自我护理审查指标的制定及障碍因素分析 [J]. 护理学杂志，2023，38 (24)：44 - 47.

[6] 刘云，郑志坚，黄苑芳 . 宫颈癌术后放射治疗后会阴及下肢淋巴水肿危险因素研究 [J]. 中国肿瘤临床与康复，2021，28 (6)：710 - 714.

[7]Korpan MI, Crevenna R, Fialka - Moser V.Lymphedema：a therapeutic approach in the treatment and rehabilitation of cancer patients[J].Am J Phys Med Rehabil, 2011, 90 (51)：69 - 75.

[8]Sanal - Toprak C, Ozsoy - Unubol T, Bahar - Ozdemir Y, et al.The efficacy of intermittent pneumatic compression as a substitute for manual lymphatic drainage in complete decongestive therapy in the treatment of breast cancer related lymphedema[J].Lymphology, 2019, 52 (2)：82 - 91.

[9]Ryan M, Stainton MC, Slaytor EK, et al.Aetiology and prevalence of lower limb lymphoedema following treatment for gynaecological cancer[J].Aust N Z J Obstet Gynaecol, 2003, 43 (2)：148 - 151.

[10]Omidi Z, Kheirkhah M, Abolghasemi J, et al.Effect of lymphedema self - management group - based education compared with social network - based education on quality of life and fear of cancer recurrence in women with breast cancer：a randomized controlled clinical trial[J].Qual Life Res, 2020, 29 (7)：1789 - 1800.

[11]Temur K, Kapucu S.The effectiveness of lymphedema self - management in the prevention of breast cancer - related lymphedema and quality of life：A randomized controlled trial[J].Eur J Oncol Nurs, 2019, 40：22 - 35.

[12] 陈佳佳，高敏哲，汪立，等 . 妇科相关肿瘤术后下肢淋巴水肿合并会阴部水肿的综合治疗初探 [J]. 组织工程与重建外科，2022，18 (3)：242 - 246.

[13] 赵爽 . 如何利用能量节约技术保护关节 [J]. 保健医苑，2024，(2)：40 - 42.

病例 27　宫颈癌术后：下肢淋巴水肿，平衡功能下降及抑郁状态的康复治疗

一、患者情况介绍

患者女性，62 岁，9 年余前于当地医院检查后诊断为"宫颈鳞癌 II 级"，行手术及放化疗后，至今未复发。5 年前无诱因出现右下肢水肿，呈非凹陷性，抬高下肢及夜间休息后无明显减轻，影响行走。但由于无其他不适，且对淋巴水肿疾病知识了解较少，未进行治疗。但后续水肿持续加重，力量稍减弱，行动较缓慢，影响日常生活和社交，为求进一步改善至当地康复医院淋巴水肿专科门诊。

二、病例分析目标

1. 了解宫颈癌术后常见的康复问题。
2. 综合消肿治疗在 LEL 中的应用。
3. 改善宫颈癌术后患者的抑郁状态。

三、康复概述

1. 一般康复治疗计划的目标　增加活动和参与，增加受累侧的力量和（或）使肌肉张力正常化，预防或减少关节活动范围（ROM），力量和有氧功能能力的丧失，改善疼痛和麻木，提高生活质量。

2. 康复治疗干预　综合消肿疗法，下肢力量训练，平衡功能训练，渐进式放松训练，作业疗法。

3. 康复治疗注意事项　LEL 后平衡功能的筛查、淋巴水肿带来的情绪问题。

4. 影响康复治疗的因素　对淋巴水肿的认知，是否适应压力疗法。

四、疾病介绍

淋巴水肿是一种慢性疾病，是由于淋巴流动中断或淋巴流动不足引起的。淋巴流动的问题会导致富含蛋白质的液体在体内细胞间质积聚，导致患肢或相关躯干部分肿大，临床症状可轻可重。未经诊断和治疗的淋巴水肿可引起严重的皮肤变化。与淋巴水肿相关的并发症是慢性淋巴功能受损、皮肤容易发生感染、肢体沉重和僵硬，LEL 会导致心理方面和外形损伤的并发症，影响女性妇科癌症治疗后的生活质量，并对心理产生负面影响。据报道，因宫颈癌而行手术和放疗的患者

LEL 发生率在 21% ～ 49%。

LEL 可能造成关节活动和肌肉力量下降，肌肉骨骼病变，身体功能障碍，步态异常，活动受限。这些问题可导致 LEL 患者姿势不稳。平衡是身体调整和控制身体姿势稳定性的能力，是日常活动和运动系统功能的关键。基于这些原因，《国际功能、残疾和健康分类》将平衡列为一种活动中枢神经系统、躯体感觉系统、本体感觉系统、前庭系统、视觉系统、肌肉骨骼系统和认知功能与姿势稳定性有关。在 LEL 患者中可以发现平衡功能的减退，虽然这种姿势不稳定可能不会导致跌倒风险增加，但是会影响患者运动的敏捷性。

LEL 的癌症治疗是终生的，人们对许多癌症相关的淋巴水肿经历知之甚少。对 LEL 的研究是有限的，但证明了 LEL 对患者的身体、情感、社会和家庭的不利影响。LEL 导致许多癌症幸存者严重的身体和心理并发症。研究表明，13.6% 的参与者在高抑郁症状的评估得分显著高于一般人群，而总体生活质量评分明显低于一般人群。

五、检查、评估和诊断

主诉：宫颈癌术后放化疗后 9 年余，右下肢肿胀 5 年余。

现病史：患者于 9 年余前因"不规则阴道流血 8 个月余，发现宫颈病变 11 天"行宫颈活检提示"浸润性鳞状细胞癌（Ⅱ级）"。入院完善相关检查后，予 TP 方案化疗 1 周期：紫杉醇 240 mg，卡铂 550 mg，化疗过程顺利。排除手术禁忌证后，在全麻下行"广泛性全子宫＋双附件切除术＋盆腔淋巴结清扫术"，术中所见不详。术顺，术后恢复好，术后病理回报"宫颈鳞癌Ⅱ级，侵犯深 1/2 宫颈纤维肌层，累积宫颈内口，阴道断端及双宫旁（－），盆腔淋巴结 26 个，未见癌细胞"。术后行多周期化疗同步配合放疗（具体不详），过程顺利，未诉明显不适。此后定期复查未见肿瘤复发。5 年前无明显诱因出现右下肢肿胀，呈非凹陷性，抬高下肢及夜间休息后无明显减轻，影响行走，无肢体红肿热痛，无恶心呕吐，无腹胀腹痛，无二便失禁等不适，未就诊，右下肢肿胀呈进行性加重。为进一步诊治，门诊以"宫颈癌综合治疗后，右下肢淋巴水肿"收入我院。患者自发病以来，精神、食欲、睡眠尚可，右下肢肿胀，乏力，小便黄，大便干硬，体重无明显减轻。

既往史：2 型糖尿病 10 余年，平素未服用降糖药物，未定期监测血糖，具体血糖控制情况不详。否认高血压、冠心病、慢性肾病等慢性疾病病史。

体格检查：体温 36.6℃，脉搏 86 次 / 分，呼吸 20 次 / 分，血压 112/73 mmHg。神志清楚，形体稍胖，营养良好，发育正常，面色正常，无特殊面容，气息平顺，未闻及特殊气味,语声正常,言语清晰,对答切题,诊查配合,自动体位,步行入院。右下肢肌力减弱、肌张力正常,双侧痛、触觉及深感觉正常。双侧指鼻、轮替试验、闭目难立征（－）。浅表淋巴结未触及。腹部平坦,腹部可见约 15 cm 一陈旧性手术瘢痕,愈合可。左下肢未见明显水肿,皮肤无纤维化,无破损,肤温无升高。右下肢重度非凹陷性水肿,Stemmer 征（＋）,肢体抬高水肿不消退,大腿处皮肤局部可见轻度纤维化,肤温无升高。右侧足背动脉搏动减弱,左侧正常。

诊断：①右下肢淋巴水肿；②宫颈恶性肿瘤（宫颈鳞癌 II A1 期外生型）；③2 型糖尿病；④超声心动图异常（双侧下肢动脉内中膜增厚）；⑤混合性高脂血症；⑥甲状腺功能检查的异常结果。

康复治疗评估:患者右下肢肿胀,伴有皮肤纤维化。由临床医生排查心肾疾病,上肢血栓及常规血液检查,并结合宫颈癌手术及放疗病史,诊断为下肢淋巴水肿 III 期。淋巴水肿治疗师对其进行下肢围度测量（病例 27 表 1）,MMT 及 ROM 评估（病例 27 表 2）。

患者行动稍缓慢,物理治疗师对患者进行了 Berg 平衡功能评估（病例 27 表 3）,得分为 40 分,潜在有跌倒的风险。

由于患者平衡功能减退,作业治疗师与患者进行访谈,得知日常生活中无法完成站位的穿脱裤子和穿难穿的鞋,以及由于下肢活动灵活性降低,患者无法自己完成剪脚趾甲等活动。作业治疗师使用抑郁自评量表（SDS）评估患者抑郁情况,得分为 59 分,轻度抑郁。

病例 27 表 1　下肢淋巴水肿围度测量（cm）

部位	左侧	右侧
掌中	20.9	21.2
踝关节	22.7	26.2
踝关节上 10 cm	24.5	25.6
踝关节上 20 cm	32.9	37.1
膝关节	35.8	40.5
膝关节上 10 cm	42.9	50.2
膝关节上 20 cm	50.4	57.9
大腿根	58.1	64.7

病例 27 表 2 肌力与活动度

检查项目	左侧活动度	右侧活动度	左侧肌力	右侧肌力
髋屈曲	130°	110°	5	4^+
髋后伸	15°	10°	5	4
膝屈曲	135°	110°	5	4
膝伸直	0°	0°	5	4^+
踝跖屈	0°	0°	5	5
踝背伸	20°	10°	5	5

病例 27 表 3 Berg 平衡量表

项目	评价内容及分数
从坐到站	3 分 需要手的帮助，独立地由坐到站
无支撑站立	4 分 能够安全地站立 2 分钟
从站到坐	3 分 需要手的帮助来控制下降
转移	4 分 需用手的少量帮助即可安全转移
闭目站立	3 分 在监护情况下站立 10 秒
双脚并拢站立	3 分 在监护情况下站 1 分钟
站立情况下双上肢前伸	3 分 能够安全地前伸超过 2 cm
站立位下从地面捡物	3 分 在监护下能捡起拖鞋
站立位下从左肩及右肩上向后看	3 分 可从一边看，从另一边看时重心转移少
原地旋转 360°	2 分 能旋转 360°，但速度慢
无支撑情况下用两脚交替踏台	3 分 能独立、安全地踏 8 次，但时间超过 20 秒
无支撑情况下两脚前后站立	3 分 脚尖对足跟站立有距离，持续 30 秒
单腿站立	3 分 能用单腿站立维持 5 ~ 10 秒
总分	40 分

六、治疗计划

（一）治疗目标

1. 2 周内实现的预期目标　①改善右下肢水肿，减少围度；②改善平衡功能；

③能够完成自己剪脚趾甲。

2. 4周内达到的预期结果　①学会淋巴水肿的自我管理,自我引流及绷带包扎;②独立完成站位穿裤子;③改善抑郁情绪。

(二) 治疗方法

1. 综合消肿疗法

(1)徒手淋巴引流:患者取卧位,淋巴水肿治疗师使用四项基础技术(固定打圈、泵送、铲形和旋转)进行徒手淋巴引流。每次40分钟,每周5次,持续4周。

四项基本技术的共同特点:轻柔地、呈环形地伸展皮肤,伸展淋巴管壁以增强淋巴流动;施压期:促进淋巴向理想的引流区流动;减压期:组织被动扩张产生负压,利用吸入效应,使淋巴管被周围液体再填充;技术操作速度为1次/秒,每个区域重复5～7次。

徒手淋巴引流步骤:

1) 头颈部淋巴结激活:①轻抚法:轻柔地按压, 从胸骨到肩峰;②肩胛带的被动活动;③颈部淋巴结链的治疗:轻柔地在锁骨上窝固定打圈,后手掌平放,在颈部侧方固定打圈;④枕部治疗:沿着枕部淋巴结固定打圈,向腹部方向施力,淋巴被疏散至锁骨上窝;⑤腮腺分叉处的治疗:用示指和中指在耳前和耳后固定打圈,淋巴被疏散至锁骨上窝;⑥项部三角区:在斜方肌的下行部位固定打圈;⑦肩峰处:在肩峰和锁骨上窝之间固定打圈,向锁骨上窝方向施压;⑧最后仍为轻抚法。

2) 腹部淋巴结激活:①轻抚法:从耻骨轻轻按压至胸骨,再返回,后在上腹部轻柔画圈按压,最后沿着结肠走向轻柔按摩;②刺激乳糜池:治疗师一只手朝向脚侧,另一只手重叠其上辅助做出旋后的按摩动作向乳糜池按压施力;③腰方肌按摩技术;④结肠的改良疗法:按摩手法同乳糜池按摩,沿着降结肠、横结肠和升结肠向乳糜池方向按压施力;⑤配合呼吸运动,在吸气相轻微用力抵抗呼吸方向或做挤压动作。

3) 下肢的淋巴引流:①8指置于腹股沟淋巴结三角处进行固定打圈;②两手交替在大腿由3条旁路进行7次泵式运动;③两手交替在膝关节内侧进行5次泵式运动;④两拇指交替平行髌骨进行5次环转运动;⑤在腘窝处进行固定打圈;⑥两手交替在小腿沿着2个旁路进行7次泵式运动;⑦手置于小腿后侧进行7次泵式运动;⑧在跟腱和脚踝处进行5次固定打圈;⑨在足背3个旁路进行环转运动,在第一掌趾关节处联合关节屈伸活动进行5次泵式运动,以拇指在足内侧交替进行环转运动;⑩足底进行7次环转运动。

　　4）下肢背侧：①在腹股沟淋巴结处治疗；②两手交替在膝关节内侧进行 5 次泵式运动；③腘窝处进行 5 次固定打圈；④两手交替经 2 个旁路进行 7 次泵式运动；⑤足底进行 7 次环转运动。

　　（2）压力绷带包扎：①剪取棉布保护套，套至水肿的肢体；②用纱布条缠绕肢体远端；③一字缠绕棉垫至全部肢体，在关节处加厚保护；④选取合适的压力垫，对纤维化的部分增加刺激；⑤低弹性绷带以"8"字缠绕的方法由远端向近端缠绕，压力由远端至近端逐渐降低。

　　（3）皮肤护理：淋巴水肿患者的皮肤经常因外界干扰而敏感、干燥和发痒，皮肤的新陈代谢的宏观和微循环的改变，容易发炎和感染。压力治疗也可能导致皮肤干裂和敏感。患者应选用温和的、无皂的中性洁面乳（pH 7）或微酸性（pH 5）洁面乳，以及补充皮肤油脂的沐浴油。患者应注意使皮肤完全干燥，尤其是深层皮肤皱褶处，将皮肤真菌感染风险降到最低。

　　间歇式气动压缩：每次 20 分钟，每日 1 次，每周 5 次，持续 4 周。患者平卧位，患肢与心脏水平，暴露患肢及肩部，以 4～6 节气囊的套袖包裹整个患肢至肩部，自患肢远端开始以适当压力向近端循环充气加压。根据水肿程度，30～45 mmHg 逐渐加压。治疗中密切观察患肢皮肤颜色变化。

　　（4）功能锻炼

　　1）下肢力量及活动度训练：每日 1 次，每次 20 分钟，一周 5 次，持续 4 周。必须在使用压力绷带或穿戴淋巴水肿压力袜的基础上进行。①屈髋训练，仰卧位，膝关节放松，做屈髋动作；②伸髋训练，俯卧位，膝关节放松，做伸髋动作；③屈膝训练，俯卧位，做屈膝动作；④伸膝训练，坐位，做伸膝动作。

　　2）平衡功能训练：即核心稳定训练，每日 1 次，每次 20 分钟，一周 5 次，持续 4 周。①指导患者在病床上呈坐位，双下肢需伸直，物理治疗师帮助患者后倾骨盆，注意动作应缓慢，坚持 10 秒；②使用仰卧起坐和屈伸训练的方式进行腰部抗阻训练。

　　2. 渐进式放松疗法　作业治疗师指导患者使用渐进式放松疗法。患者取卧位，闭上双眼，想象自己在一个舒适的地方，例如海边。然后开始从颈部、肩部到上肢、手、下肢和脚，收缩不同的肌肉群 5～7 秒，然后放松 10 秒。刚开始教学时，治疗师可以通过触摸来确认患者是否学会收缩和放松相应的肌肉。每日 1 次，每次 20 分钟，一周 5 次，持续 4 周。患者掌握后可回家自行增加训练，可持续完成训练。

　　3. 作业疗法　作业治疗师根据活动分析，设计了站位向脚上套圈的活动，训练站位穿裤子和鞋子的困难部分；设计了长坐位插花活动，以改善下肢活动度，帮助患者完成剪脚指甲的任务。并让患者参与虚拟现实的舞蹈游戏，使患者能够参与到自己的爱好中，并且增加了患者的有氧活动，同时有助于患者控制体重。每日 1 次，每次 20 分钟，一周 5 次，持续 4 周。

（三）再评估

患者在 4 周住院治疗后出院。淋巴水肿治疗后，改善了下肢的围度、肌力和活动度（病例 27 表 4、病例 27 表 5）。并在治疗的同时学会淋巴水肿的自我管理。通过物理治疗师的平衡功能锻炼，Berg 评分由 40 分进步至 47 分（病例 27 表 6），跌倒风险降低。平衡功能改善的同时，作业治疗师也带领患者完成了日常生活欠缺的部分。且患者觉得出院后继续参加广场舞活动，但是要佩戴好压力物品。再次评估 SDS 时，分数为 55 分，较前改善。

病例 27 表 4　治疗后下肢淋巴水肿围度测量（cm）

部位	左侧治疗前	左侧治疗后	右侧治疗前	右侧治疗后
掌中	20.9	21	21.2	19.7
踝关节	22.7	22.7	26.2	23.9
踝关节上 10 cm	24.5	23.9	25.6	24.3
踝关节上 20 cm	32.9	32.3	37.1	37.8
膝关节	35.8	35.6	40.5	38.9
膝关节上 10 cm	42.9	42.3	50.2	49.7
膝关节上 20 cm	50.4	50	57.9	58.3
大腿根	58.1	58.3	64.7	62

病例 27 表 5　治疗后肌力与活动度

检查项目	左侧活动度	右侧活动度	左侧肌力	右侧肌力
髋屈曲	130°	120°	5	5
髋后伸	15°	15°	5	4+
膝屈曲	135°	125°	5	5
膝伸直	0°	0°	5	5
踝跖屈	0°	0°	5	5
踝背伸	20°	15°	5	5

病例 27 表 6　治疗后 Berg 平衡量表

项目	评价内容及分数
从坐到站	4 分　不需要帮助，独立稳定地站起
无支撑站立	4 分　能够安全地站立 2 分钟
从站到坐	3 分　需要手的帮助来控制下降
转移	4 分　需用手的少量帮助即可安全转移
闭目站立	4 分　能安全站立 10 秒
双脚并拢站立	4 分　双脚并拢时能独立安全站立 1 分钟
站立情况下双上肢前伸	4 分　能够安全地前伸超过 2.5 cm
站立位下从地面捡物	4 分　能安全容易地捡起拖鞋
站立位下从左肩及右肩上向后看	3 分　可从一边看，从另一边看时重心转移少
原地旋转 360°	4 分　两个方向均可在 4 秒内完成旋转 360°
无支撑情况下用两脚交替踏台	3 分　能独立、安全地踏 8 次，但时间超过 20 秒
无支撑情况下两脚前后站立	3 分　脚尖对足跟站立有距离，持续 30 秒
单腿站立	3 分　能用单腿站立维持 5～10 秒
总分	47 分

七、病例讨论

（一）综合消肿疗法

1. 徒手淋巴引流　MLD 是 Vodder E 在 1936 年发明的。徒手淋巴引流是用四个基本的手法刺激毛细淋巴管的间歇和温和的压力来应用的。它增加淋巴血管收缩，并提供淋巴引流从而影响的肢体。一项研究表明，MLD 组受试者报告 MLD 患者患侧重量和硬度降低，而 IPC 组则没有出现这种情况。有研究选取 409 例原发性或继发性的单侧 LEL 的患者，采用手动淋巴疗法、机械淋巴疗法、穿戴加压服饰结合强化治疗后，Ⅱ期和Ⅲ期 LEL 体积有明显的改善。

2. 加压疗法　加压是 CDT 最重要的组成部分。多层低弹力绷带使用于淋巴水肿的肢体，帮助维持 MLD 后水肿减少。压迫提高了组织间隙内的流体压力，从而增加了吸收，并防止 MLD。非弹性绷带对工作的肌肉提供半刚性的支持，这意味着创造一个高的工作压力。在 Damstra 等人的一项 29 个案例的对照实验研究了低弹性绷带在 24 小时的时间里使用于正常 LEL 的下肢，发现有高达 48% 的压力降低。Borman 等人的研究中，使用多层低弹力绷带和可调尼龙搭扣压缩两组患者的体积和超声测量均有显著改善，且改善持续了 1 个月。

3. 康复锻炼　功能锻炼能加快淋巴循环，促进水肿消退，是淋巴水肿综合治疗的重要部分。绷带压力包扎时，即对患者行下肢功能锻炼的正确方法、意义及注意事项等健康教育，可减少患者对绷带压力包扎的不习惯或不耐受，且可提高患者功能锻炼的依从性和主动性。低负重的康复训练不会对淋巴水肿的肢体体积有不利影响。虽然一开始肢体可能变得肿胀，但 24 小时后淋巴液就开始减少。在初始阶段，训练应注意低重复、小重量。

（二）平衡功能训练

脊柱的稳定性指的是人体脊柱和骨盆的稳定性，是人体活动的支撑点。核心肌群稳定性训练将训练干预作为重要内容，根据患者具体病情和身体状况实施具有针对性的训练干预，提升肌肉控制力，帮助患者形成良好的平衡能力。核心肌群稳定性训练利用骨盆运动，对患者的中枢神经展开连续性的刺激，可在一定程度上加强对腹外肌、腹直肌等肌肉的训练，逐渐提高患者的平衡力；将四肢肌肉作为发力，在运动中保持稳定，有助于加强躯干及四肢协调运动的能力，改善患者躯体稳定性，促进病情恢复。李意研究说明，核心稳定训练不仅能够提升骨质疏松患者的平衡功能和下肢肌力，同时还能够有效地降低患者的跌倒发生频率。

（三）心理康复

患者为宫颈癌治疗后发生双下肢淋巴水肿，不仅皮肤肿胀感与肢体沉重感明显，且存在不同程度的肢体活动受限、行动不便，加上多数患者存在"淋巴水肿与肿瘤复发或转移相关"的认知误区，心理负担严重。Hisako 等人的回顾性研究发现，对患者进行标准的压力治疗、徒手淋巴引流和运动治疗后，与入院时相比，住院第 5 天的负面情绪（愤怒或敌意、疑惑或困惑、抑郁或拒绝、疲劳或惰性、紧张或焦虑）得分都较低。淋巴水肿患者进行住院保守治疗对其心理状态有积极的影响。特别是紧张或焦虑得分显著下降。Bahareh 等人的临床实验证明使用综合消肿疗法及放松技术＋综合消肿疗法的治疗方法，在整个研究过程中，两组在抑郁得分的减少方面存在显著差异。一项单盲、随机对照的前瞻性实验确定了作业疗法是一种潜在的方法，可以改善老年人的心理健康和应对技能。干预组被试的心理幸福感得分高于对照组。

八、病例点评

此例患者在经过宫颈癌手术后，除了出现 LEL，还出现平衡功能的障碍。且患者肿胀时间长，缺乏淋巴水肿的相关知识，所以处于抑郁状态。康复团队从这几个方面为患者制订相应的治疗方案。通过徒手淋巴引流和压力绷带包扎，治疗师旨在促进淋巴液的流动，减少水肿，并防止水肿的进一步恶化。此外，治疗计划还考虑了患者的日常生活需求，如独立完成站位穿裤子和剪脚趾甲。这些目标不仅有助于提升患者的自理能力，也有助于提高他们的生活质量。在临床治疗水平越来越好的今天，对于肿瘤患者的康复，让她们拥有更好的生活质量是一个非常重要的目标。

（病例提供：程　昊　福建中医药大学附属康复医院）

（病例点评：杨珊莉　福建中医药大学附属康复医院）

参考文献

[1] Bakar Y, Tugral A. Lower extremity lymphedema management after gynecologic cancer surgery：a review of current management strategies[J]. Ann Vasc Surg, 2017, 44：442 - 450.

[2] Brandao ML, Soares H, Andrade MDA, et al. Efficacy of complex decongestive therapy for lymphedema of the lower limbs：a systematic review[J]. J Vasc Bras, 2020, 19：e20190074.

[3] Doruk Analan P, Kaya E. Postural stability in patients with lower limb lymphedema [J]. Lymphat Res Biol, 2019, 17 (6)：647 - 650.

[4] Grada AA, Phillips TJ. Lymphedema：pathophysiology and clinical manifestations[J]. J Am Acad Dermatol, 2017, 77 (6)：1009 - 1020.

[5] Bowman C, Oberoi D, Radke L, et al. Living with leg lymphedema：developing a novel model of quality lymphedema care for cancer survivors[J]. J Cancer Surviv, 2021, 15 (1)：140 - 150.

[6] Pereira De Godoy JM, Guerreiro Godoy MF, Barufi S, et al. Intensive treatment of lower - limb lymphedema and variations in volume before and after：a follow - up[J]. Cureus, 2020, 12 (10)：e10756.

[7] Borman P, Koyuncu EG, Yaman A, et al. The comparative efficacy of conventional short - stretch multilayer bandages and velcro adjustable compression wraps in

active treatment phase of patients with lower limb lymphedema[J].Lymphat Res Biol, 2021, 19 (3): 286 - 294.

[8]Damstra RJ, Brower ER, Partsch H.Controlled, comparative study of relation between volume changes and interface pressure under short - stretch bandages in leg lymphedema patients[J].Dermatol Surg, 2008, 34 (6): 773 - 778; discussion 8 - 9.

[9]刘高明,胡进,刘媛媛,等.宫颈癌治疗后继发性双下肢淋巴水肿患者的护理 [J]. 护理学杂志, 2019, 34 (9): 37 - 39.

[10]Schmitz KH, Ahmed RL, Troxel AB, et al.Weight lifting for women at risk for breast cancer - related lymphedema: a randomized trial[J].Jama, 2010, 304 (24): 2699 - 2705.

[11]Johansson K, Tibe K, Weibull A, et al.Low intensity resistance exercise for breast cancer patients with arm lymphedema with or without compression sleeve[J].Lymphology, 2005, 38 (4): 167 - 180.

[12]李意.核心稳定训练对骨质疏松患者平衡功能、下肢肌力及跌倒发生的影响分析 [J]. 中文科技期刊数据库（引文版）医药卫生, 2023,（8）: 0011 - 0014.

[13]孟婷婷.核心肌群稳定性康复训练联合 Bobath 训练对脑卒中患者平衡功能及步行能力的影响 [J]. 中文科技期刊数据库（引文版）医药卫生, 2024,（1）: 0107 - 0110.

[14]孙文静, 汪笑妹, 杜金磊, 等. 呼吸肌训练对患者脑卒中后呼吸和平衡功能影响的 Meta 分析 [J]. 护理管理杂志, 2022, 22 (4): 271 - 275.

[15]Hara H, Minagawa H, Mihara M.Psychological changes during inpatient conservative treatment for lymphedema[J].Lymphat Res Biol, 2024, 22 (1): 55 - 59.

[16]Degirmenci OZS, Sezer E, Yildirim D.The effect of occupational therapy on anxiety, depression, and psychological well - being in older adults: a single - blind randomized - controlled study[J].Eur Geriatr Med, 2024, 15 (1): 217 - 223.

病例 28　造血干细胞移植患者的心理护理

一、患者情况介绍

患儿女性 13 岁，以"确诊急性白血病 5 个月，入院移植"为主诉入院。患者年纪小，复杂确诊急性单核细胞白血病 CR（CBFB/MYH11 阳性 WT1 高表达），予以 Flag ＋ IDA 方案化疗，达完全缓解后再次行 FLAG ＋ IDA 方案 1 疗程后入住造血干细胞移植病房，经历 FACyBu 方案预处理，行脐带血造血干细胞移植，期间患儿合并血流感染和出血性膀胱炎，并因血流感染拔除 PICC 导管，因血管条件差，频繁更换留置针导致情绪波动，在医护人员的帮助下，克服了身体和心理的疾病和不适，达到良好的疗效移植后 26⁺ 天粒细胞系植入，37⁺ 天血小板植入后出舱。

二、病例分析目标

1. 关注移植患儿心理变化，改善移植患儿的生活质量。
2. 提高护理人员关注患儿心理护理的意识，强调护理不止是技术，还有态度。

三、叙事护理概述

叙事护理是护理人员通过倾听、吸收患者的故事，帮助患者实现生活、疾病故事意义的重构，并发现护理要点，继而对患者实施护理干预的护理实践。

叙事护理的核心理念是：人不等于问题，出现问题时要把人和问题分开来看。区别其他心理治疗方法的是，叙事护理强调疾病是疾病，人不是疾病，每个人都是自己生命的主宰者，是自己疾病的专家，每个人都有能力和方法控制自己的心理疾病。

叙事护理不是以改变患者为目的，是强调对患者生命的了解与感动。

叙事护理的五大核心技术：外化问题，解构问题，改写问题，外部见证和治疗文件。

四、疾病介绍

造血干细胞移植（hemapoietic stem cell transplantation, HSCT）是患者接受大剂量放疗或化疗后，联合免疫抑制药物治疗，清除体内的肿瘤细胞或异常细胞，然后输注造血干细胞，达到重建造血和免疫功能的目的。据研究报道，我国每年有 6000 例患者完成 HSCT，并显著提升长期存活率。在行造血干细胞移植治疗时，为避免移植患者在移植过程中不必要的交叉感染，患者需要入住封闭的独立的无菌层流病房接受治疗 6～8 周，使患者产生紧张和焦虑等负面情绪，选择有效的心理干预方法对缓解患者负面情绪、提高临床治疗效果意义重大。同时还需行大剂量放化疗，对于患者而言无疑是身心双重煎熬，在此情况下，患者的负面情绪极易被强化，影响疾病治疗及转归。通过叙事护理形式对患者故事的倾听、理解、重构达到对患者的理解、共情，进而重塑患者的价值观及信心，使患者对疾病的认知、情绪和依从性等重要指标得到改善，有效预防并发症，提高患者的自我护理管理能力与生活质量。

五、检查、评估和诊断

主诉：确诊急性白血病 5 个月，入院移植。

现病史：患儿于 5 个月前因"全身多发肿物 20 余天，皮肤出血 10 余天"完善骨髓 MICM 分型确诊急性单核细胞白血病 CR（CBFB/MYH11 阳性 WT1 高表达），查无明显化疗禁忌，行 FLAG＋IDA 方案化疗，化疗后第 33 天骨髓检查示骨髓常规：红系增生明显，原幼单核细胞 0.5%；WT1 基因定量：23.89%，低表达；CBFβ/MYH11 融合基因：阴性；骨髓 MRD：在 CD45/SSC 点图上设门分析，原始－骨髓系前体区域约占有核细胞的 3.0%，CD34+ 细胞约占 2.4%，本抗体检测范围内，未见免疫表现明显异常的细胞，但原始细胞占非红细胞比例偏高，结合临床，考虑达完全缓解。此后规则化疗，再次行 FLAG＋IDA 方案 1 疗程。后为行造血干细胞移植就诊我院，门诊遂拟"急性单核细胞白血病 CR（CBFB/MYH11 阳性 WT1 高表达）"收治入院。

体格检查：神志清楚，全身浅表淋巴结未触及肿大。胸骨无压痛，双肺呼吸音清，未闻及干湿性啰音。心率 80 次/分，心律齐，未闻及杂音。腹平软，全腹无压痛及反跳痛，肝脾肋下未触及，讨贝氏区存在。双下肢无水肿。生理反射存在，病理征未引出。

诊疗经过：入院后完善相关检查，于 2019 年 3 月 23 日予 FACyBu 方案预处理，于 04-05 回输脐带血造血干细胞，共计回输 CD34+ 细胞 $0.16×10^6$/kg，过程顺利，于 05-01（移植后 26^+ 天）粒系植入，05-12（移植后 37^+ 天）血小板植入。期间患者血流感染，予抗感染，患者症状改善，并发出血性膀胱炎，予水化、碱化、利尿等处理，治疗期间膀胱炎症状仍有反复。另外，患者在使用环孢素期间肢体抖动明显。

康复治疗评估：

1. 关注阶段　了解患者病情，移植后 5^+ 天，血红蛋白、红细胞及血小板尚未植入，发生血流感染，拔除 PICC 导管，输液通过留置外周静脉导管进行，外周血管条件差，反复外周静脉穿刺失败后负面情绪爆发，主诉时常胸闷，治疗无望。通过交谈倾听获得信息，帮助患者认识到胸闷是情绪低落引起，情绪爆发是化疗不良反应恶心呕吐得不到改善，连日不能饮食导致的。此时对患者积极关注，与医生和家属的交谈，侧面了解别人眼中的患者，再通过心理痛苦温度计、焦虑自评量表与抑郁自评量表了解患者目前的心理状态。在评估过程中认真倾听，并且关注患者的肢体语言和微表情，做好叙事记录，充分沟通建立信任基础。

如反复静脉穿刺失败后

患儿：（生气大吼）我不想扎针了！为什么都扎了这么多针还扎不进去！手上全是孔，我真的很痛！（崩溃大哭）我不想继续治病了，治了这么久了也根本治不好。

护士：（温柔地说）妹妹，我们先不扎针了，你先不哭了好不好？姐姐先陪你聊聊天，有什么难受的事情都可以跟姐姐说，说出来心理会好受一些的。（坚定地说）你要相信我们所有医护人员都会一直在这里陪着你、支持你。无论你遇到什么困难，我们都会一起面对，一起战胜困难。

患儿：（委屈难过）为什么我之前的 PICC 管要拔掉，现在手上血管都一直扎不进去，扎得我手上全是孔，我真的觉得每次扎针都很痛很痛。

护士：（耐心回答）这是因为你发生了血流感染，不得不拔掉 PICC，输液都需要通过外周静脉进行。妹妹你的血管条件比较差，穿刺难度大，但是没关系，我们要相信办法总比困难多，这段时间以来你的坚强和勇敢姐姐都看在眼里，我们再勇敢地坚持一下下好不好？

患儿：（神色黯然）可我最近真的好难受啊，胸口一直闷闷的，东西一吃就吐，饭也吃不下，药也打不进，我已经没什么力气了，我是不是治不好了啊。

护士：（表示同情）妹妹，你的难受和担忧我们都知晓了，我们也都很心疼你，你回想一下是什么时候开始胸闷的呢？会不会跟你的情绪低落有关？

患儿：（情绪低落）好像确实是从最近才开始的，最近这段时间一直都恶心呕吐，怎么都开心不起来。

护士：（理解宽慰）姐姐也知道你一直都很乖巧，很配合我们的工作，今天你也是实在特别难受才会情绪爆发，我们也很担心你的心理健康状况，待会儿扎好针之后配合姐姐填写心理量表方便我们更加了解你的心理健康状况好吗？

患儿：（神色缓和）好的姐姐，我感觉好受一些了，我愿意继续配合你们的工作。

护士：妹妹真棒。

2. 理解阶段 认同叙事护理的核心理念：即每位患者都是自己疾病的专家。

予倾听、共情，引导患者进行叙事，诉说疾病的故事，且不做评判，给予患者足够的理解与尊重。

如穿刺成功结束后

护士：妹妹，你觉得在什么情况下恶心呕吐的感觉会增强或者缓解呢？

患儿：如果我没有按时吃止吐药的话，恶心呕吐感会更明显。如果我按时吃药、呕吐完漱口或者戴口罩减轻闻到外面的味道的时候都会缓解一些恶心感。

护士：那你之前化疗后恶心呕吐时有什么特殊的经历吗？

患儿：有一次我恶心呕吐时，隔壁床的一个患者说输的化疗药颜色蓝蓝的像RIO（锐澳鸡尾酒），然后我心理上就不那么抗拒化疗药了，之后恶心的症状好像也没那么强烈了，在那之后的几次化疗时，我都告诉自己我在喝RIO，然后各种不适好像都还行。

护士：这也是一种很好的缓解方法，我们可以再采取一些别的方式来缓解你的不适，比如我们可以调整你的饮食时间，在输注化疗药物时不进行饮食。或者你平时有什么兴趣爱好吗？

患儿：我平时在家的时候最喜欢画画了。

护士：我可以帮你准备画纸和画笔，我们在保证睡眠的前提下，你可以试试看用画画转移注意力，看看能不能降低对恶心感的关注。

患儿：好的，谢谢姐姐，我会试试看的！

3. 回应阶段　待患者叙事完毕后要积极回应，并积极引导。

如：

护士：妹妹，我们做一个约定好不好，以后你每次成功饮食，哪怕只吃一口，不论我们哪个护士遇到都会给你留下一张照片，然后发送给你，你需要在这张照片上编辑鼓励自己的成就感满满的语言，等你恢复好出舱的那一天，护士姐姐们会把这些照片整理成册送给你，而且会奖励你一张奖状，来表扬你坚持治疗、战胜困难，祝福你开启人生重生的新篇章，我们都会为你感到骄傲的！

患儿：（乐观地说）谢谢护士姐姐们为我做了这么多努力，我现在有信心多了，我会好好配合你们的工作，我也相信我们一起努力一定能够战胜困难！

（1）外化问题：命名问题，以此承认和理解这些问题对患者的重要性。将问题与人分开讨论，即人是人，疾病是疾病。分析移植过程中的各种不适的特点，分析影响睡眠的因素，将移植过程的恶心呕吐为 A。询问调整 A 的因素，比如：不按时服用止吐药，恶心呕吐程度会增强；按时服用止吐药，呕吐后及时漱口，戴口罩减轻外界气味对自身的刺激等均可减轻恶心呕吐的强度。

（2）解构问题：引导患者回忆诉说之前化疗过程中经历 A 时的情景，捕捉患者诉说过程中的微表情、情绪：无奈又很骄傲，有一次经历 A 时，竟然因为同病室的一个病友说输的化疗药，颜色蓝蓝的像 RIO，然后心理上就不抗拒化疗药了，之后恶心的症状好像也没那么强烈了，在那之后的几次化疗时，都告诉自己我在喝 RIO，然后各种不适好像都还行。

（3）改写问题：鼓励患者使用想象法、注意力转移法帮助自己坚定治疗的信心，并付诸行动。比如通过交谈了解到患者的兴趣爱好是画画，帮助准备画纸和画笔，保证睡眠的前提下，通过画画转移注意力，降低对恶心感的关注。还有调整饮食的时间：比如正好输注化疗药时不进行饮食等。通过叙事让患者重新获得积极情绪，并积极共同寻找解决问题的方法，重获积极乐观。

（4）见证问题：在患者每次成功饮食，哪怕一口时，不论哪个护士遇到都给患者留下一张照片，并发送给患者，鼓励患者在这张照片上编辑鼓励自己的语言，让每次成功饮食都充满仪式感和成就感。

（5）治疗文件：出仓日，移植舱护士会给出舱的患者一张奖状，表扬她坚持治疗，战胜困难，开启人生重生新篇章；将在移植舱内的照片整理成册，出舱日患者在移植舱大门口拍照留念，愿意的话还能在患者群留言，在科室移植公众号上发表心路历程，分享移植经验。

4. 观察指标及测量工具　分别于叙事前及叙事后，评价该患者的焦虑、抑郁及心理痛苦温度程度（病例 28 表 1）。

病例 28 表 1　叙述护理前后三量表对比

心理痛苦	心理痛苦温度计	焦虑自评表	抑郁自评量表
叙事前	9	69	65
叙事后	3	48	43

六、病例讨论

叙事护理以叙事为核心的护理模式，致力于通过倾听、理解和共享自己的故事来提供综合护理。自 20 世纪 60 年代，人类护理学从生物医学模型转向关注患者整体生活经验的护理模型，叙事护理建立在这一理论之上，强调护士和患者建立亲密关系，帮助患者通过自己的经历纳入连贯的故事中，来构建自我认同和意义。叙事护理的应用形式多样，可以是互动阅读，也可以是观看其他人的叙述故事进行叙事类的健康教育等形式，能够帮助患者改善自我意识，增强自我价值感和信心，缓解情绪压力，提高生命质量。此外，叙事护理还具有一定的教育意义，对于生命低落期患者有积极的指导意义。本例患儿前期没有及时关注，导致患儿焦虑、抑郁水平值较高时才给予心理疏导，通过叙事护理让患儿以故事宣泄自身情感，使之更有动力认识到症状本身并不可怕，是可对抗的，从而降低患儿的焦虑、抑郁和心理痛苦水平。叙事护理体现了"以人为本"的整体护理理念，对人性化护理服务内涵的补充。另外，本案例在评估患者情绪中除采用焦虑自评量表和抑郁自评量表外，还采用了心理痛苦温度计来评估。美国国立综合癌症网络（national comprehensive cancer network，NCCN）是这样定义心理痛苦：它是由诸多原因引起的包括心理、社会、精神实质上的不愉快情绪体验。心理痛苦是一个连续谱，它可以从害怕、脆弱、悲伤等正常的情绪反应，发展为失能的严重心理障碍。心理痛苦温度计，是一个从 0～10 分的视觉模拟尺度类量表，可快速筛查患者的心理痛苦程度。量表简便、直观，通俗易懂，容易操作。

七、病例点评

患儿为年幼女孩，对自己的情绪控制能力有限，其所得的急性白血病是非常严重的造血系统恶性疾病，是高危的急性白血病，根据病情需要进行造血干细胞移植；在干细胞移植的过程中并发细菌、真菌感染，多重的严重感染，症状较复杂，时间跨度长，同时治疗中应用大量的药物也会产生种种身体的不适，同时合并有移植物抗宿主病，非常需要医护人员做各种的心理辅导。造血干细胞移植是一种特殊的治疗，移植过程中患者免疫力低下，期间需要在移植舱内度过超过 1 个月，环境比较局限，无活动空间，所以患儿很容易发生焦虑、抑郁等情绪。在疾病诊疗的过程中，非常需要医护人员给予引导，减轻患儿的焦虑、抑郁和心理痛苦水平，本例体现了肿瘤心理康复的重要性。

（病例提供：翁依妹　福建医科大学附属协和医院）

（病例点评：刘庭波　福建医科大学附属协和医院）

参考文献

[1]Takami A.Hematopoietic stem cell transplantation for acute myeloid leukemia[J]. Int J Hematol, 2018, 107 (5)：513－518.

[2]Amouzegar A, Dey BR, Spitzer TR.Peripheral blood or bone marrow Stem cells ? Practical considerations in hematopoietic stem cell transplantation[J].Transfus Med Rev, 2019, 33 (1)：43－50.

[3] 章建丽, 周晓瑜, 金爱云. 造血干细胞移植患者心理状况及干预进展 [J]. 中国实用护理杂志, 2019, 35 (20)：1595－1602.

[4]Di Giuseppe G, Thacker N, Schechter T, et al.Anxiety, depression, and mental health－related quality of life in survivors of pediatric allogeneic hematopoietic stem cell trans plantation：a systematic review[J].Bone Marrow Transplant, 2020, (7)：1240－1254.

[5]Amonoo HL, Massey CN, Freedman ME, et al.Psychological considerations in hematopoietic stem cell transplantation[J].Psychosomatics, 2019, 60 (4)：331－342.

[6] 方艳红, 聂金凤, 邓满贵, 等. 临床路径护理模式对造血干细胞移植患者负性情绪及治疗态度的影响 [J]. 现代诊断与治疗, 2017, 28 (7)：1351－1352.

[7] 张薇, 刘征吉, 陈丽光, 等. 叙事护理对肿瘤 PICC 置管患者负面情绪及自我管理能力的影响研究 [J]. 医院管理论, 2022, 39 (3)：56－59.

[8] 刘瑞云, 陈晃香, 尤婉婷. 胸部外科 PICC 置管术后并发深静脉血栓的影响因素及护理措施 [J]. 国际护理学杂志, 2021, 40 (23)：4258－4261.